健康中原建设与发展研究报告

2020

主　编　任文杰

科学出版社
北　京

内 容 简 介

本研究报告围绕《“健康中原2030”规划纲要》要旨，通过系统全面地收集、整理和分析河南卫生健康事业发展的相关数据，梳理、总结健康中原建设的成绩与经验，分析存在的问题与不足，从而提出助推健康中原建设与发展的策略与建议。内容主要包括健康中原建设的基础环境、中原居民健康水平、医疗卫生机构设置、卫生人员 / 卫生设施配备、医疗卫生服务 / 妇幼保健服务提供与利用、疾病防控与公共卫生、卫生费用、医疗保障、健康中原医药卫生体制改革情况及发展瓶颈与建设策略等。

本报告可供政府部门、卫生机构决策者，以及卫生政策研究人员参考。

图书在版编目（CIP）数据

健康中原建设与发展研究报告 . 2020 / 任文杰主编 . —北京：科学出版社，2021.3

ISBN 978-7-03-068384-7

Ⅰ. ①健…　Ⅱ. ①任…　Ⅲ. ①医疗保健事业 – 研究报告 – 河南 –2020　Ⅳ. ① R199.2

中国版本图书馆 CIP 数据核字（2021）第 047057 号

责任编辑：沈红芬 / 责任校对：郑金红
责任印制：李　彤 / 封面设计：黄华斌

科学出版社 出版
北京东黄城根北街16号
邮政编码:100717
http://www.sciencep.com
北京建宏印刷有限公司 印刷
科学出版社发行　各地新华书店经销
*
2021年3月第　一　版　开本：787×1092 1/16
2021年3月第一次印刷　印张：13
字数：300 000

定价：150.00元

（如有印装质量问题，我社负责调换）

《健康中原建设与发展研究报告 2020》

编委会

前　言

没有全民健康，就没有全面小康。健康是人的基本权利，是人实现自身全面发展的基础条件，健康长寿是民族昌盛和国家富强的重要标志，也是广大人民群众的共同追求。党和国家历来高度重视人民健康，着力抓实卫生健康事业这一重要民生工作和社会发展目标。2016 年 10 月，中共中央、国务院印发《“健康中国 2030”规划纲要》，将推进健康中国建设明确为全面建成小康社会、基本实现社会主义现代化的重要基础，把全面提升中华民族健康素质、实现人民健康与经济社会协调发展上升为国家战略。把人民健康放在优先发展的战略地位，是推进健康中国建设的行动纲领。河南作为我国人口和农业大省，健康中原建设是健康中国建设的重要组成部分和关键一环。2017 年 1 月，中共河南省委、省人民政府印发的《“健康中原 2030”规划纲要》绘制了未来 15 年推进健康中原建设的宏伟蓝图，成为制定区域公共健康政策、引导社会力量发展健康服务业的重要依据。

为主动融入和服务中原卫生与健康事业发展，作为河南唯一一所独立设置的西医本科院校，新乡医学院于 2017 年 6 月正式成立健康中原研究院，致力于将研究院建设成健康领域的重点研究基地和高端智库，为健康中原战略的顺利实施和深入推进提供智力支持、决策参考。研究院成立后，获批成为河南软科学研究基地，并先后组织开展了大量卓有成效的研究和社会服务工作，得到了上级部门的充分肯定和高度评价。

2020 年是我国全面建成小康社会和“十三五”规划的收官之年，处于历史进程中的重要节点，我们有必要回望过去、展望未来，全面梳理和总结 21 世纪以来中原卫生健康事业的发展脉络与状况，对照《“健康中原 2030”规划纲要》提出的建设任务和目标，寻找差距与短板，明确下一步的努力方向、优化推进策略。与此同时，围绕健康中原的建设与发展，对于医疗机构、医药企业及各类健康产业投资者等市场参与主体而言，其管理与发展决策都需要依赖于对相关数据和信息的准确全面收集及深度专业分析，然而目前市场上尚没有关于健康中原建设与发展的专题研究报告。基于此，作为以服务健康中原建设为宗旨的高校智库和研究机构，健康中原研究院决定主动承担起这项工作，从学术研究的视角编写《健康中原建设与发展研究报告 2020》。本研究报告不仅能为政府决策和学术研究提供重要参考，同时还有助于社会各界和公众更准确地认识并积极参与中原卫生健康事业建设。

需要特别说明的是，本研究报告围绕《“健康中原 2030”规划纲要》要旨，文中对中原一词的范畴界定特指河南，数据分析以河南为主，在有数据支撑的条件下，兼顾与中部六省、全国范围在时间、空间上的比较。未经特别说明，报告中所用数据均源自

2000～2019年出版的中国统计年鉴、中国卫生统计年鉴、中国卫生和计划生育统计年鉴、中国卫生健康统计年鉴、河南省统计年鉴，其中全国数据的统计范围均不包括香港特别行政区、澳门特别行政区和台湾省。

在本研究报告编写过程中，参考吸收了大量的统计年鉴数据和专家学者的文献资料，在此对前人的辛勤劳动和学术贡献表示敬意与衷心感谢。同时，本研究报告的编写凝结了健康中原研究院全体研究人员的心血和汗水，正是他们从写作构思、框架讨论到数据收集、整理与分析，再到报告撰写和修改校对，付出了大量时间和精力，才使得《健康中原建设与发展研究报告 2020》如期面世。

由于是首次编写此类书籍，编者水平有限，书中不妥之处敬请各位同道和读者批评指正，提出宝贵的意见和建议，帮助我们不断改进。

任文杰

2020年12月

研究报告概要

健康中原建设是一项建设周期长、牵涉主体多、建设内容庞杂的系统工程。它涉及公共卫生、医疗服务、医疗保障、生态环境、安全生产、食品药品安全、科技创新、全民健身、国民教育等多个领域、部门和行业，从而必然需要从宏观层面把握和统筹，并做到多部门协同综合治理。当前阶段健康中原建设面临的主要挑战和突出问题包括：环境污染对居民健康的潜在危害；“未富先老”现象突出，慢性病防控形势严峻；卫生资源投入总量不足，区域配置失衡；卫生筹资水平有待提升，筹资结构需进一步优化；大健康理念尚未达成广泛共识，健康中原建设环境有待进一步优化等。针对这些问题，推动健康中原建设进程必须抓住带动全局的关键点，其中包括扎实推进健康中原行动、激发健康产业发展活力、深化重点领域体制机制改革及推进健康治理现代化等。《健康中原建设与发展研究报告 2020》作为健康中原研究院服务区域经济社会发展的重要载体，通过系统全面地收集、整理和分析河南卫生健康事业发展的相关数据，梳理、总结健康中原建设的成绩与经验，分析存在的问题与不足，从而提出助推健康中原建设与发展的策略与建议，为政府和社会各界积极推动和参与健康中原建设与发展提供借鉴和参考。

一、健康内涵丰富拓展，健康中原建设利国利民

健康是一个带有历史性的概念，历史条件不同、社会经济发展水平不同，人们对健康的认识和理解也有所不同；在现代医学模式和健康社会构建的视域下，健康的内涵已极大丰富，拓展涵盖至身心全要素、社会全方位、生命全周期。中原并不是一个指称边界特别清晰的地域概念，而更多是一个以河南为核心，辐射周边省份的毗连区域；从健康中原的建设视角来看，中原特指河南。健康不仅是个人成长和发展的基础，对社会经济发展和国家治理也具有重要战略价值；健康中原建设不仅直接关乎民生福祉，而且关乎全省长远发展、社会稳定和经济社会可持续发展。健康中原建设的顺利推进，不仅有助于提升中原地区亿万居民的整体健康水平，同时也能够为健康中国战略的全面推进实施提供可借鉴的中原方案。

二、健康中原建设发展环境复杂，挑战与机遇并存

河南地理位置优越，平原广布，是我国经济由东向西推进梯次发展的中间地带。河南拥有黄河、淮河、长江、海河四大水系，土壤类型丰富，动植物种类繁多，具备建设健康

中原的优良自然条件。从人口环境来看，河南人口总量占全国人口总量的比重逐年递增，但常住人口占全国人口的比重却逐年降低，人口流动性强，疾病防控面临巨大压力；全国2001～2018年总人口性别比总体呈下降趋势，河南的城镇化率（城镇人口占常住人口的比例）逐年提高，与全国城镇化率的差距也在逐渐减小。从经济环境来看，河南经济规模逐年增长；产业结构不断优化，河南第三产业增加值占GDP总量比重总体呈不稳定增长趋势；居民人均可支配收入不断增加，居民生活明显改善，但城乡差距仍呈扩大趋势；从居民消费支出及医疗保健支出看，经济不发达地区，农民具有较高的医疗服务需求；从地区特征看，河南在中部地区的区位优势是最大的，第三产业的发展有着非常便利的自然条件和人文环境。

三、慢性病防控形势严峻，居民健康水平不容乐观

健康是人们永恒的追求，全民健康是建设健康中国的根本目的。作为人口大省，河南人口出生率、自然增长率整体呈下滑趋势，健康预期寿命不断提高，截至2018年年底，河南预期寿命超过76岁，较新中国成立之初人均预期寿命35岁翻了一倍多。城乡居民疾病谱显示，居民患病以心脑血管疾病及恶性肿瘤等慢性病为主，慢性非传染性疾病仍为当前急需解决的问题。第五次全国卫生服务调查显示，河南城乡居民两周患病率为22.2%，高于第四次全国卫生服务调查的21.3%，城市高于农村，女性高于男性，城乡居民两周患病率以65岁及以上组最高，显示老年人群是需要重点关注的对象。新型冠状病毒肺炎疫情的出现和暴发表明传染病亦是威胁健康的重要因素。此外，居民整体营养状况中微量元素缺乏、膳食比例失衡等问题仍旧突出。

四、医疗卫生机构配置水平较高，基层医疗卫生服务具备一定的规模和实力

在中部六省中，河南医疗卫生机构总量居于领先水平，人均拥有量处于中游水平，变化情况总体趋于平稳，增长速度低于东部地区，未来有较大发展空间。河南民营医院数量增长较快，与公立医院在功能上形成互补关系，很好地满足了城乡居民的医疗保健需求；在三级医院的数量上，公立医院占有较大优势，民营医院在规模和实力上还难以与公立医院进行竞争。在河南农村和城市基层各类医疗机构中，村卫生室比重最高，其次为乡镇和街道卫生院、社区卫生服务中心（站）、县和县级市医疗机构等。基层卫生服务尤其是农村基层卫生服务具备了一定的规模和实力，能够较好地满足城乡居民对基本医疗卫生服务的需求。在河南基层医疗机构数量动态变化过程中，县和县级市医院处于上升趋势，而社区卫生服务中心（站）、乡镇和街道卫生院、村卫生室等相对稳定，表明城乡居民对高质

量医疗保健的需求增长较快。这也反映出基层卫生体系仍然普遍较为薄弱，是当前医疗改革发展要着力解决的问题。

五、卫生人员规模不断扩大，受教育层次稳步提高

近年来全国范围内卫生人员配备总数明显增加，每千人口卫生技术人员数、每千人口执业（助理）医师数整体均明显增加，但不同地域间差异很大，卫生技术人员类别失衡。中部六省每千人口卫生人员数总体稳步增长，但每千人口公共卫生人员数近年来不增反减，其中河南每千人口卫生技术人员数始终位居中列。河南卫生人员规模不断扩大，执业医师数不断增长，但各类别执业医师变化趋势不同：临床执业（助理）医师和公共卫生执业（助理）医师占比略有减少；中医和口腔执业（助理）医师占比增大；公共卫生机构人员数总体先增后减。中等职业学校医学专业学生数近年来呈减少趋势，而普通高校医学专业学生数总体呈增加趋势；普通高校医学专业招生人数增长不稳定，年增长率有正有负，变化显著；普通高校医学专业在校人数增长数始终为正值，增长率先快后慢。

六、床位规模在高水平基础上保持增长，但城乡人均配备差异明显

作为医疗卫生服务的主要载体，医院拥有绝大部分的床位资源，设施配备量远远超过基层医疗卫生机构及专业公共卫生机构。河南床位设施的配备量逐年增加，且农村配备总数高于城市，但受人口基数影响，农村每千人口床位数低于城市，且城乡差距显著。综合 2001 ～ 2018 年全国各省份所辖市医疗卫生机构床位配备的发展变化，各省份所辖市床位数均呈现快速增长趋势，中部地区总数较高，西部地区相对较少，东部地区居中。河南床位配备总量在中部六省中一直位列榜首，河南在中部地区的床位配备构成比例由 2001 年的 24.6% 增长到 2010 年的 26.6%，再到 2018 年的 26.8%。

七、居民医疗卫生服务需求与利用持续增长，公立医院与县级医院服务能力不断增强

在中部六省中，河南医疗卫生服务诊疗人次数、门急诊人次数、入院人数和出院人数均高于其他省份，诊疗人次数和门急诊人次数的变化总体上趋于平稳，入院人数和出院人数增长速度较快；在入院人数和出院人数上，河南公立医院尽管明显高于民营医院，但两者的差距逐渐缩小；在病床工作日、病床利用率和平均住院日上，公立医院也都高于民营医院，公立医院在收治能力和诊疗实力上都优于民营医院。河南医疗卫生服务机构居民平

均就诊次数变化相对平稳，居民年住院率有所上升，对住院服务的需求增加。河南农村和城市基层医疗卫生机构诊疗人次数先增加后减少，但总体呈上升趋势，入院人数趋于增加，县和县级市医院的诊疗人次数与入院人数都有较大幅度增加，表明县级医院的竞争实力、收治能力和诊疗水平都有较大幅度提升。河南社区卫生服务中心和乡镇卫生院病床使用率与平均住院日整体变化不大，在医师日均担负诊疗人次数方面，社区卫生服务站医师日均担负人次数最多，城镇居民利用的基本医疗服务多于农村居民。

八、妇幼保健服务利用率高，妇幼健康水平总体改善明显

妇女儿童健康水平代表着一个国家或地区人口的总体健康状况，反映了卫生事业和经济社会发展水平。近年来河南妇幼保健工作健康发展，妇女儿童健康水平总体上明显改善。在全国 31 个省份中，河南孕产妇死亡率控制较好（2017 年排名第 13，死亡率较 2001 年下降 81%）；孕产妇产前检查率排名相对靠后。2010 ～ 2017 年，河南平均婚前检查率较 2000 ～ 2009 年显著提升（74.2% vs. 5.2%），在全国 31 个省份及中部六省中的排名分别为第 11 和第 3。2010 ～ 2017 年，河南围生儿死亡率较 1990 ～ 2009 年下降了 41%（3.68‰ vs. 6.23‰）。

九、传染病防治能力有待加强，慢性病防控形势严峻

近年来河南法定传染病报告发病率经历了先由低到高再由高到低的过程，这一过程中发病率的升高，可在一定程度上反映监测系统灵敏性的改善。河南法定传染病死亡率和病死率在全国及中部六省中均处于较高水平，反映出河南对传染病的医疗救治水平尚需进一步提高。中部六省除湖北外，河南新型冠状病毒肺炎疫情最为严重，截至 2020 年 7 月 31 日，报告累计确诊病例数和死亡病例数在五省中均为最高。在慢性病方面，基于 2003 ～ 2013 年慢性非传染性疾病的监测 / 调查数据，我国城市和农村居民慢性病患病率随着年龄增长呈快速上升趋势，其中女性患病率高于男性。患病率排在前五位的慢性病分别是循环系统疾病，消化系统疾病，肌肉、骨骼和结缔组织疾病，呼吸系统疾病，内分泌、营养和代谢疾病。与 2002 年相比，2012 年城乡居民高血压患病率和治疗率均明显升高，城市居民患病率和治疗率均高于农村。1990 年以来的两次调查结果显示，死亡率排在前五位的恶性肿瘤均为肺癌、肝癌、胃癌、食管癌、结直肠癌。河南 2001 年职业病发病数 497 例（其中尘肺 344 例，占 67.20%），在全国为第 8 高发省份，在中部六省中为第 2 高发省份。

十、卫生总费用在高水平保持增长，居民疾病经济负担有所缓解

河南卫生总费用较高且逐年增长，在全国名列前茅，卫生总费用占国内生产总值（GDP）比重仍低于“健康中国2020”预期目标。人均卫生总费用始终保持在12.3%的平均增长速度。个人卫生支出占卫生总费用的比重持续下降，但仍然超过30%。城乡居民人均消费性支出和人均医疗保健支出保持连续增长，但始终排在全国及中部六省靠后的位置。农村居民的医疗保健支出占消费性支出比重逐渐大于城镇居民。2002～2018年河南医疗卫生机构收支表现为总收入大于总费用总支出，未出现亏损情况。医疗卫生机构各项收支指标除财政补助收入占总收入比重、财政项目支出占总费用总支出比重、人员经费支出占总费用总支出比重等3个指标在全国排名靠后及在中部六省排名最后外，其他指标均居全国前列，在中部六省中排名第1。财政补助总量的增长远不能弥补人力成本增加，说明河南需要继续优化人事薪酬制度，加强收入分配制度激励作用，使医务人员的技术服务价值得到充分体现。2002～2018年河南门诊患者费用逐年增长，次均药费及次均检查费占次均门诊医药费比重均明显下降，但次均药费所占比重仍偏高。河南门诊患者次均医药费、次均药费水平及比重、次均检查费较低，但次均检查费占次均医药费比重却很高，居全国前列，因此需要进一步优化医疗收入结构。住院患者各项费用居全国中下水平，但人均药费及人均检查费所占比重却很高。2002～2018年河南住院患者费用增长显著，人均药费及人均检查费所占比重下降明显，手术费尽管逐年增长，但在住院费用中的比重却很低。河南面临人口众多、人均收入水平低、城乡区域差距较大等问题，医药卫生事业发展水平与人民群众健康需求及经济社会协调发展要求不适应的矛盾还比较突出，资源配置需要进一步优化，政府卫生投入不足，医药费用上涨较快，距离新医改的预期目标还有一定的差距。

十一、医疗保障总体水平持续提升，保障体系建设仍需不断加强

医疗保障是减轻群众就医负担、增进民生福祉、维护社会和谐稳定的重大制度安排。纵观2007～2017年医疗保障数据，河南作为中部六省中人口最多的省份，参保人数2016年以前并没有占较大比例，但是从2017年开始比例有所上升。河南参保人数由2016年的2361万人上升到2017年的10 411万人，占中部地区的27.91%。河南的基金收入上升趋势也比较明显，由2007年的63.9亿元上升到2017年的360.8亿元；基金支出稳中有升。河南参加生育保险人数从2006年的238.4万人（占中部六省的17.90%，占全国的3.69%）稳步上升到2017年的692.7万人（占中部六省的18.23%，占全国的3.59%）。对于中部地区来说，2014年资助参加医疗保险人次数最少，2015年最多，河南变化平稳；2013～2017年全国与中部地区资助参加医疗保险支出大体上在增加，中部地区2014年略有下降；河南从2013年到2016年也在缓慢增加，2017年稍微有些下降。直接医疗救

助支出各地区呈现增加趋势。虽然河南、中部地区及全国城乡居民和职工基本医疗保险参保人数不断增加，基金数量稳定，累计结余数量也不断增加，但与发达地区的差距仍较大，需要继续拓展医疗保障制度覆盖范围，夯实医疗保险管理基础，健全医疗保障支持体系，不断完善医疗保障制度，构建健康保障基础制度，确保医疗保险制度稳健运行，实现医疗保险可持续发展。

十二、医疗卫生体制改革创新亮点突出，健康公平性有待进一步增强

医疗卫生体制改革关乎国民生活境况、生命状态和民族命运。河南新一轮医疗改革于2009年开始，立足实际，创造了闻名全国的“河南模式”，中央和河南地方财政相继投入专项资金，积极推行按病种付费制度，“先住院、后付费”支付制度，“家庭医生签约制度”等。此外，河南省委省政府在“保基本、强基层、建机制”的理念指导下，实施“五年百亿工程”项目和医疗单位“新农合跨区域直补协议”，制定并出台了“村级卫生室基本药物制度”“居民健康卡制度”等一系列制度，完善了基层医疗卫生服务体系，初步建立了覆盖城乡的医疗保障体系，实现了城镇居民医保全覆盖。近年来，河南在医疗改革过程中，衡量医疗卫生事业发展的可量化指标均取得了重大突破，卫生机构数、床位数、卫生技术人员数、每千人口医生数等都在逐年递增中。河南以县级公立医院改革为起点，在降低患者负担的同时提高医疗服务水平；健全医疗保障体系，拓展和提升基本医疗卫生服务。河南突破性地实现优质医疗资源的整合，极大提高了人民群众的就医可及性。但纵向数据的对比不同于横向的百姓体验，河南尤为突出的城乡二元经济格局使得卫生资源配置明显失衡，医疗卫生服务和利用等方面存在不容忽视的挑战与问题。例如，基层医疗卫生资源仍相对薄弱，医疗服务能力不足；卫生事业财政投入相对不足，资金流向不合理；不同人群间的医保待遇仍存在差距，公平性有待改进等。这些问题都是阻碍河南医疗改革发展的“拦路虎”，亟待妥善解决，在建设健康中原的现实背景下推进河南医疗卫生体制改革的顺利进行。

目　　录

第一章 绪 论

近年来，随着健康中国战略的提出，健康事业的发展被各级政府提升至前所未有的战略层面予以高度重视。河南是全国重要的经济大省、人口大省，健康中原建设是健康中国建设的重要组成部分和关键一环，是提高全省人民健康素质，实现健康与经济社会协调、可持续发展的重要发展战略。作为健康中原研究院服务社会的一个重要介质，本书旨在为政府和社会各界积极推动并参与健康中原的建设与发展提供借鉴和参考。本章主要是探讨和明确健康的基本内涵，以及作为地域概念的“中原”范畴，并再次梳理和重申健康的核心价值及健康中原建设的战略意义，并对本书的编写背景、功能定位和主要内容进行说明，以便读者更好地理解后续内容。

第一节 健康的内涵与核心价值

健康是基础，健康是保障，健康是根本，健康是人类最宝贵的财富，享有健康是全人类共同追求的理想。同时，健康不仅是个人资源，更是重要的社会资源，是经济发展、社会进步、民族兴旺的保证，达到尽可能高的健康水平，是全世界范围内的一项重要社会性目标。

一、健康的内涵

健康是一个带有历史性的概念，历史条件不同，社会经济发展水平不同，人们对健康的认识和理解也有所不同。人类在与疾病抗争和认识自身生命过程的漫长实践中，形成了以不同医学模式为基础的健康观。

1. 生物医学模式的健康观 近代以来，生物医学的快速发展和巨大进步，帮助人类消灭了许多传统传染性疾病，攻克了一系列医学难题，逐步形成了主导医学科学研究和医疗实践活动的生物医学模式。生物医学模式认为医学应将注意力放在研究人的肌体上，力图通过发现和干预细胞生物化学的变化来解释和治疗疾病，并简单扼要地将健康定义为“肌体处于正常运作状态，没有疾病”，即“无病就是健康”。这是传统的健康概念，在相当长一段时间内成为人们的共识，通常我们也确实是把疾病看成是肌体受到干扰，导致功能下降，生活质量受到损害（主要由肉体疼痛引起）或早亡；但同时这也是一种消极的健康观，它通过否定健康的对立面来定义健康，忽视了亚健康状态、亚临床疾病等健康与疾病之间的过渡状态，以及人区别于一般生物的复杂社会性。

2. 生物－心理－社会医学模式的健康观 《世界卫生组织组织法》中提出，健康不仅是没有疾病或不虚弱，而是一种身体上、心理上和社会适应方面的完好状态。这是现代关于健康的较为完整的科学概念，这一定义把人的健康从生物学的意义，扩展到了精神和社会关系（社会相互影响的质量）两个方面的健康状态，把人的身心、家庭生活和社会适应的健康状态均包括在内。这是人类对健康认识的一次飞跃，把健康内涵拓展到一个新境界。这种新的健康观念从单一的生物医学模式演变为生物-心理-社会医学模式，心理健康和社会适应健康是对生物医学模式下肌体健康的有力补充和发展，它既考虑到人的自然属性，又考虑到人的社会属性，从而摆脱了人们对健康的片面认识。

现代健康的含义是多元、广泛的，没有生病只是健康的一个基本方面，除了肌体的正常状态，还包括心理健康和对社会、自然环境适应上的和谐，也就是说人的肌体、心理与对社会、环境的适应能力均处于协调平衡的状态。其中，肌体健康表现为体格健壮，人体各器官功能良好；心理健康指能正确评价自己，应对处理生活中的压力，能正常工作，对社会做出自己的贡献；社会适应的完好状态，是指通过自我调节保持个人与环境、社会及在人际交往中的均衡与协调。社会适应性归根结底取决于生理和心理的素质状况，心理健康是身体健康的精神支柱，身体健康又是心理健康的物质基础。

3. 社会层面的大健康观 上述健康概念的转变只是针对个体健康层面的，而在健康社会的构建过程中，更需要树立“大健康”理念，大力推进“以治病为中心”向“以人民健康为中心”转变，努力为人民群众提供全方位全周期的健康保障。

大健康的谱系是全要素的，应当包括身、心、社、德、生态。健康应当是全方位的，覆盖健康、亚健康、疾病、衰老、失能、残障，从个体健康到群体健康，从健康的生活方式到健康危险因素的控制，从健康的生活环境到培育健康的生态环境，从体育健身到美育、德育、修身。健康也应当是全流程的，照应到人的生、老、病、死整个生命历程；表现在生活方式、身体能力、个人修为、健康观念、社会文化等方面。

大健康观以国家健康价值观为核心，注重健康在社会公共生活中的价值优先性和系统性。政府秉持健康优先原则进行政策设计，系统安排、引导社会和公民的健康实践活动；个体和社会则需要重塑自身的健康观念，加强自身的健康修为，遵循健康生活方式，提高生命质量。

二、健康的核心价值与意义

首先，从个体层面来看，健康本身固有的内在价值就彰显为一种人生财富，它是人的价值实现的基本条件和促进人的全面发展的必然要求，是人生幸福指数的决定因素之一，因此成为一项基本人权和广大人民群众的共同追求。人的价值只有在社会实践的过程中才能实现，而在社会实践中，人只有保持健康的状态，具有强健的体魄、充沛的精力、深刻的思维能力、高尚的道德理想、坚强的意志品质、积极向上的乐观精神，才能从事改造世界的活动。

其次，从社会和经济发展的层面来看，健康还延伸出对人类发展的多个维度的工具性价值，是经济社会发展的基础条件，“没有全民健康，就没有全面小康”。人是社会的主体，健康是社会发展的资源，没有健康，就不能维持一个社会应有的良好秩序与活力，还会对经济社会发展带来严重的负面影响。从劳动经济学的视角看，健康是一种持久性的资本存量，无论在宏观层面抑或微观层面均是如此。国民健康是体现一个国家国民素质的重要方面，是决定一国人口发展、国家竞争力及人力资源总体质量的重要因素。

健康对劳动力市场的影响尤为显著，良好的健康状况不仅能够为个人提供更充足的就业机会，还可有效增加个体劳动时间提高劳动生产率，从而产生更高的劳动收益。在同等条件下，教育等其他人力资本投资的收益水平取决于人们的期望寿命与健康状况。例如，在增加教育培训投资的同时，倘若工作寿命延长、体能增强，会增加向更高收入岗位流动的机会。健康既是一种消费品，也是一种投资品。个体的健康状况会对个人及其家庭成员的身心状态、储蓄行为及消费习惯产生广泛而深刻的影响，而良好的健康状态所带来的劳动收益增加和疾病经济负担减少都是健康投资的回报。“投资于健康”可以有效提高劳动力工作年限和劳动生产率，促进“人口红利”更多转化为“健康红利”，降低人口老龄化对劳动力结构的负面影响。

最后，从国家治理层面来看，健康是维护国家安全与社会稳定的必备条件，是民族昌盛和国家富强的重要标志。随着经济全球化深入发展，传染病疫情、抗生素耐药等跨国播散的公共安全威胁日益严峻。如果出现重大疾病流行而防控不得力，就会造成社会不稳，甚至消解经济社会多年建设成果。历史上，疾病和灾荒是诱发社会动荡的主要导火索，大规模流行病和传染病改变着人们的观念、习惯和生活方式。我国 2003 年经历的非典疫情及当前正在遭遇的新型冠状病毒肺炎疫情，都充分说明了这个问题。本轮新型冠状病毒肺炎疫情过后，公众健康素养和健康生活方式有望得到进一步改善。

第二节　中国地理区划与中原地域概念

地域通常指一定的地域空间，是自然要素与人文因素作用形成的综合体。地域划分就是把一个国家的全部国土区域按照其特点划分成几个大块，以便进行地理、气候、经济和行政管理等方面的研究和管理。

一、中国地理区划

根据美国地理学家理查德·哈特向（Richard Hartshorne）对区域的定义：“区域是一个具有具体位置的地区，在某种方式上与其他地区有差别，并限于这个差别所延伸的范围之内，区域往往有具体的地方所指。”由于我国疆域辽阔，从地形、气候、人文、经济和政治等各个角度分析，根据不同的时代背景、研究主题和工作需要，我国的地理区域划分存在多种不同方式。

1. 四大地理分区　综合地理位置、自然地理、人文地理的特点，可以把我国划分为四大地理区域，即北方地区、南方地区、西北地区和青藏地区。其中，秦岭、淮河一线是北方地区和南方地区的分界线；大兴安岭-阴山-贺兰山为北方地区和西北地区的分界线；青藏地区和西北地区、北方地区及南方地区大致以第一级阶梯和第二级阶梯为分界线。

我国北方地区和南方地区在地形、气候、河流流量和植被类型等方面均有明显差异；受自然环境的影响，北方地区和南方地区的人们在生产方式、生活习惯、文化传统等方面也有很大差异。

2. 六大地理分区 1949年10月1日新中国成立，全国先后设立华北、东北、西北、华东、中南、西南六大行政区，简称大区。华北由中央直辖，其他各大行政区设人民政府或军政委员会，是一级地方政府，分别管辖若干省级行政单位。1952年，六大行政区改设行政委员会，仅作为中央的派出机构监督地方政府，本身不再是一级地方政权。为了加强集中统一领导，1954年，撤销六大行政委员会，各省、自治区、直辖市、地方、地区改由中央直辖。这一划分方式影响比较深远。

区划（按1949～1954年行政区划）：

华北地区（北京、天津、河北、山西）；

东北地区（辽宁、吉林、黑龙江、内蒙古）；

华东地区（上海、江苏、浙江、安徽、福建、江西、山东、台湾）；

中南地区（河南、湖北、湖南、广东、广西、海南、香港、澳门）；

西南地区（四川、贵州、云南、重庆、西藏）；

西北地区（陕西、甘肃、青海、宁夏、新疆）。

3. 七大地理分区 七大自然地理分区的基本依据，一是中国自然地理区划方面众多专家多年的科研成果，二是全国高校地理专业师生普遍使用的《中国自然地理》教材，三是长期以来中学地理教材《中国地理》编写中形成的共识。

区划：

华东地区（上海、江苏、浙江、安徽、江西、山东、福建、台湾）；

华北地区（北京、天津、山西、河北、内蒙古中部）；

华中地区（河南、湖北、湖南）；

华南地区（广东、广西、海南、香港、澳门）；

西南地区（重庆、四川、贵州、云南、西藏）；

西北地区（陕西、甘肃、青海、宁夏、新疆、内蒙古西部阿拉善盟）；

东北地区（黑龙江、吉林、辽宁、内蒙古东部）。

4. 四大经济分区 根据我国经济社会加速发展的新形势，全国分为四大经济区域：东部地区、东北地区、中部地区和西部地区。各地区经济社会发展的主要内容为：西部开发、东北振兴、中部崛起、东部率先发展。

东北地区（黑龙江、吉林、辽宁、内蒙古东部的呼伦贝尔市、兴安盟、通辽市、赤峰市、锡林郭勒盟）；

中部地区（山西、河南、湖北、湖南、江西、安徽）；

东部地区（北京、天津、河北、山东、江苏、上海、浙江、福建、广东、海南）；

西部地区（重庆、四川、广西、贵州、云南、陕西、甘肃、内蒙古西部、宁夏、新疆、青海、西藏）。

5. 三大社会经济分区 将我国划分为东部、中部和西部三个地区始于1986年，由全国人大六届四次会议通过的“七五”计划正式公布。东部地区包括北京、天津、河北、辽宁、上海、江苏、浙江、福建、山东、广东和海南等11个省份；中部地区包括山西、内蒙古、吉林、黑龙江、安徽、江西、河南、湖北、湖南、广西等10个省份；西部地区包括四川、贵州、云南、西藏、陕西、甘肃、青海、宁夏、新疆等9个省份。

1997年全国人大八届五次会议决定设立重庆市为直辖市，并划入西部地区后，西部地区所包括的省级行政区就由9个增加为10个。由于内蒙古和广西两个自治区人均国内生产总值的水平正好相当于上述西部10个省级行政区的平均状况，2000年国家制定的西部大开发战略中，享受优惠政策的范围又增加了内蒙古和广西。西部地区包括的省级行政区共12个，分别是四川、重庆、贵州、云南、西藏、陕西、甘肃、青海、宁夏、新疆、广西、内蒙古；中部地区有8个省级行政区，分别是山西、吉林、黑龙江、安徽、江西、河南、湖北、湖南；东部地区包括的11个省级行政区没变，分别是北京、天津、河北、辽宁、上海、江苏、浙江、福建、山东、广东和海南。

二、中原的地域概念

1. 概念演变 中原地区的概念形成经历了一个相当长的时期，在这一发展过程中，“中原”一词在过去并没有特殊意义，只是“原野”之意。原意中并无指定确切地理方位。

第一次指定“中原”地理方位的是《尚书》。《尚书·禹贡》将天下分为“九州”，豫州位居天下九州之中，故称中州，又名“中原”。据有关专家在《中原经济区研究》中对中原形成的分析认为，先秦时期，华夏民族的活动范围主要在黄河中下游地区，河南地区是其活动的中心地区，故称为“中原”。黄河中下游地区是华夏文明和中华文明的发祥地，是华夏民族的摇篮，被视为天下中心。中原地区随着华夏民族的大融合及中原文明的扩展而逐渐向外蔓延，扩大了以中原文化为核心的汉族和各少数民族之间的交流。

因此，目前对于中原的解释是，中原又称华夏、中土、中州，是指洛阳至开封一带为中心的黄河中下游地区。狭义上指今天的河南。历史上与外族对应时，中原又泛指中国。

2. 国家战略视角下的中原地区 作为中华文明的发祥地，中原地区向来是国民经济和社会发展战略的重心之一。改革开放以来，全国各地逐步开始打破行政地域限制，积极寻求区域集群式一体化发展道路。在此背景下，1985年9月，山西省的长治、晋城，河北省的邯郸、邢台，山东省的临清、菏泽、聊城，河南省的新乡、焦作、濮阳、鹤壁、安阳、济源，这四省接壤区的13个市县组成一个跨省的区域性经济合作组织——中原经济区。

以此为基础，河南省委于2009年提出将中原经济区的范围扩展至全省，使中原经济区的概念有了重大转变。此后几年间，建设中原经济区逐步上升为国家战略。2012年11月，国家发改委将中原经济区范围基本确定后，《中原经济区地图》编制正式完成，标志着中原经济区的正式成立。与此同时，国务院正式批复《中原经济区规划》，建设中原经济区拥有了纲领性文件。至此，中原经济区的地域范围扩展为包括河南全省、山西东南部（长治、晋城、运城）、河北南部（邢台、邯郸）、山东西南部（聊城、菏泽、泰安东平县）和安徽西北部（宿州、淮北、阜阳、亳州、蚌埠、淮南潘集区及凤台县），共5省30个地级市及 3 个市辖区、县，总面积约 29 万 km^2。

2016 年 12 月 26 日，国家发改委印发《促进中部地区崛起“十三五”规划》，正式批复郑州建设国家中心城市；2016 年 12 月 28 日，国务院正式批复《中原城市群发展规划》，并由国家发改委印发，提出将中原城市群建设成中国经济发展新增长极、重要的先进制造业和现代服务业基地、中西部地区创新创业先行区、内陆地区双向开放新高地和绿色生态发展示范区。其中，中原城市群的范围仅比中原经济区的范围少了 3 个区、县，即山东的东平县、安徽的潘集区及凤台县，两者范围基本一致。

经过多年的建设与发展，目前的中原经济区（central plains economic region，CPER）是以郑州大都市区为核心、中原城市群为支撑、涵盖河南全省延及周边地区的经济区域，地处我国中心地带，作为全国主体功能区明确的重点开发区域，地理位置重要、交通发达、市场潜力巨大、文化底蕴深厚，在全国改革发展大局中具有重要战略地位。其战略定位为：全国工业化、城镇化、信息化和农业现代化协调发展示范区，全国重要的经济增长板块，全国区域协调发展的战略支点和重要的现代综合交通枢纽，华夏历史文明传承创新区。截至 2017 年年底，区域内总人口达 16 529.78 万，生产总值 68 616.33 亿元，经济总量仅次于长三角、珠三角、京津冀及长江中游城市群，为全国经济第五增长极。

3. 健康中原的地域范畴界定 2017 年 1 月，中共河南省委、省人民政府印发了《“健康中原 2030”规划纲要》，明确提出了健康中原建设的基本原则、战略目标、建设任务等重要内容，为今后 15 年推进健康中原建设绘制了宏伟蓝图，指明了发展方向。河南是中国的缩影，健康是河南亿万居民对美好生活的迫切需要，健康中原建设是健康中国建设的重要组成部分和关键一环。

因此，作为反映健康中原建设与发展动态的研究成果，本书遵从《“健康中原 2030”规划纲要》对于中原一词的范畴界定，未做特别说明的情况下均特指河南。

三、健康中原建设的战略意义

人民健康不仅是民生问题，也是重大的政治、经济和社会问题。健康中原建设不仅直接关乎民生福祉，而且关乎河南全省长远发展、社会稳定和经济可持续发展，从而具有重大的战略意义。

1. 政治意义 健康中原建设体现以人民为中心的发展取向。把人民健康置于优先发展的战略地位，扭转了一段时期以来侧重经济增长而忽视环境污染、生态恶化，并为之付出巨大健康代价的倾向。经济增长并不必然带来人民健康水平的提升，为此需要全局性、前瞻性的健康规划，以实现健康与经济社会良性协调发展。健康中原建设体现着以人民为中心的发展理念和增进民生福祉的发展取向，有利于促进健康公平，维护基本医疗卫生服务的公益性，把卫生工作的重点放在基层，缩小城乡、地区、人群间基本健康服务和健康水平的差异。

2. 经济意义 健康是最大的生产力，健康产业是最大的民生产业。推进健康中原建设，是全面建成小康社会，实现社会主义现代化的重要保障，是提高全省人民健康素质，实现健康与经济社会协调可持续发展的重要发展战略。当前河南经济社会建设蓝图已经绘就，河南正处于蓄势崛起、跨越发展的关键时期，健康领域的改革发展将为河南经济社会建设打造新引擎、注入新动力。在“提供全方位全周期健康服务”的健康中原建设中，健康管理、休闲健身、医养产业、医疗服务产业等健康服务业必将得到长足发展。作为规模相当可观、覆盖范围广、产业链长且在不断扩张的民生产业，健康服务业培育了民生经济新增长点，有助于推进供给侧结构性改革、优化服务业供给结构、创造就业并拉动经济健康可持续增长。

3. 社会意义 健康中原建设关乎社会和谐、社区安定及家庭幸福。发展社会保障顺应的是民生诉求，解决的是民生疾苦，化解的是社会矛盾与经济危机，促进的是社会认同、社会公正与全面发展，维系的是社会安定与国家安全。从本质上说，健康中原建设也是保障民生福祉之策，同样关乎社会和谐安定。如果看病难、看病贵，因病致贫、返贫现象突出，健康不公平现象普遍，则会酝酿社会矛盾甚至危机；若慢性病、职业病、失眠抑郁等疾病高发，则会降低民众的生活质量，使其难以安居乐业，社会更失安定之基。

与此同时，河南是我国的经济大省和人口大省，地处中原腹地，经济社会发展水平总体上也处于全国中游，因而河南卫生健康事业的整体发展水平在一定程度上更能体现我国卫生健康事业发展的平均水平，健康中原建设进程中重点和难点问题的针对性研究，以及健康中原建设过程中的成功经验与模式，对于全国而言也同样具有现实借鉴意义。因此，健康中原建设的顺利推进，不仅有助于提升中原地区亿万居民的整体健康水平，同时也能够为健康中国战略的全面推进实施提供可借鉴的中原方案。

四、本书的功能定位与主要内容

1. 功能定位 本书旨在通过系统全面地收集、整理和分析河南卫生健康事业发展的相关数据，梳理、总结健康中原建设的成绩与经验，分析存在的问题与不足，提出助推健康中原建设与发展的策略和建议。其功能定位主要包括以下几个方面：

（1）咨政服务：在对跨部门健康数据进行全面收集和系统分析的基础上，明确当前存在的主要挑战和薄弱环节，为政府确定卫生健康事业的中长期发展方向和建设重点提供科学决策依据。

（2）市场指导：在对中原地区主要卫生问题和居民健康需求进行分析归纳的基础上，总结中原地区居民健康需求的特点与规律，为医院、医药企业及其他大健康产业主体提供市场发展导向。

（3）公众宣教：通过出版和发布研究报告，将中原卫生健康事业发展的总体情况和未来发展趋势向社会公开，为社会大众提供了解卫生健康相关理念、知识和政策的窗口。

2. 主要内容 作为全面建成小康社会的收官之年，2020 年是我国建设发展进程中的一个关键节点，健康中原研究院编写了《健康中原建设与发展研究报告 2020》，旨在全面回顾梳理 21 世纪以来河南卫生健康事业的发展脉络，归纳总结健康中原建设与发展的现状及现阶段面临的主要问题，提出下一步推进健康中原建设的总体方向与核心策略。在具体内容设计方面，理想的《健康中原建设与发展研究报告 2020》应围绕《“健康中原 2030”规划纲要》提出的健康中原建设战略目标和规划任务，基于对河南卫生健康事业发展整体趋势的描绘和对省内各地市间卫生健康事业发展的横向比较，挖掘和梳理健康中原建设进程中的现实问题并提出解决思路。但受制于现实数据的可得性，本书将着重关注卫生资源配置、卫生服务提供与利用、居民健康水平等方面指标，通过对客观数据的纵向分析和横向比较，在一定程度上反映中原地区健康服务体系建设趋势和状况。

本书总体编写思路：以 2001 ～ 2019 年的全国卫生健康统计年鉴为主要数据来源，选取反映卫生健康事业发展的主要指标，从时间上纵向回顾 21 世纪以来河南卫生健康事业的发展轨迹，从空间上横向对比河南卫生健康事业在全国和中部省区的相对状态。同时，面向《“健康中原 2030”规划纲要》提出的建设任务和目标，梳理当前河南卫生健康事业发展的相对和绝对差距，明确努力方向和目标，提出健康中原建设与发展策略。

本书主要内容包括：①健康中原建设的基础环境和发展动力，主要从地理、经济和人口等方面分析健康中原建设所处的基础环境，通过对河南居民健康水平的纵向分析和横向对比，明确健康中原建设的发展动力；②健康中原建设的资源投入，主要从机构、人员和设施设备等方面分析历年来河南卫生健康资源的投入与配置水平；③健康服务提供与利用，主要从医疗服务、妇幼保健服务、疾病控制与公共卫生等方面分析历年来河南不同类型健康服务提供与利用的水平和结构；④卫生费用与医疗保障，主要从历年来河南的卫生总费用、城乡居民医疗保健支出、医疗卫生机构收支、门诊住院医疗费用等方面分析河南卫生费用和居民疾病经济负担的总体水平，以及河南医疗卫生机构的总体运营状况，从医疗保险、生育保险和医疗救助等方面分析河南医疗保障的总体水平；⑤健康中原体制改革与建设策略，主要是回顾和梳理河南医药卫生体制改革的整体历程，归纳总结健康中原建设在当前阶段所面临的突出和关键问题，提出下一阶段推动健康中原建设与发展进程的总体策略。

第二章
健康中原建设的基础环境

基础环境作为建设健康中原的重要支撑，是改善医疗质量的基本保障，也是影响健康中原建设的重要因素。认清健康中原建设的基础环境，统筹发展战略，对健康中原建设具有重要意义。因此，本章分别从地理环境、人口环境和经济环境等三方面详尽阐述河南所具备的优势，研究建设健康中原的可行性，从而为建设健康中原提供依据。

第一节　健康中原建设的地理环境

2019 年，河南省政府发布《关于推进健康中原行动的实施意见》，加快推动卫生健康事业工作和服务理念从“以治病为中心”向“以人民健康为中心”的转变，全面提升人民群众健康水平，为建设健康中原奠定坚实基础。计划到 2022 年，促进全民健康的政策体系基本建立，全民健康素养水平稳步提高，健康生活方式加快推广。到 2030 年，促进全民健康的政策体系更加完善，全民健康素养水平大幅提升，健康生活方式基本普及，居民主要健康影响因素得到有效控制，因重大慢性病导致的过早死亡率明显降低，健康公平基本实现，人均预期寿命等居民主要健康指标优于全国平均水平。

一、自然地理概况

河南位于我国中东部、黄河中下游，界于北纬 31°23′～36°22′、东经 110°21′～116°39′之间，东接安徽、山东，北临河北、山西，西接陕西，南临湖北。

河南东西长约 580km，南北跨约 550km。全省面积 16.7 万 km^2，在全国各省份中居第 17 位。河南在全国的版图上，从政区和交通地位来看，处于居中地位。

河南地理位置优越，地处沿海开放地区与中西部地区的结合部，是我国经济由东向西推进梯次发展的中间地带，京广线、京九线、焦柳线与陇海线、汤濮线、新菏线、漯阜线在省内交会，形成“三纵四横”的铁路网，国家“两纵两横”高速公路中，京深线和连霍线“一纵一横”经过河南，全国光缆干线“八纵八横”中有“三纵三横”经过河南，是全国重要的铁路、公路大通道和通信枢纽。

1. 地貌要素　河南全省土地面积中，山地丘陵面积 7.4 万 km^2，占全省总面积的 44.3%；平原和盆地面积 9.3 万 km^2，占总面积的 55.7%。

河南的地貌主要有两个特点：其一，地势西高东低，东西差异明显。河南位于我国第二级地貌台阶和第三级地貌台阶的过渡地带。西部的太行山、崤山、熊耳山、嵩山、外方山及伏牛山等属于第二级地貌台阶，东部的平原、南阳盆地及其以东的山地丘陵，则为第三级地貌台阶的组成部分。河南地势的总趋势为西部海拔高而起伏大，东部地势低且平坦，从西到东依次由中山到低山，再从丘陵过渡到平原。河南最高处与最低处相差2390.6m，正是这样的地势，使河南境内较大的河流，大都发源于西部山区。其二，地表形态复杂多样，山地、丘陵、平原、盆地等地貌类型齐全。河南地貌形态复杂多样，境内不仅有绵延高峻的山地，也有坦荡无垠的平原，既有波状起伏的丘陵，还有山丘环抱的盆地。多种多样的地貌类型，为河南农林牧和工矿业的全面发展提供了有利的条件。

河南山脉集中分布在豫西北、豫西和豫南地区，北有太行山，南有桐柏山、大别山，西有伏牛山。河南的丘陵多数是低山经过长期风化剥蚀的石质丘陵，有些是黄土高原经流水切割而形成的黄土丘陵，丘陵与山地往往相伴分布，主要集中在豫西北少数地区、豫西山地东缘和豫南东部边缘地带。

河南平原广布，辽阔坦荡。省内中部、东部和北部平原由黄河、淮河和海河冲积而成，亦称黄淮海平原，西起太行山和豫西山地东麓，南至大别山北麓，东面和北面至省界，土壤肥沃，是我国重要的农耕区。西南部为南阳盆地，具有明显的环状和阶梯状地貌特征，面积约2.6万km^2，是河南最大的山间盆地；盆地中部地势平坦，水热资源丰富，多种植物均可在此生长发育。

2. 水文要素 河南地处暖温带与亚热带，属于湿润-半湿润季风气候。其季候特点为春季干旱而风沙较多，夏季炎热且降雨量大，秋季晴天多日照充足，冬季寒冷雨雪较少。全省年平均气温一般在12～16℃，气温年较差、日较差均较大。全省气温分布大体是东高西低，南高北低，山地与平原间差异比较明显。全年无霜期从北往南为180～240天。年平均降水量为500～900mm，其中南部及西部山地降水偏多，大别山区可达1100mm以上。全年降水的50%集中在夏季，常有暴雨。

河南境内水系分属黄河、淮河、长江、海河四大水系。黄河干流横贯河南中北部，境内流域面积约3.6万km^2，占全省总面积的21.7%。淮河水系主要流经河南东南部，境内流域面积8.8万km^2，占全省总面积的52.8%。

河南湿地类型可划分为河流湿地、湖泊湿地、沼泽湿地、人工湿地等四大类，其中人工湿地又可分为水库、池塘、输水河、水产养殖场等。全国第二次湿地资源调查结果显示，全省湿地面积62.79万hm^2（不包括水稻田63.38万hm^2），占全省总面积的3.76%。河南湿地分布与地表水资源密切相关，总体呈现北少南多、山区多平原少的特点，黄河和淮河流经地市湿地分布较为集中。

河南位于我国秦岭淮河以北，年降雨量较少，近几年的年降雨量在790.1mm左右。河南每年有超过半数的降水量集中在夏季，且年际差异较大，最高可达到4.6倍。此外，河南的降水量为南部地区最多，并向北递减。河南南部降水量最高可达到1400mm，而河南北部降水量最低仅为590mm。河南的地表水资源丰富，据近几年的数据调查约为320亿m^3，其径流深度可达190.1mm左右。在河南境内共有四大流域，即长江流域、淮河流域、黄河流域和海河流域，这四大流域之间的径流深度也有较大的差别。比如，长江流域的径流深度大约209.9mm，最深值可达510.8mm左右，而海河流域和黄河流域的径流最浅处约为129mm。

河南的地表径流量呈现南多北少、西多东少的特点，且山区地表径流量大于平原地区径流量。若是从地下水资源的特征来分析，河南地下水资源的季节变化及年际变化较小。目前，河南着力于对地下水资源的保护，平原地区的地下水资源年开采量仅为108.5亿m^3。此外，经过河南境内的河流较多，其中包括丹江、沁丹河及黄河等，年过境水量高达460亿m^3。河南水运集中在豫东南的漯河、周口、驻马店、信阳等地，主要港口有漯河港、淮滨港、固始望岗港、周口港等内陆港口。

3. 土壤要素 河南由于气候、地貌、水文等自然条件的影响，加上农业开发历史悠久，因而土壤类型繁多。京广线以东，沙河、颍河以北的广大黄河、海河冲积平原，是河南分布面积最大的潮土区，山丘区较大河流的河滩地一般也是潮土分布区。河南的潮土可分为沙土、淤土和两合土三个土属。

沙河、颍河以南的淮北平原和南阳盆地，唐河、白河两岸的南阳、唐河、新野、邓州等地区是砂疆黑土分布区。黄河两岸的新乡、商丘、开封、濮阳地区的部分县是盐碱土的分布区。

淮河以南的洪积倾斜平原，淮河北岸的淮滨、息县、正阳及省境内的唐河、白河下段河流两侧等地区有水稻土的分布。

豫西黄土丘陵的白土阶地和缓丘上中部的立黄土、低山丘陵区位置较高处的红黏土、太行山及伏牛山东侧向潮土过渡地区的油黄土等，都是褐土类的土属。

由秦岭入河南段起，东到嵩山、东南到方城北，熊耳山、嵩山、太行山和伏牛山的中山山地均分布着棕壤。

豫西低山与丘陵地南坡和大别山北坡，或称坡积侵蚀缓岗坡地，发育有黄棕壤，十分适宜亚热带林木，特别是茶叶、油桐等经济林木的种植。

河南地层齐全，地质构造复杂，成矿条件优越，蕴藏着丰富的矿产资源，是我国矿产资源大省之一。

4. 生物要素 河南有林业用地7053.03万亩（1亩≈666.67m^2），森林覆盖率17.32%，林木覆盖率23.77%。全省建立各类自然保护区35个，总面积1135.4万亩。因南北气候不同，东西地势高低悬殊，动植物资源具有种类多、地域差异性较明显的特点。在我国综合自然区划中，全省分别隶属于3个自然地理区：华北平原半旱生落叶阔叶林区，冀晋山地半旱生落叶阔叶林、森林草原区，北亚热带秦岭、大巴山混交林区。

据统计，河南全省植物种类约4200种，其中树木400余种；高等植物约有197科、3600种，其中草本植物约占2/3，木本植物约占1/3。自然植物资源中，主要用材树种15个，木本油料树种7个，淀粉植物树种5个，药用植物800多种。栽培植物资源中，主要粮食作物7个，经济作物7个，果树资源20余个。

河南各类陆栖脊椎动物共有400余种，占全国动物种的20%。其中，哺乳类60余种，鸟类300种，爬行类35种，两栖类23种。

二、健康影响因素

影响健康的因素是多方面的，主要有环境因素、生物因素、生活方式、保健服务因素。

1. 环境因素 环境对人类健康影响极大，无论是自然环境还是社会环境，人类一方面要享受它的成果，另一方面要接受它带来的危害，实际上这些危害多与人类对自然生态的破坏有关。自然界养育了人类，同时也随时产生、存在和传播着危害人类健康的各种有害物质。气候、气流、气压的突变，不仅会影响人类健康，甚至会给人类带来灾害。在社会环境中，政治制度的变革、社会经济的发展、文化教育的进步与人类的健康紧密相关。例如，经济发展的同时产生了废水、废气、噪声、废渣，对人类健康危害极大。不良的风俗习惯、有害的意识形态，也有碍人类健康。因此，人类要健康，就必须坚持不懈地做好改善环境、美化环境、净化环境和优化环境的工作。

地方病是指局限于某些特定地区发生或流行的疾病，或是在某些特定地区经常发生并长期相对稳定的疾病。目前，纳入我国政府重点防治管理的地方病有碘缺乏病、地方性氟中毒、地方性砷中毒、大骨节病和克山病五种。地方病按其病因可分为地球化学性（化学元素性）地方病、自然疫源性（生物源性）地方病和某些未明确病因的疾病三类。

地方病具有严格的区域性特点，与当地地质、物理环境有关，在全国多个地区均存在。

河南是地方病流行严重的省份之一，全省 158 个县（市、区）都存在不同程度的地方病流行。由于地质、生物、气候、土壤等因素的综合作用，在山地，化学元素呈淋失趋势，当地居民容易发生化学元素缺乏性地方病，如缺碘引起地方性甲状腺肿和地方性克汀病。干旱半干旱的平原地区有利于化学元素的浓缩富集，居民容易发生化学元素中毒性地方病，如地方性氟中毒。

河南通过实施地方病防治“十二五”规划，持续消除碘缺乏危害，有效控制饮水型地方性氟中毒、砷中毒及水源性高碘甲状腺肿危害，基本消除大骨节病，全面消除克山病。当前最突出的地方病是碘缺乏病和氟中毒。

水源性高碘病区和地区分布于商丘、开封、新乡、濮阳 4 个省辖市的 20 个县（区）。燃煤污染型地方性氟中毒分布于洛阳市的 3 个县。饮水型地方性氟中毒分布于 17 个省辖市的 126 个县（市、区）。在 4 个省辖市的 6 个县发现生活饮用水砷含量超标。大骨节病分布于洛阳、三门峡市的 5 个县（市）。克山病分布于洛阳、三门峡市的 3 个县（市），受威胁人口约 46.5 万。

对于防治碘缺乏病，河南将继续以食用碘盐为主。在坚持普及碘盐的同时，合理布设不加碘盐的销售网点，方便因疾病等原因不宜食用碘盐的居民购买。水源性高碘病区和地区，继续做好不加碘盐的供应工作，优先在水源性高碘病区开展改水降碘饮水工程建设。此外，要在尚未完成改水任务和新发现的饮水型地方性氟中毒病区、水源性高砷地区，如期完成改水工程建设工作。

2. 生物因素 影响人类健康的主要因素包括遗传因素、病原微生物因素和心理因素。现代医学发现，遗传病不仅种类多，而且发病率高。因此，重视遗传因素对健康的影响具有特殊意义。影响健康的生物因素包括由病原微生物引起的传染病和感染性疾病；某些遗传或非遗传内在缺陷、衰老等导致的人体发育畸形、代谢障碍、内分泌失调和免疫功能异常等。在社区人群中，特定的人群特征如年龄、民族、婚姻、对某些疾病的易感性、遗传危险性等，是影响该社区健康水平的生物学因素。心理因素与疾病密切相关，消极心理因素能引起许多疾病，积极的心理状态是保持和增进健康的必要条件。医学临床实践和科学研究证明，消极情绪如焦虑、怨恨、悲伤、恐惧、愤怒等可以使人体各系统功能失调，导致失眠、心动过速、血压升高、食欲减退、月经失调等现象。心理状态是社会环境与生活环境的反映，是影响健康的重要因素。

3. 生活方式　生活方式是指人们长期受一定文化、民族、经济、社会、风俗、家庭影响而形成的一系列生活习惯、生活制度和生活意识。人类在漫长的发展过程中，虽然很早就认识到生活方式与健康有关，但由于危害人类生命的各种传染病一直是人类死亡的主要原因，往往忽视了生活方式因素对健康的影响。直到 19 世纪 60 年代以后，人们才逐步发现生活方式因素在全部死因中所占的比重越来越大。良好的生活方式对于健康非常重要。

4. 保健服务因素　世界卫生组织把卫生保健服务分为初级、二级和三级，实现初级卫生保健是目前世界各国的共同目标。其基本内容是：健康教育，供给符合营养要求的食品，供给安全用水和基本环境卫生设施，妇幼保健和计划生育，开展预防接种，采取适用的治疗方法，提供基本药物，为人类健康提供相应保障。

第二节　健康中原建设的人口环境

一、人口总量状况

河南 2018 年末总人口 10 906 万，常住人口 9605 万，2001 ～ 2018 年河南总人口占全国人口的百分比从 7.49% 逐渐增加至 7.82%，但是河南常住人口占全国人口的百分比从 2005 年至今整体呈下降趋势（图 2-1）。2018 年河南常住人口数量居中部六省第 1（图 2-2），且明显高于其他五省，比排名第 2 的湖南常住人口数量多 2706 万。

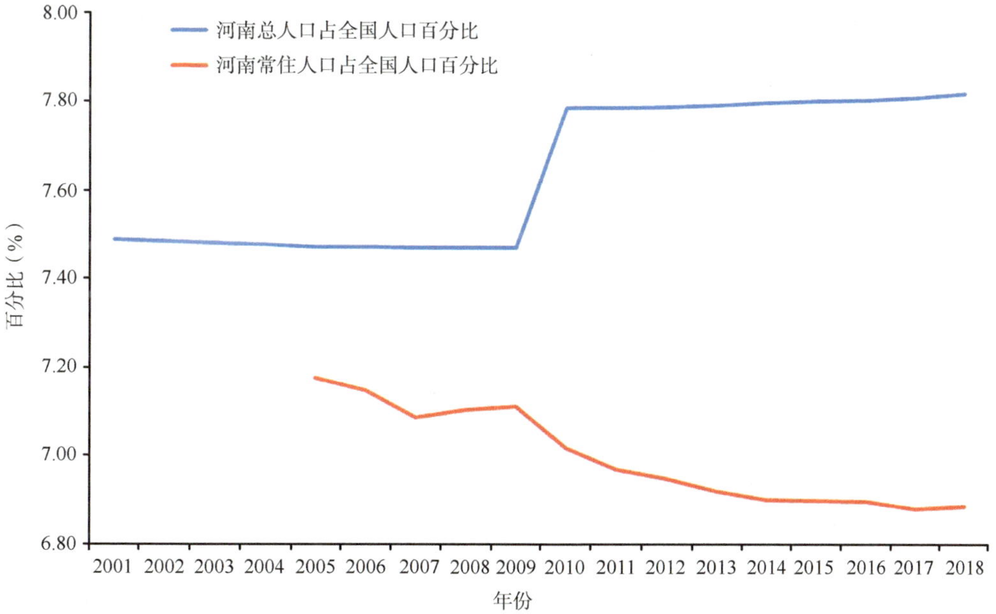

图 2-1　河南总人口、常住人口占全国人口百分比

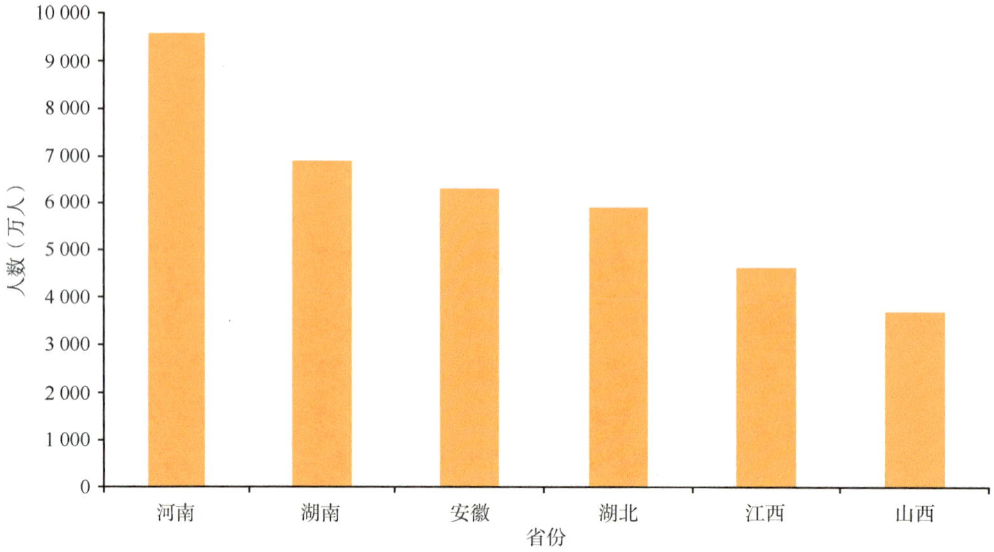

图 2-2 中部六省 2018 年常住人口对比

二、人口结构状况

从性别结构上看，全国 2001 ～ 2018 年人口性别比（以女性为 100，男性对女性的比例）总体呈逐渐降低趋势，2001 ～ 2018 年全国人口性别比从 106.00 降低至 104.64（图 2-3）。河南人口性别比趋势正好相反，2001 ～ 2018 年河南人口性别比从 105.93 增加至 106.83（图 2-4）。与中部五省相对比，2001 ～ 2010 年河南人口性别比变化较为平稳，2010 ～ 2018 年变化幅度较大（图 2-5）。

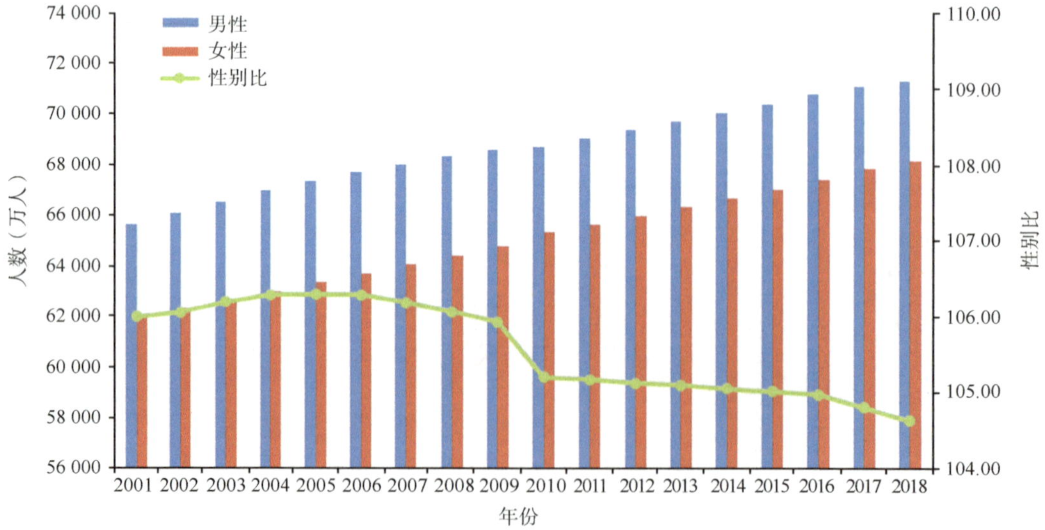

图 2-3 全国 2001 ～ 2018 年人口性别比

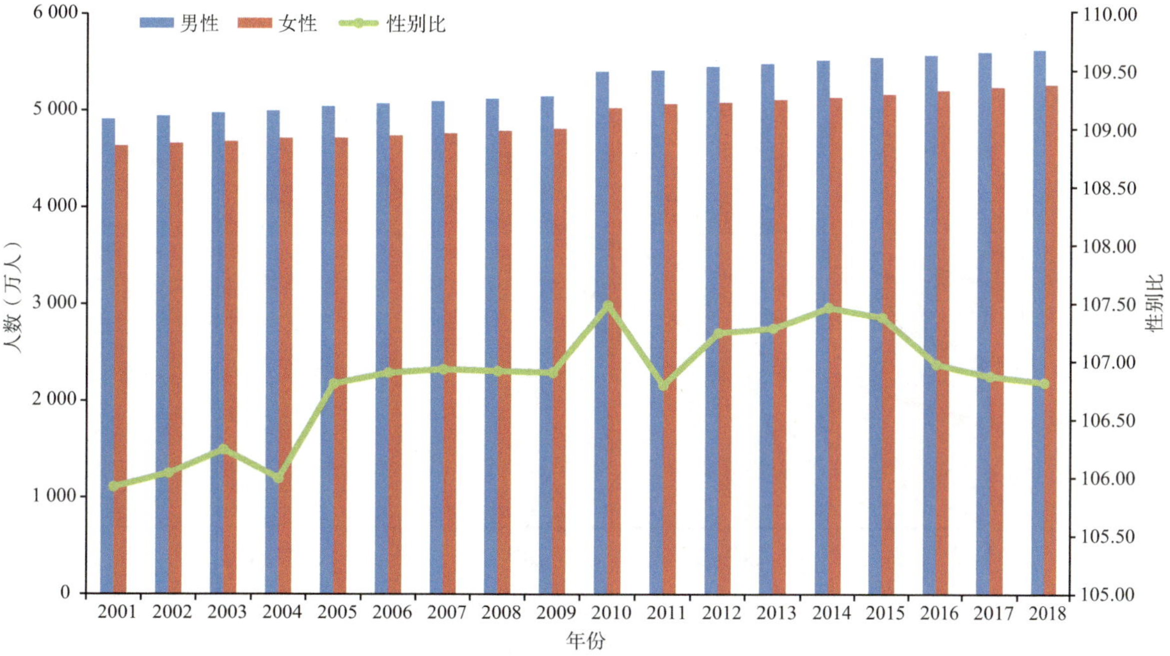

图 2-4　河南 2001 ～ 2018 年人口性别比

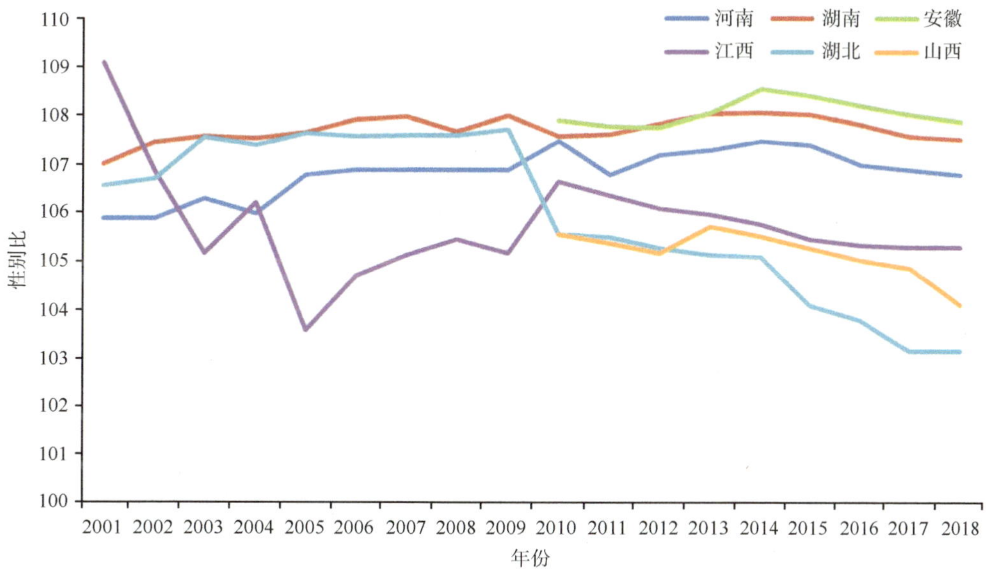

图 2-5　中部六省人口性别比

从城乡结构上看，全国与河南的城镇化率（城镇人口占常住人口的比例）都在逐年提高。与全国数据相比，河南城镇化率明显偏低，但从 2001 年至今，河南与全国城镇化率的差距在逐渐减小。中部六省城镇化率普遍低于全国，而河南的城镇化率在中部六省中最低，可见河南常住人口中农村人口仍然占很大比例（图 2-6）。

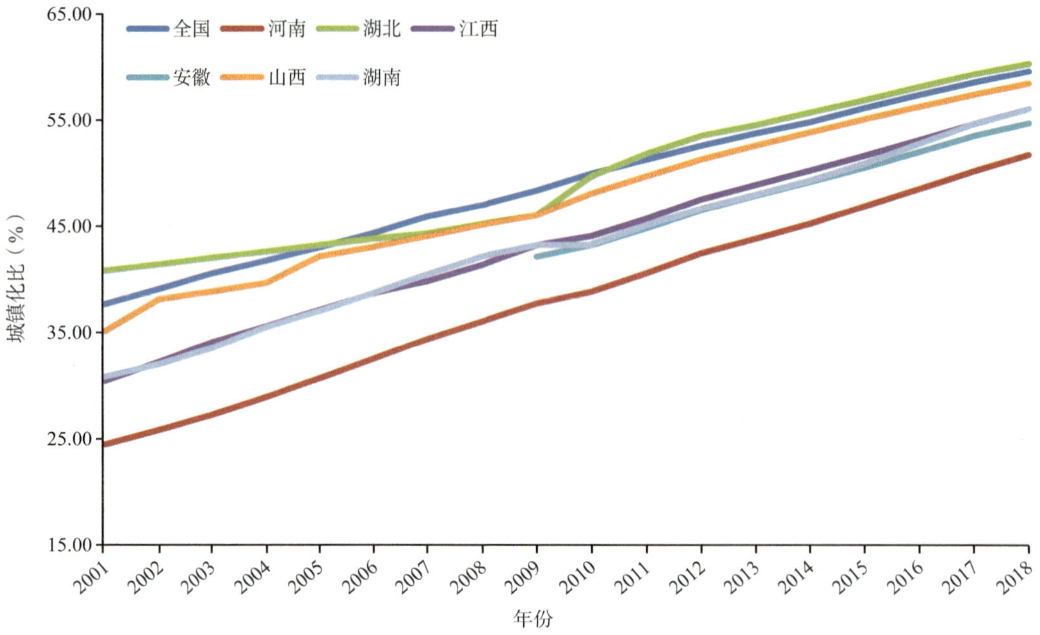

图 2-6 全国及中部六省城镇化率

从年龄结构上看，2018 年河南与全国人口年龄结构总体趋势一致，但河南常住人口中 19 岁以下年龄段人口占比明显高于全国水平，85 岁以上人口占比明显低于全国水平（图 2-7、图 2-8）。

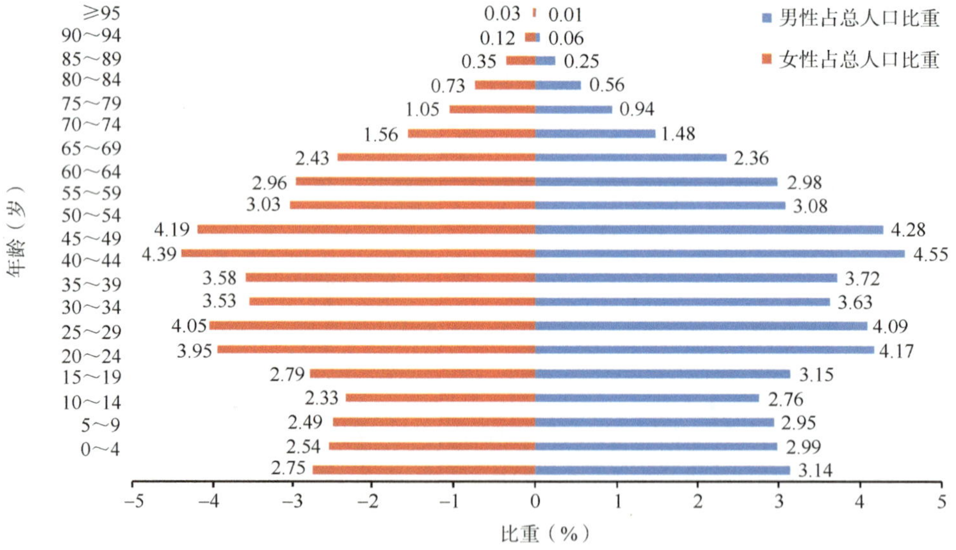

图 2-7 2018 年全国各年龄段男女人口占比

“控制人口数量，提高人口素质”是我国的一项基本国策。“健康中国”的新蓝图，凝聚着政府、社会和人民群众的共同理想，而人口因素对全民健康的影响尤为重要。

河南地处中原，人口总量占全国人口近 8%，人口数量众多是河南人口第一大特征。河南人口结构也极其不均衡：一是农村人口比重较大，城镇化率较低，远低于全国城镇化率；二是人口性别结构不合理，河南人口性别比高于全国水平，且逐年增加；三是“二胎”政策出台以来，河南新出生人口明显增多。

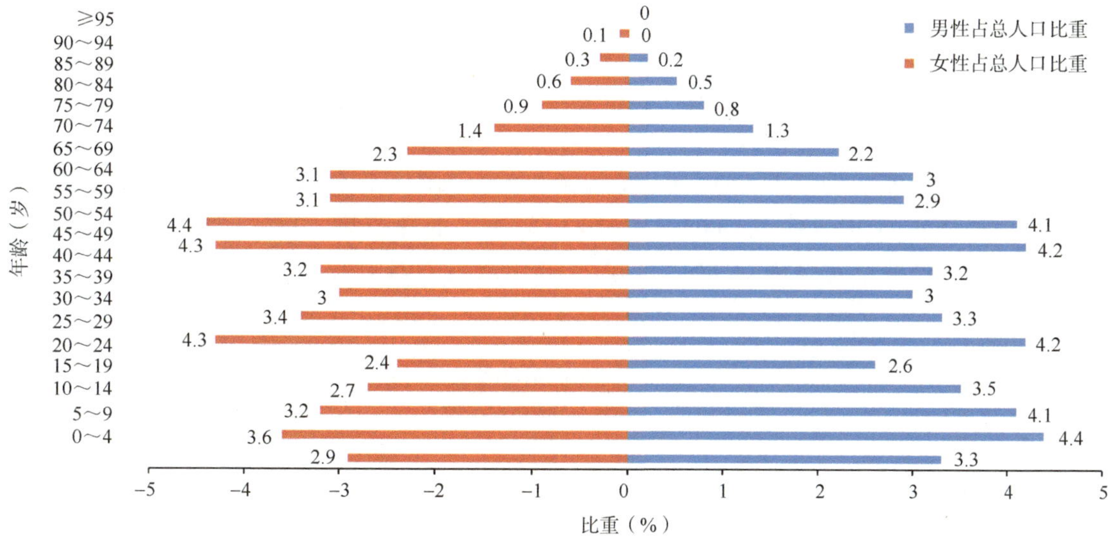

图 2-8 2018 年河南各年龄段男女人口占比

第三节 健康中原建设的经济环境

一、国内生产总值（GDP）

2001 ～ 2018 年，河南 GDP 总量呈全面上升的趋势。从 2001 年至今河南 GDP 总量在全国一直排名第 5，占全国 GDP 总量的 5% 左右，在中部六省一直处在第 1 位（图 2-9）。到 2018 年，河南 GDP 总量达到 4.8 万亿元，是 2001 年 GDP 总量的 8.5 倍。

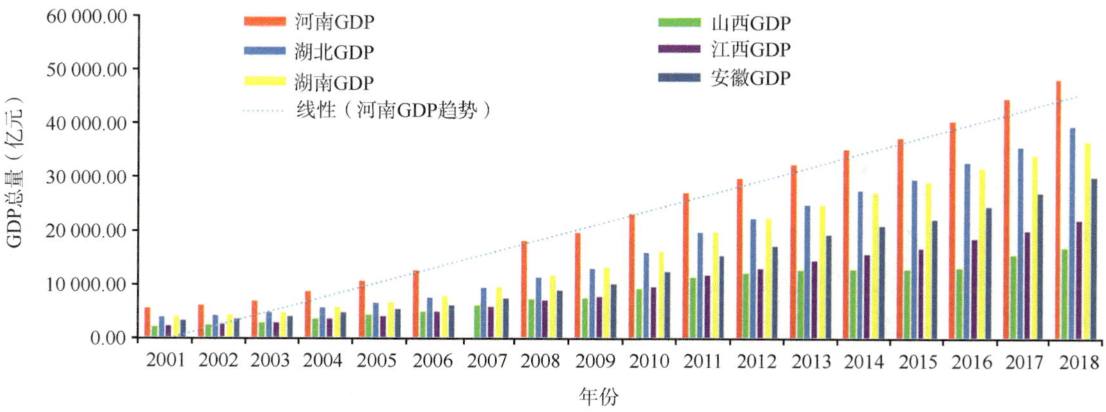

图 2-9 2001 ～ 2018 年中部六省 GDP 总量变化趋势

二、三大产业占 GDP 比重

2001 ～ 2018 年，河南三大产业占 GDP 比重呈现“二、三、一”分布顺序。从产业构成看，河南突出优势体现在第二产业上，说明河南是工业大省，但第三产业增加值占 GDP 的比重偏低。2010 年，国家发改委印发《促进中部地区崛起规划》，河南经济结构逐步调整，第三产业得到大力发展。第一、二产业比重不断下降，第三产业比重不断上升，第一产业增加值占 GDP 比重在 2004 年小范围波动上升后呈逐年下降趋势；第二产业增加值占 GDP 比重在 2001 ～ 2010 年呈逐年上升趋势，2011 年后开始呈逐年下降趋势；第三产业增加值占 GDP 比重在 2010 年以后不断上升，比重不断接近第二产业（图 2-10）。

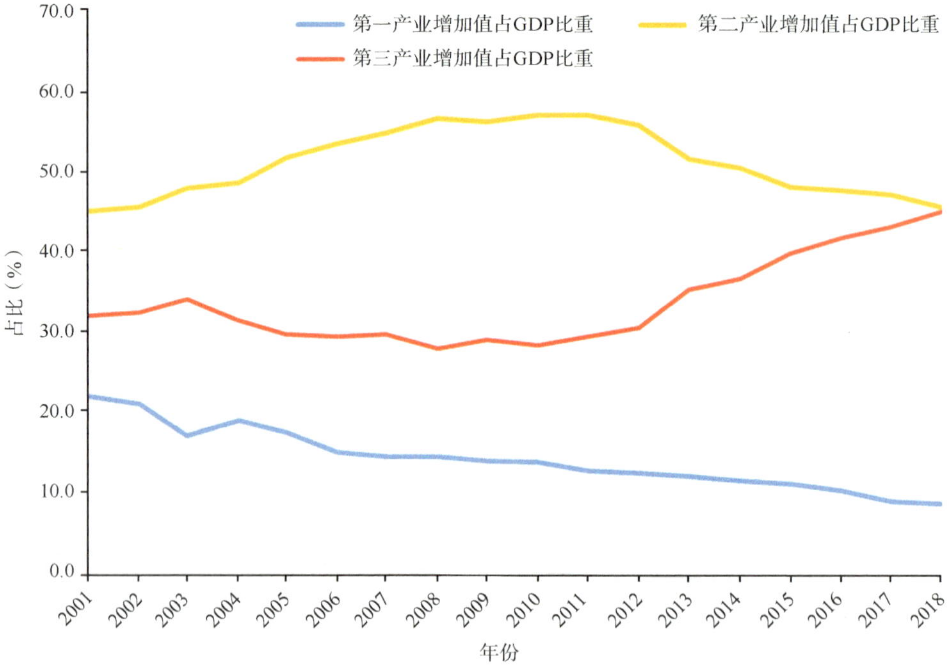

图 2-10 2001 ～ 2018 年河南三大产业增加值占 GDP 比重变化

自 2001 年以来，河南第一产业增加值在全国排名一直处于第 2，在中部六省占 GDP 比重依然保持在第 2，说明河南是农业大省（图 2-11）。

河南第二产业增加值在全国排名一直位于第 5，在中部六省占 GDP 比重保持在第 3（图 2-12）。从产业构成来看，河南第三产业增加值在 2001 ～ 2013 年间在全国排名第 9，2013 年以后排名第 7。河南第三产业增加值占 GDP 比重在 2013 年前均处于中部六省最后一名，说明河南第三产业发展明显滞后。医疗行业作为第三产业，发展也一直略显滞后。2013 年以后呈现不稳定增长趋势，在中部六省由最后一名上升到第 4，说明河南产业结构调整有向第三产业倾斜的趋势（图 2-13）。

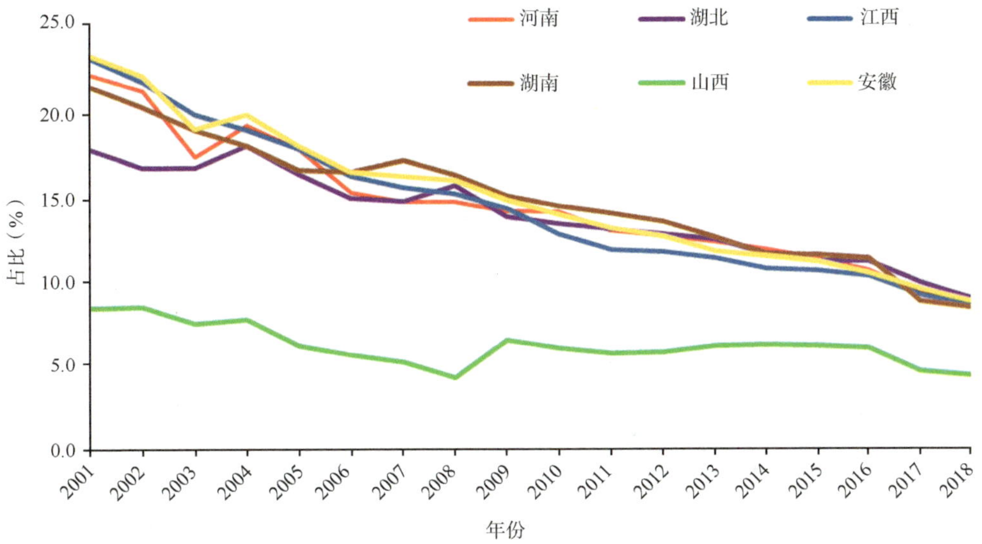

图 2-11 2001 ～ 2018 年中部六省第一产业增加值占 GDP 比重变化

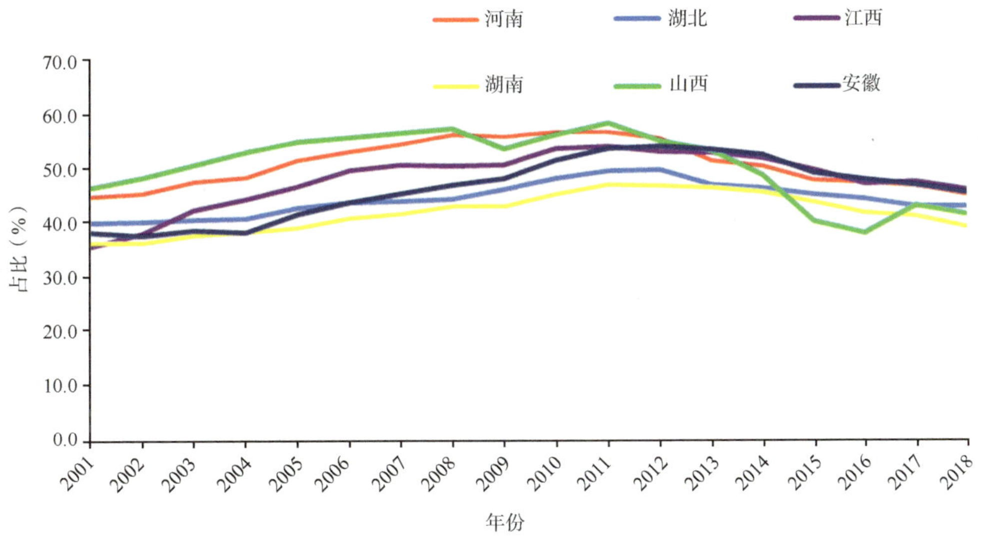

图 2-12 2001 ～ 2018 年中部六省第二产业增加值占 GDP 比重变化

三、城乡居民收入差异

2001 ～ 2018 年，河南居民人均可支配收入呈现不断增长趋势，城镇居民人均可支配收入增长幅度比农村居民人均可支配收入增长幅度大，2018 年城镇居民人均可支配收入是 2001 年的 6 倍，农村居民人均可支配收入偏低，城乡居民收入绝对值不断加大，生活水平差距也不断拉大（图 2-14）。

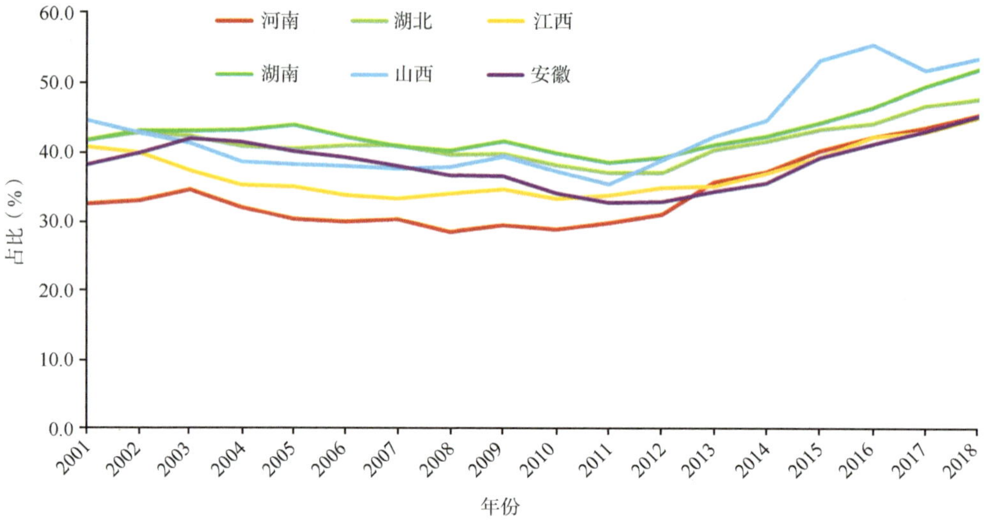

图 2-13　2001 ～ 2018 年中部六省第三产业增加值占 GDP 比重变化

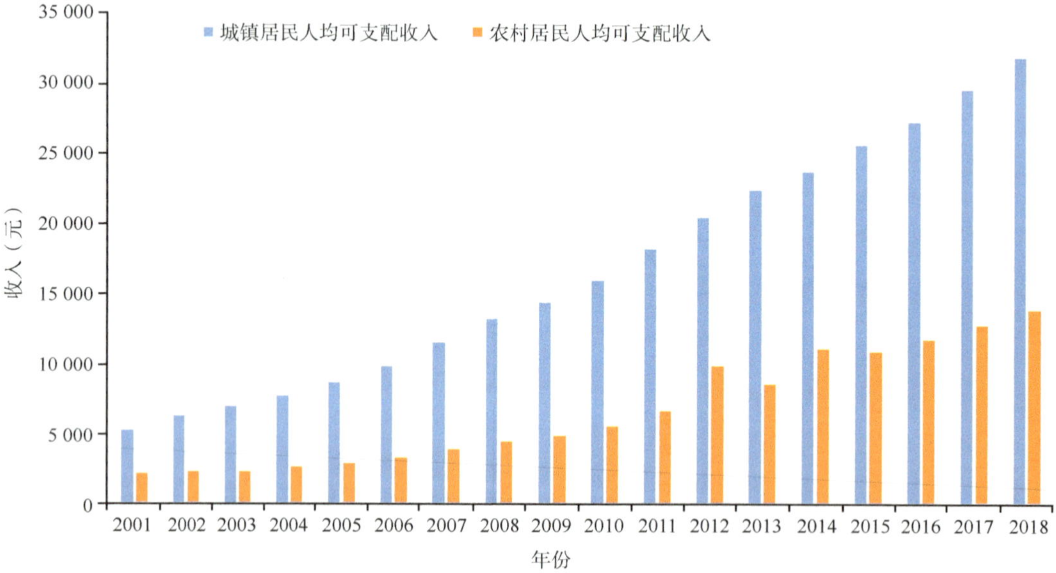

图 2-14　2001 ～ 2018 年河南城镇、农村居民人均可支配收入变化

2001 ～ 2018 年，中部六省城镇居民人均可支配收入不断增长，增长幅度基本一致，中部六省城镇居民可支配收入都没有达到全国水平（图 2-15）。河南城镇居民人均可支配收入在中部六省排名一直靠后，低于中部六省城镇居民人均可支配收入平均值，表明河南城镇居民人均收入虽然在不断提高，但总体生活水平仍不高（图 2-16）。

2001 ～ 2018 年，受国家农业经济政策影响，中部六省农村居民人均可支配收入不断增长。其中，2012 年中部六省农业大幅增产，粮食丰收，农村居民可支配收入也大幅提高；2015 年国家实施农业供给侧结构性改革，全国粮食总产量有所下降，农村人均可支配收入增长趋势减缓，但人均可支配收入绝对值仍不断增加（图 2-17、图 2-18）。河南是农业大省，农村人口基数较大，2001 ～ 2018 年河南农村居民人均可支配收入在中部六省基本上都排在第 4，且一直处于平均值水平，表明河南农村居民人均收入明显偏低。

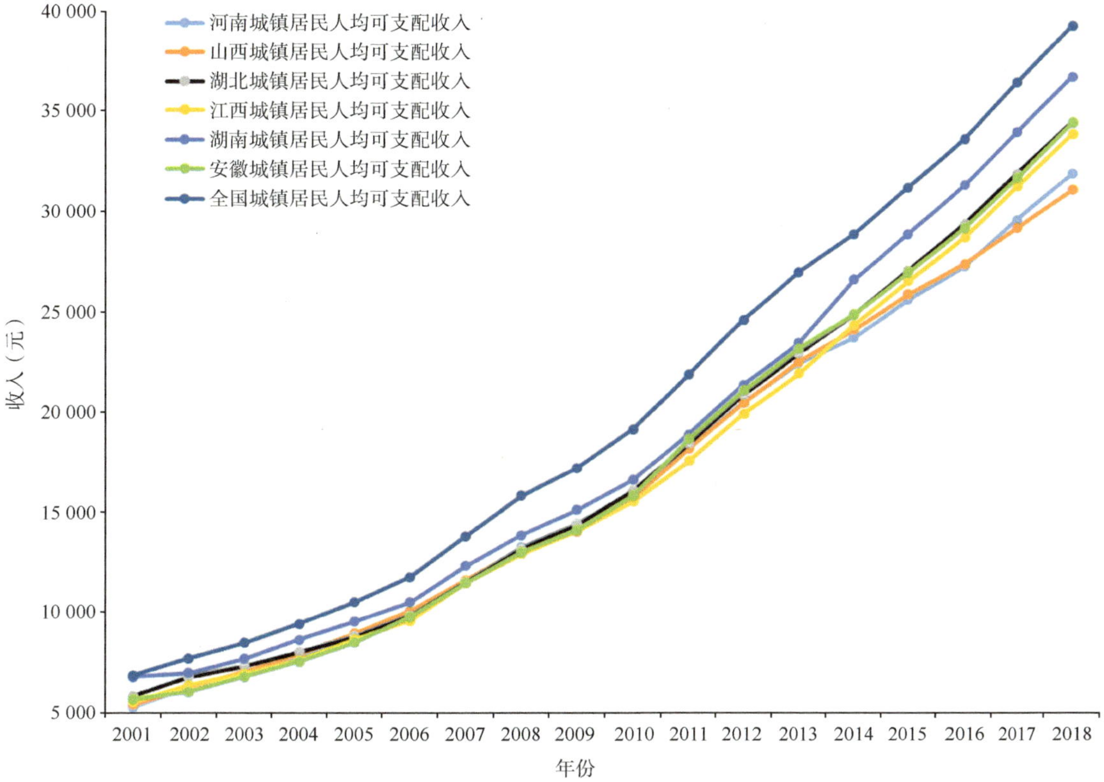

图 2-15　2001 ～ 2018 年中部六省城镇居民人均可支配收入变化

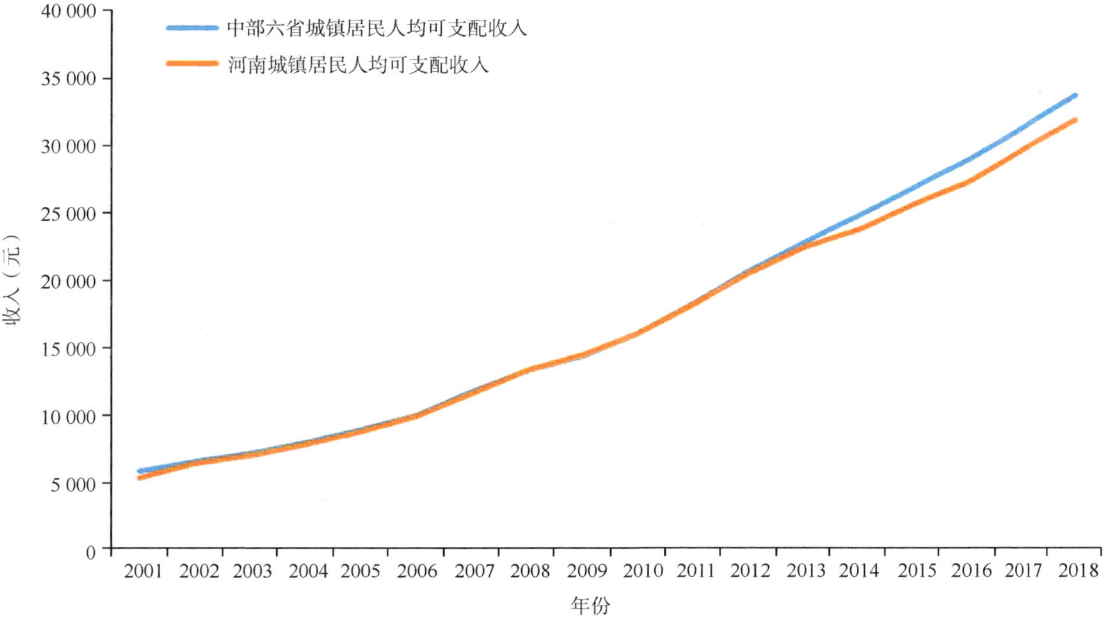

图 2-16　2001 ～ 2018 年河南与中部六省城镇居民人均可支配收入对比变化

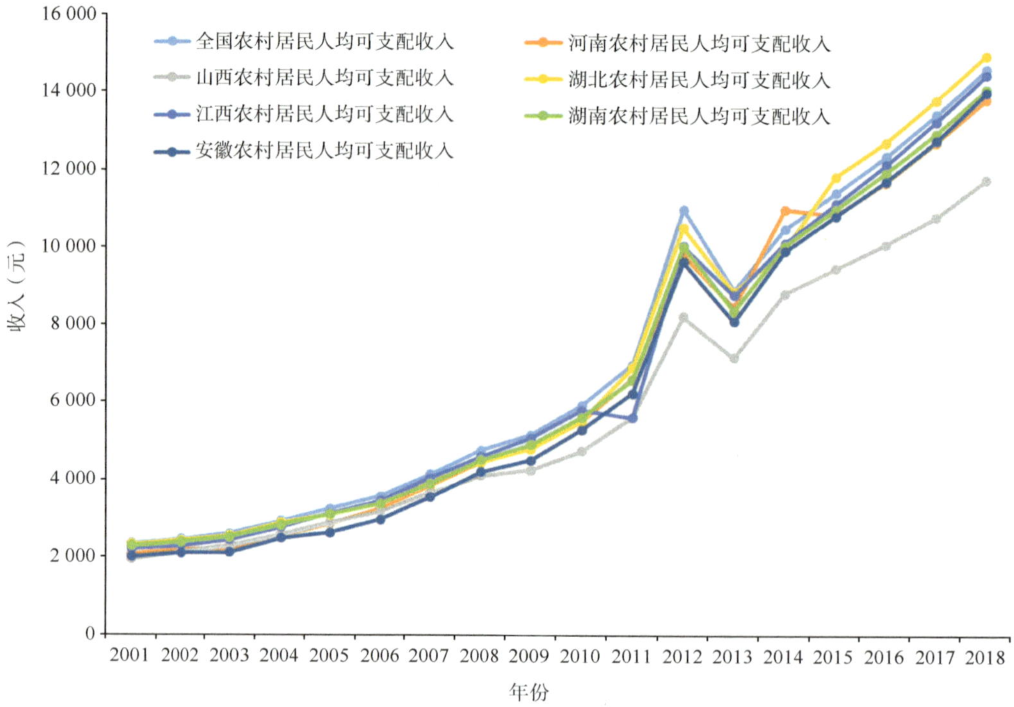

图 2-17　2001 ～ 2018 年中部六省农村居民人均可支配收入变化

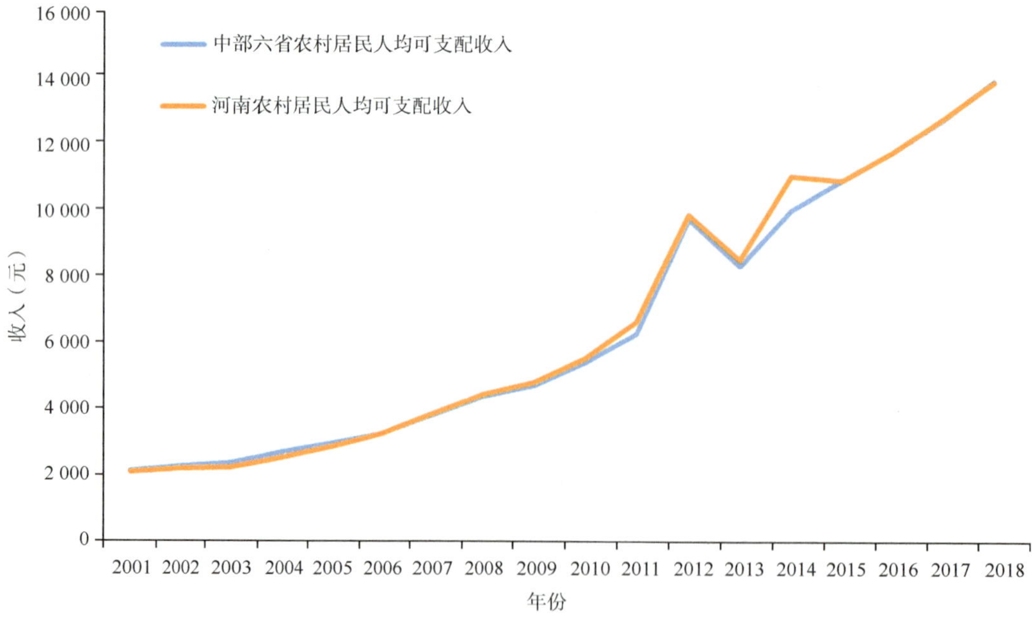

图 2-18　2001 ～ 2018 年河南与中部六省农村居民人均可支配收入平均值对比变化

四、城镇、农村医疗服务需求差异

经济状况是影响居民健康状况和卫生服务利用的主要因素，从需求方的角度分析，制约居民医疗服务利用的重要因素是经济困难（图 2-19 ～图 2-21）。随着河南农村经济的不断发展，居民人均收入总体来说有所提高，但由于社会医疗保险制度不完善、医药费用上涨幅度过大等原因，导致农村居民在患病时都面临医疗服务利用难的问题。经济水平较低的地区，居民慢性病患病率高，对医疗服务也有更多的需求。

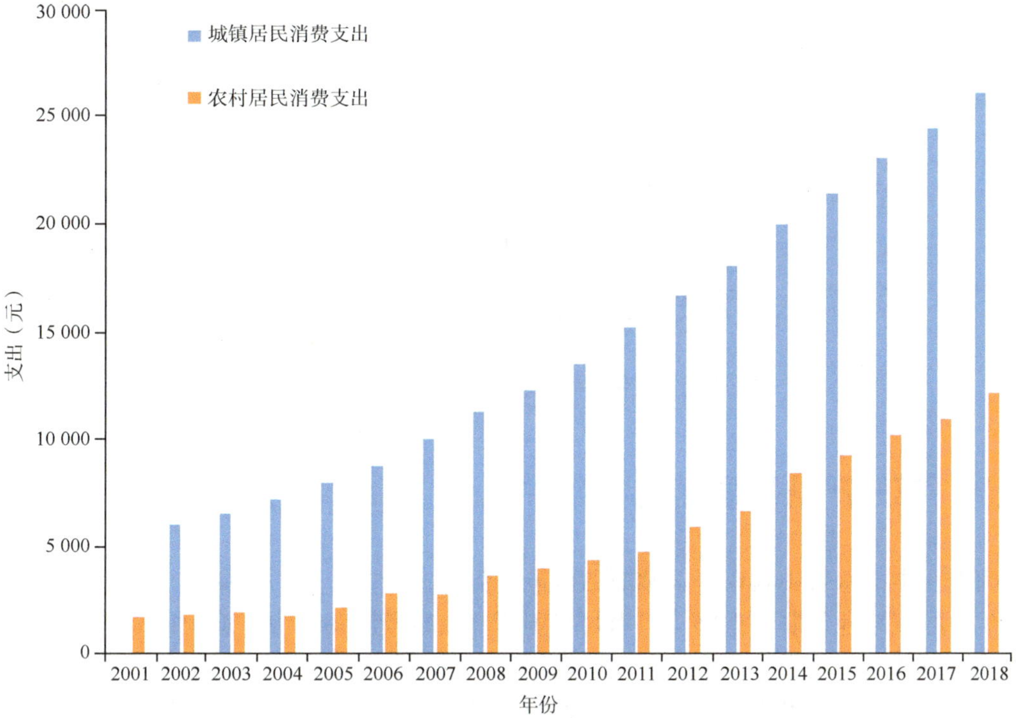

图 2-19 2001 ～ 2018 年河南城镇、农村居民消费支出变化

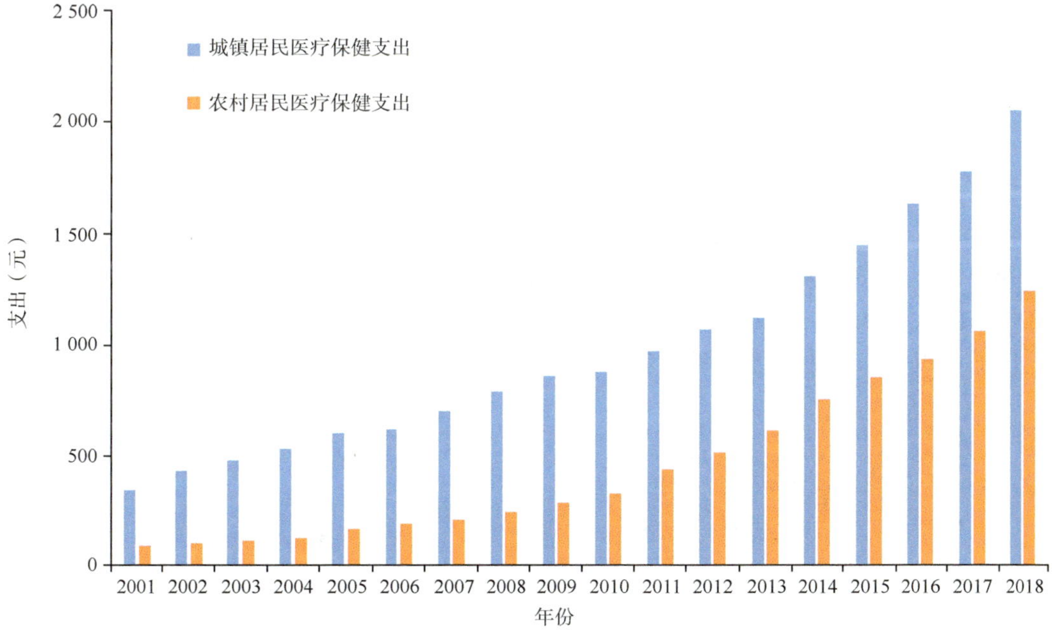

图 2-20 2001 ～ 2018 年河南城镇、农村居民医疗保健支出变化

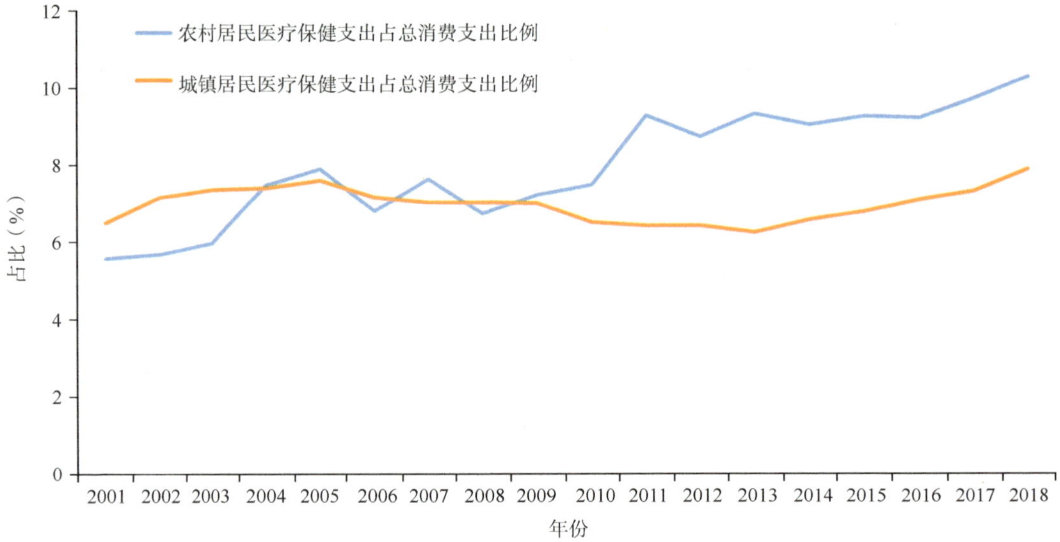

图 2-21　2001 ～ 2018 年河南城镇、农村居民医疗保健支出占总消费支出比例对比变化

五、第三产业发展的自然条件

河南在中部六省中具有得天独厚的区位优势，在全国生产力布局及东中西区域经济协调发展中的战略地位非常重要。河南与我国西部战略资源和能源基地距离最近，与南、北和东部沿海所有经济中心往来交通十分便捷，又是欧亚大陆桥上的经济中心和重心，在未来双向开放发展中的潜力巨大，在国家实施西部大开发和东部大发展战略中，可以促进实现双向开放和双向带动、东引西进。同时，河南是我国第一人口大省，有丰富的劳动力资源和广阔的市场需求，第三产业的发展具备非常便利的自然条件和人文环境。

总之，社会经济的发展是促进国民健康指数攀升的主要动力，国家和地区社会经济水平影响国民健康水平，经济因素影响人们对环境、卫生、营养等基本健康资源的获取，进而影响人群的健康程度。工业发展过程中造成空气、噪声、水的污染，密集的居住方式引发垃圾堆积，高强度工业化劳动的压力、机械劳作的劳动力伤残等，严重影响着居民身体健康。经济发展、物质资源相对充分有利于获得舒适的居住环境、良好的卫生条件、丰富的营养供给、完善的医疗服务等，这对健康的获得和维持非常关键。健康程度的差别不仅存在于贫困人群和非贫困人群之间，对于能负担基本健康资源的非贫困人群而言，物质资源的增加可以带来健康程度的进一步提高。

第三章
中原居民健康水平

只有全民健康，才能实现全面小康。了解居民健康水平，可以为完善健康政策提供依据。“十三五”期间，中共中央、国务院先后印发了《“健康中国 2030”规划纲要》、《“十三五”卫生与健康规划》和《中国防治慢性病中长期规划（2017 ~ 2025 年）》，河南省委、省人民政府也先后印发了《“健康中原 2030”规划纲要》、《河南省“十三五”医疗卫生服务体系规划》和《关于推进健康中原行动的实施意见》，通过政策体系的建立，推动全民健康素养、健康生活方式的建立，遏制慢性病、传染病，使重点人群健康状况显著改善。本章着力探讨河南居民健康状况在全国及中部六省中的位置，了解全国及中、东、西部地区居民健康水平，以期寻找差距，为政策制定提供支撑。

第一节　人 口 指 标

一、全国人口指标变化及地区差异

作为人口大省，河南 2018 年出生人口数下滑，出生率降低，但与全国水平相比，仍属于出生率较高省份，排名第 14。而对比其他省份，河南人口死亡率相对较高，说明河南卫生健康服务能力仍需提升。

2000 年以来全国人口出生率、自然增长率整体下滑，死亡率有所增加。2000 年全国人口出生率最高，为 14.03‰，其次为 2001 年、2016 年、2002 年、2017 年。2018 年人口出生率最低，降至 10.94‰，较 2000 年下降了 3.09‰，比 2017 年下降了 1.49‰；2018 年人口自然增长率为 3.81‰，相比 2017 年下降了 1.51‰。人口自然增长率自 2000 年以来除 2016 年、2017 年短暂上升外，整体呈下降趋势，究其原因一方面二胎政策的累积效应正在释放，另一方面随着养育成本及意识的变化，一些大中城市的家庭生育孩子意愿低下（图 3-1）。

2018 年为二胎政策落地第四年，从国家统计局数据看，2018 年全国出生人口 1523 万，人口出生率为 10.94‰，人口出生数也创下了 1961 年以来的最低水平。从 2018 年全国各地区出生率来看（图 3-2），西部地区如西藏、青海出生率较高，这些地区由于地广人稀，城镇化率相对较低；另一方面国家对包括藏族在内的少数民族的宽松生育政策，也可影响其人口出生率。除此之外，西南地区如贵州、福建等地生育意愿也较高，广东人口流入较多，且有些地区多子多福传统观念盛行，尽管生活成本较高，出生率排名相对来说也比较靠前。相比之下，东北三省及北京等地出生率较低。近几年来，东北三省经济发展放缓，青壮年人口外流，老龄化加剧，导致出生率降低，只有青海、广西的一半。虽然河南 2018 年出生人口数有所下滑，出生率降低，但河南人口出生率仍高于全国水平。

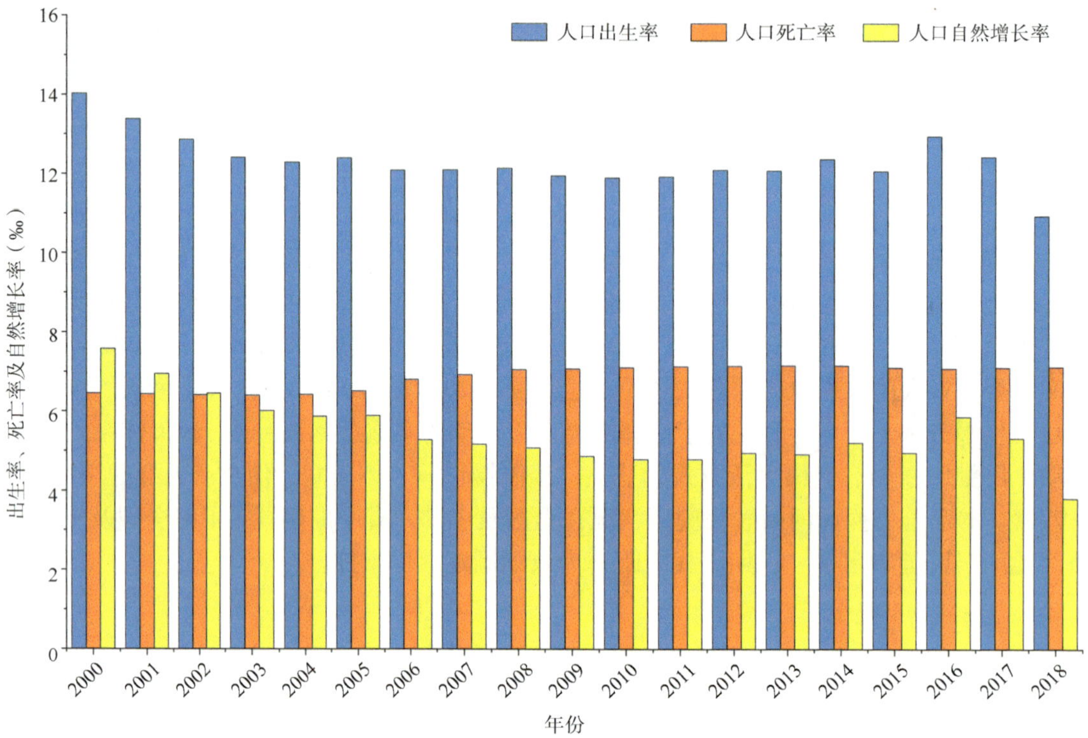

图 3-1 全国人口 2000 ～ 2018 年出生率、死亡率及自然增长率

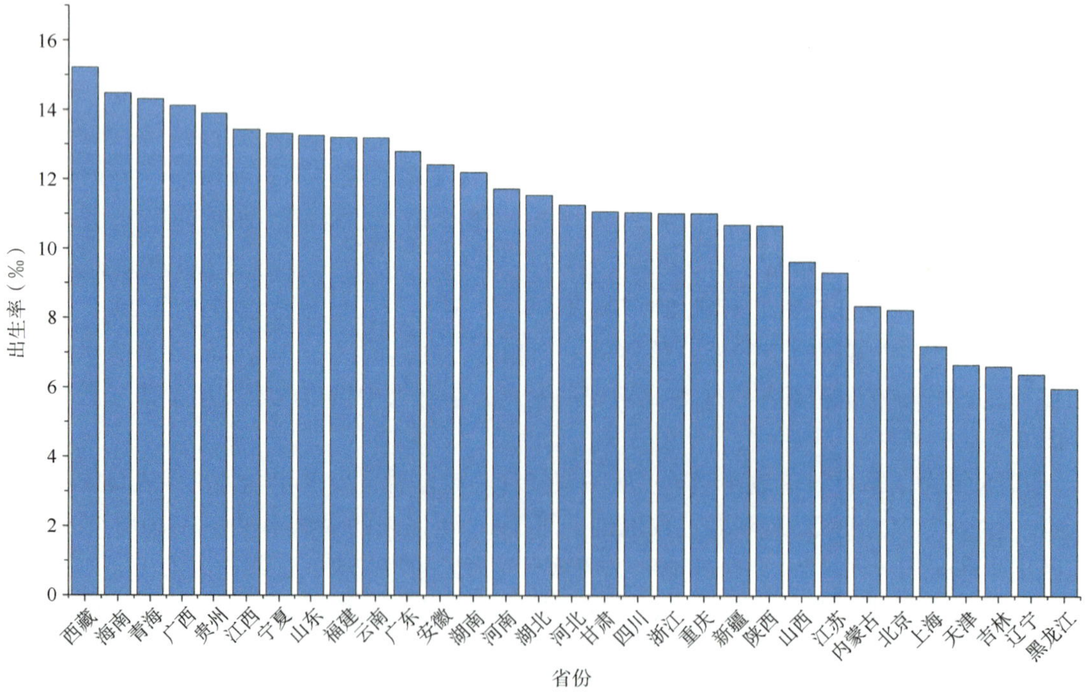

图 3-2 2018 年全国各省份人口出生率比较

从 2018 年全国各地区人口死亡率可以看出，辽宁、山东及西南地区（四川、重庆、贵州）等地人口死亡率较高，而广东、新疆、西藏等地死亡率较低，河南死亡率稍低于全国平均水平，但仍高于大多数省份（图 3-3）。2018 年全国人口自然增长率为 3.81‰，为 1961 年以来最低，各地人口自然增长率以西藏为首，为 10.64‰，海南人口自然增长率次之，为 8.47‰，广东人口自然增长率为 8.24‰，广西人口自然增长率为 8.16‰，青海人口自然增长率 8.06‰，其他地区人口自然增长率均低于 8.0‰。河南作为人口大省，虽然 2018 年人口自然增长率高于全国水平，但仍处于较低水平。值得注意的是，辽宁、黑龙江 2018 年人口自然增长率呈现负增长，东北三省近些年人口自然增长率明显低于全国水平，人口自然增长率呈现负增长，与常住人口流失不无关系（图 3-4）。

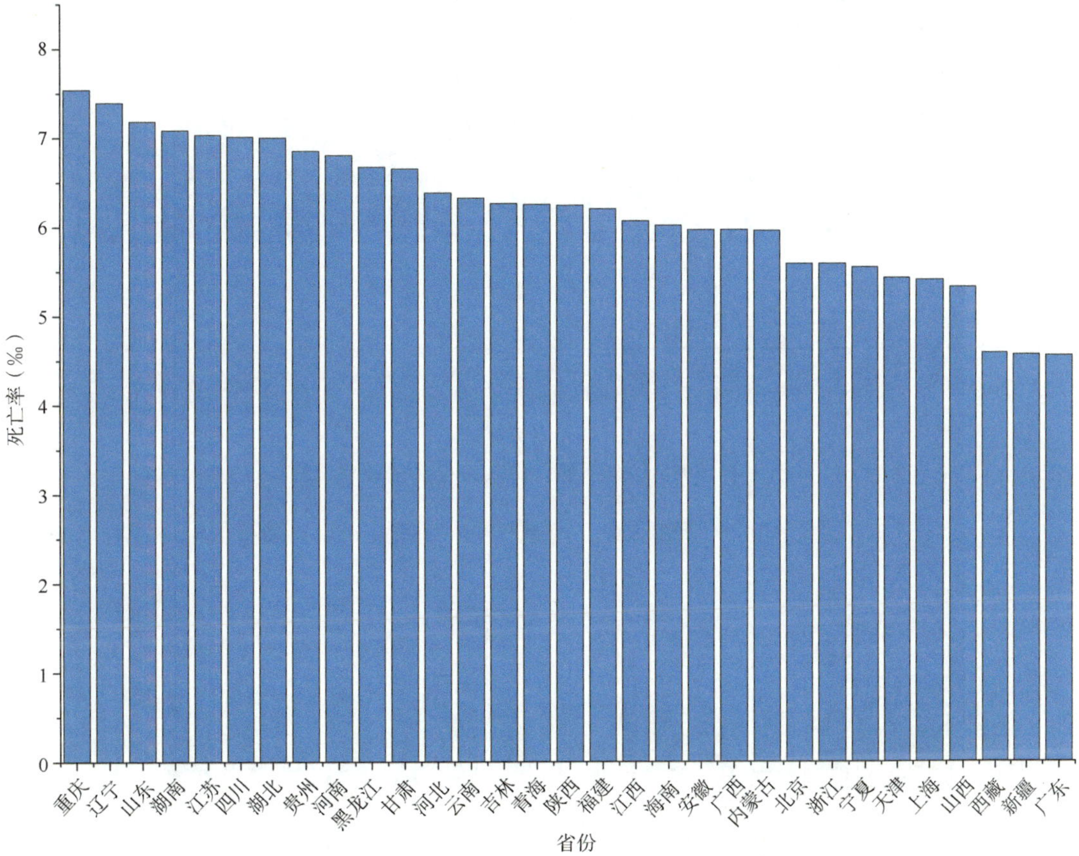

图 3-3　2018 年全国各省份人口死亡率比较

二、中部六省人口指标差异

对中部六省 2000 ～ 2018 年人口出生率进行比较，可以看出，江西出生率一直处于较高水平，河南自 2000 年以来出生率在中部六省中位于中等水平，2018 年出生率为 11.72‰，较 2017 年 12.95‰ 有所下降，低于江西、安徽及湖南（图 3-5）。除湖南、湖北外，河南死亡率水平近几年来也处于较高水平，2018 年死亡率在中部六省排第 3（图 3-6）。

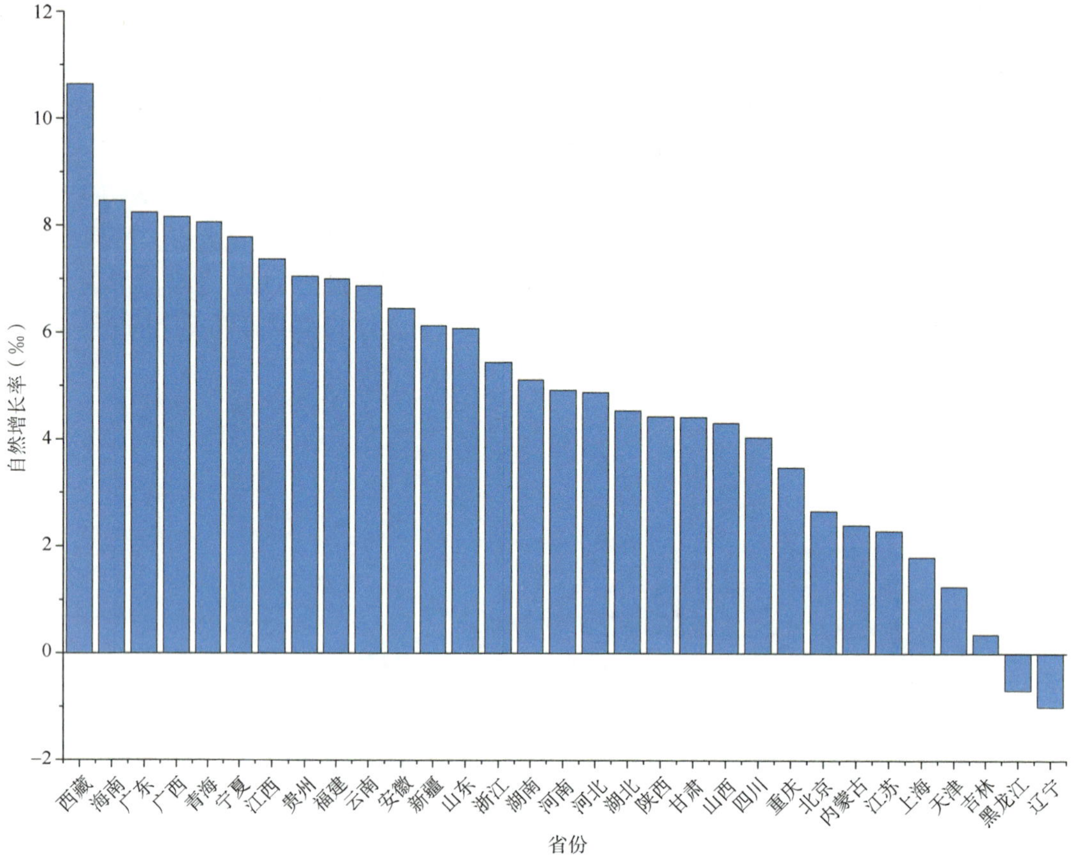

图 3-4 2018 年全国各省份人口自然增长率比较

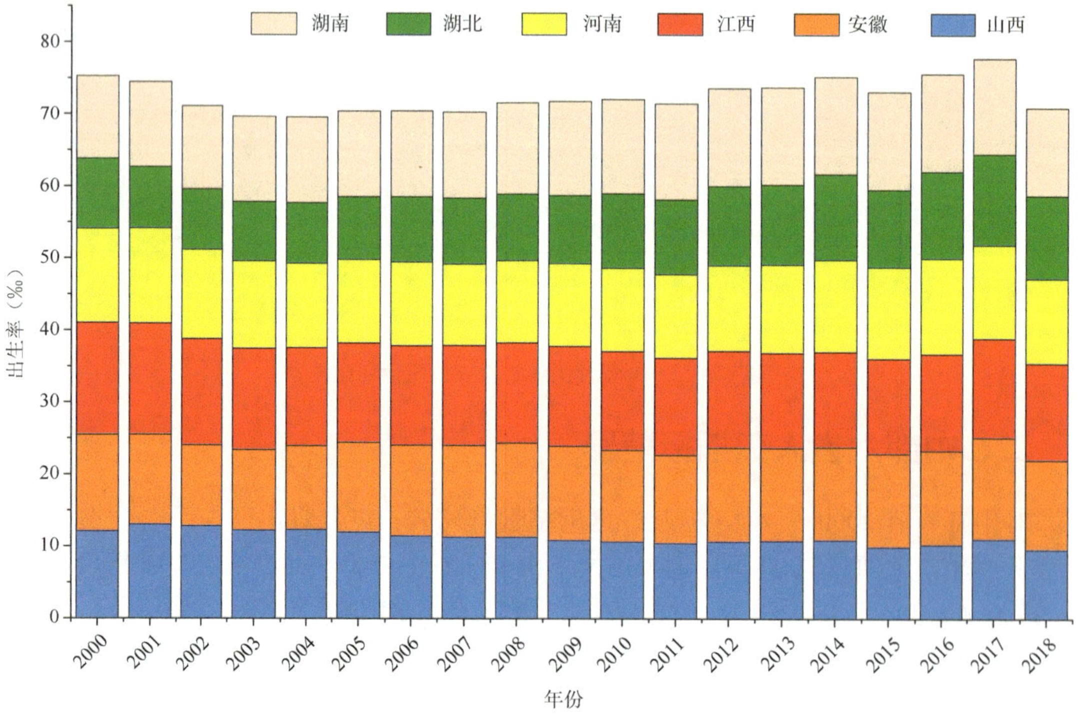

图 3-5 中部六省 2000 ～ 2018 年人口出生率

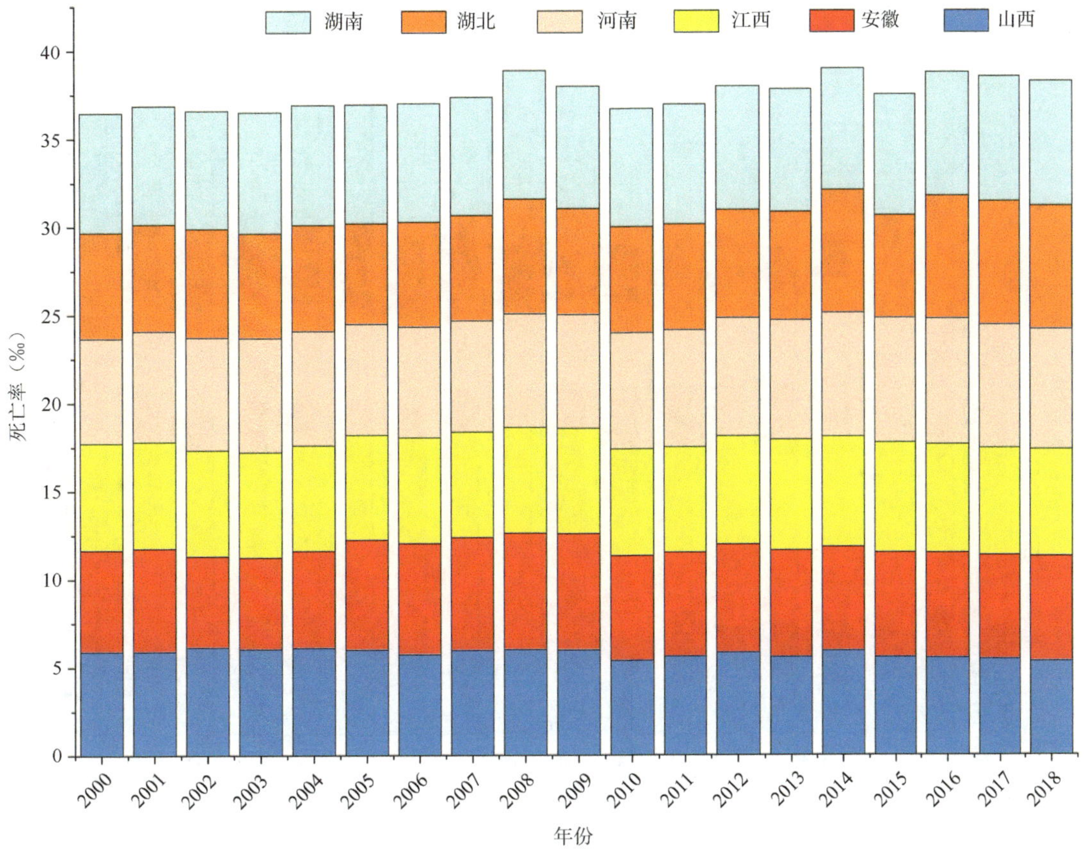

图 3-6 中部六省 2000 ～ 2018 年人口死亡率

人口自然增长率是反映人口发展速度和制订人口计划的重要指标，用来表明人口自然增长的程度和趋势。2016 年，受二胎政策影响，河南人口自然增长率出现短暂上升，为 6.15‰。之后便有所下降，2018 年河南人口自然增长率仅为 4.92‰。江西人口自然增长率一直以来处于中部六省较高水平，河南人口自然增长率处于中部六省的中下水平（图 3-7）。

三、河南人口出生率及自然增长率

河南 2000 年人口出生率为 13.27‰，到 2018 年人口出生率为 11.72‰，稍高于全国人口出生率。人口自然增长率逐渐下降，随着二胎政策正式实施，人口自然增长率稍作上升后便呈下降趋势，出生率走势和人口自然增长率相同（图 3-8），二者除受国家政策影响外，适龄育龄人口比例下降、生育意愿改变、抚养成本上升等均会导致生育率持续低迷。未来由于各方面的原因，出生率及自然增长率仍有可能继续走低，因此，适时提出更加积极的生育政策，加快公办幼儿园建设，减少抚养成本，才有可能减缓其下降趋势。

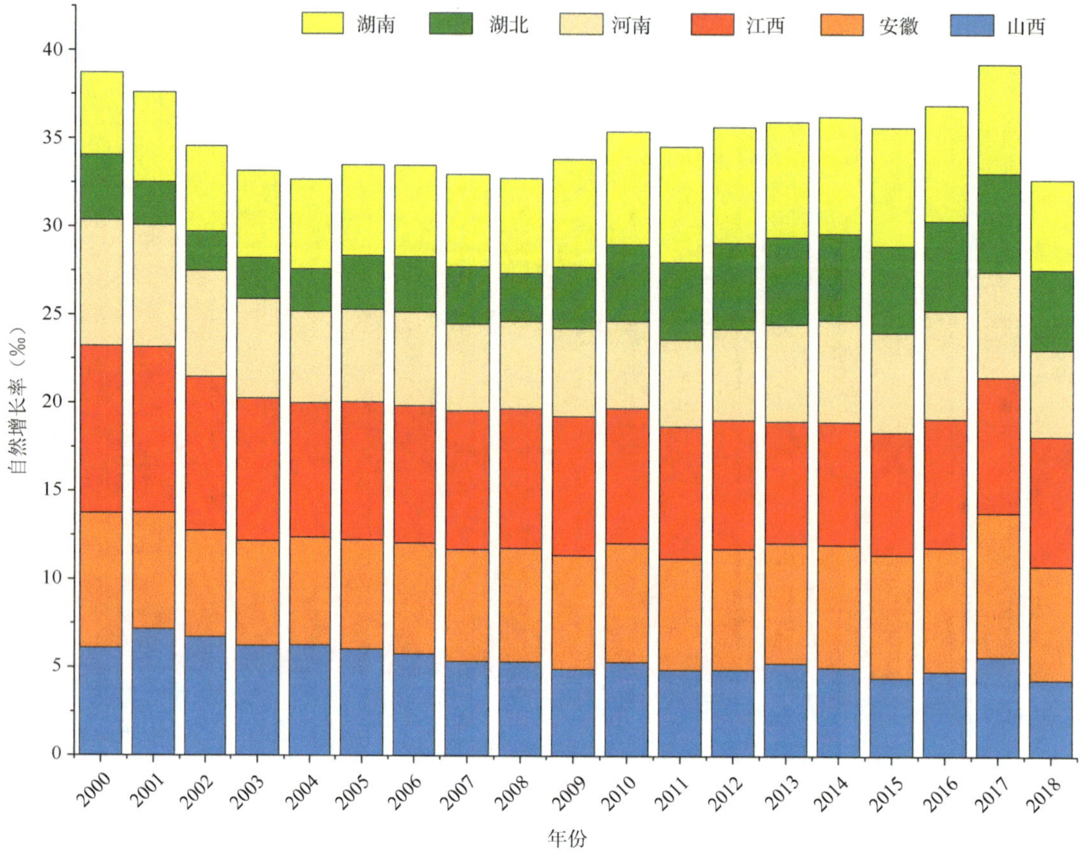

图 3-7 中部六省 2000 ～ 2018 年人口自然增长率

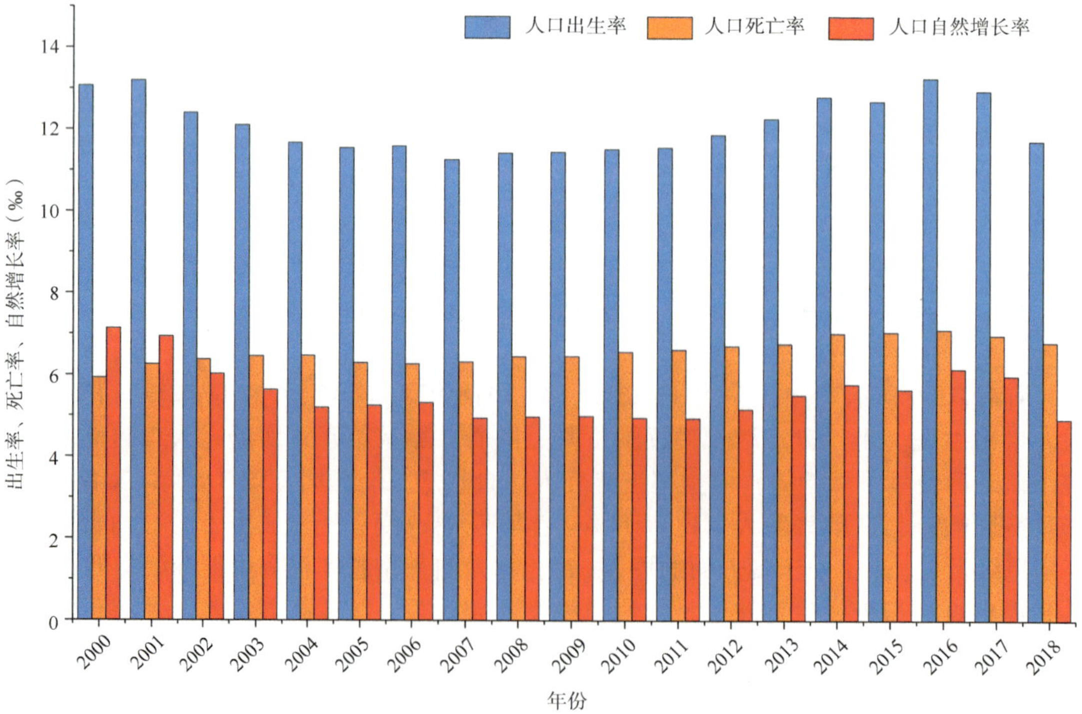

图 3-8 河南 2000 ～ 2018 年人口出生率、死亡率及自然增长率

四、预期寿命

预期寿命又称平均预期寿命、人均预期寿命，是在一定的年龄别死亡率水平下，同一时期出生的人预期能继续生存的平均年数，它是衡量一个国家、民族和地区居民健康水平的指标。预期寿命以当前年龄别死亡率为基础计算，但实际上死亡率是不断变化的，因此预期寿命是一个假定的指标，更多地体现当前医疗卫生情况及经济发展水平。对表 3-1 中不同省份预期寿命进行比较，2010 年各省份预期寿命均较 2000 年有所提高，2010 年全国预期寿命 74.9 岁，各省份之间预期寿命差异较大，上海、北京两市较高，均超过 80 岁，西部地区尚有差距，而西藏最低，不足 70 岁。河南预期寿命处于中下水平，为 74.57 岁，与排名第 1 的上海（80.26 岁）相差 5.69 岁。

世界卫生组织（WHO）发布的《2018 世界卫生统计报告》中 2016 年数据显示，中国预期寿命 76.4 岁，其中男性 75.0 岁，女性 77.9 岁，健康预期寿命仅为 68.7 岁。健康预期寿命是指处于良好健康状态的预期寿命，相当于个体能预期活在这种健康状态下的平均年数。预期寿命以死亡为终点，而健康预期寿命以丧失日常活动能力为终点。通过对不同年份各省份分性别预期寿命比较（表 3-1），可见女性预期寿命高于男性，这可能与男女基础代谢、生活习惯及社会分工、对待卫生保健态度等多种因素有关。

对中部六省预期寿命进行比较，河南处于中下水平。《“健康中原 2030”规划纲要》指出，2015 年河南预期寿命达到 75.6 岁，婴儿死亡率、5 岁以下儿童死亡率、孕产妇死亡率下降到 4.35‰、5.91‰、10.46/10 万。截至 2018 年年底，河南全省预期寿命超过 76 岁，婴儿死亡率、孕产妇死亡率分别为 3.76‰、10.85/10 万。与新中国成立之初预期寿命 35 岁相比，河南预期寿命大幅增加，居民主要健康指标优于全国平均水平，为全面建成小康社会奠定了健康基础。同时也要看到，随着工业化、城镇化和人口老龄化进程加快，居民疾病谱、生态环境、生活方式不断变化，给维护和促进健康带来了新挑战。“1990 ～ 2016 年中国及省级行政区疾病负担报告”绘制了 2016 年各省级行政区预期寿命及健康预期寿命地图，预期寿命和健康预期寿命均表现为女性高于男性；预期寿命最高的为上海、北京、浙江；新疆、西藏、青海预期寿命及健康预期寿命最低。按照《“健康中国 2030”规划纲要》，我国预期寿命到 2020 年提高至 77.3 岁，2030 年提高至 79 岁。同时，预期寿命的延长意味着老龄化人口随之增长，也是我国社会面临的突出问题之一。

表 3-1 2000、2010 年全国各省份预期寿命及分性别预期寿命比较 （单位：岁）

省份	预期寿命		女性预期寿命		男性预期寿命	
	2010 年	2000 年	2010 年	2000 年	2010 年	2000 年
北京	80.18	76.10	82.21	78.01	78.28	74.33
天津	78.89	74.91	80.48	76.63	77.42	73.31
河北	74.97	72.54	77.47	74.57	72.70	70.68
山西	74.92	71.65	77.28	73.57	72.87	69.96

续表

省份	预期寿命		女性预期寿命		男性预期寿命	
	2010 年	2000 年	2010 年	2000 年	2010 年	2000 年
内蒙古	74.44	69.87	77.27	71.79	72.04	68.29
辽宁	76.38	73.34	78.86	75.36	74.12	71.51
吉林	76.18	73.10	78.44	75.04	74.12	71.38
黑龙江	75.98	72.37	78.81	74.66	73.52	70.39
上海	80.26	78.14	82.44	80.04	78.20	76.22
江苏	76.63	73.91	78.81	76.23	74.60	71.69
浙江	77.73	74.70	80.21	77.21	75.58	72.50
安徽	75.08	71.85	77.84	73.59	72.65	70.18
福建	75.76	72.55	78.64	75.07	73.27	70.30
江西	74.33	68.95	77.06	69.32	71.94	68.37
山东	76.46	73.92	79.06	76.26	74.05	71.70
河南	74.57	71.54	77.59	73.41	71.84	69.67
湖北	74.87	71.08	77.35	73.02	72.68	69.31
湖南	74.70	70.66	77.48	72.47	72.28	69.05
广东	76.49	73.27	79.37	75.93	74.00	70.79
广西	75.11	71.29	79.05	73.75	71.77	69.07
海南	76.30	72.92	80.01	75.26	73.20	70.66
重庆	75.70	71.73	78.60	73.89	73.16	69.84
四川	74.75	71.20	77.59	73.39	72.25	69.25
贵州	71.10	65.96	74.11	67.57	68.43	64.54
云南	69.54	65.49	72.43	66.89	67.06	64.24
西藏	68.17	64.37	70.07	66.15	66.33	62.52
陕西	74.68	70.07	76.74	71.30	72.84	68.92
甘肃	72.23	67.47	74.06	68.26	70.6	66.77
青海	69.96	66.03	72.07	67.70	68.11	64.55
宁夏	73.38	70.17	75.71	71.84	71.31	68.71
新疆	72.35	67.41	74.86	69.14	70.30	65.98

第二节　城乡居民死因及粗死亡率

一、恶性肿瘤、心脑血管疾病

对 2010 ～ 2018 年城市和农村居民及各性别中前 5 位死因构成进行比较（表 3-2、

表 3-3），整体而言，在城市男性中恶性肿瘤、心脏病及脑血管疾病所占比例较高，城市女性中以心脏病、恶性肿瘤、脑血管疾病所占比例较高；恶性肿瘤、心脏病及脑血管疾病在男女死因中所占比例均比较高。农村居民中，恶性肿瘤、脑血管疾病及心脏病在男性中所占比例较高，而农村女性中脑血管疾病、心脏病及恶性肿瘤所占比例较高，心脏病、脑血管疾病、恶性肿瘤为农村居民前三大死因。由上可见，不管是城市还是农村，2010 年以来，恶性肿瘤、心脑血管疾病仍然是居民健康的主要威胁。

表 3-2　2010 ～ 2018 年城市和农村居民前 5 位死因构成　　（单位：%）

死因	年份								
	2018	2017	2016	2015	2014	2013	2012	2011	2010
城市恶性肿瘤	25.98	26.11	26.06	26.44	26.17	25.47	26.81	27.79	26.33
农村心脏病	23.47	22.73	22.24	21.84	21.68	21.90	18.11	19.37	17.86
城市心脏病	23.29	23.00	22.58	21.98	22.10	21.60	21.45	21.30	20.88
农村脑血管病	23.19	23.18	23.26	23.17	22.92	22.92	20.61	21.72	23.37
农村恶性肿瘤	22.96	23.07	22.92	23.22	23.02	22.38	22.96	23.62	23.11
城市脑血管病	20.51	20.56	20.58	20.63	20.41	20.27	19.61	20.22	20.23
农村呼吸系统疾病	11.24	11.57	12.02	12.06	12.07	11.49	15.75	13.31	14.15
城市呼吸系统疾病	10.83	10.92	11.24	11.80	12.03	12.37	12.32	10.56	11.04
农村损伤和中毒外部原因	7.45	7.79	8.01	8.07	8.34	8.72	8.92	8.85	8.49
城市损伤和中毒外部原因	5.67	5.90	6.08	6.05	6.13	6.30	5.67	5.47	6.16

表 3-3　2010 ～ 2018 年城市和农村居民分性别前 5 位死因构成　　（单位：%）

死因	年份								
	2018	2017	2016	2015	2014	2013	2012	2011	2010
城市男性恶性肿瘤	28.72	28.76	28.73	29.11	28.82	27.94	29.64	30.70	28.77
农村女性心脏病	26.78	26.10	25.52	25.11	24.92	25.02	21.00	22.10	20.32
城市女性心脏病	26.38	26.20	25.64	24.95	25.15	24.38	24.22	23.66	23.12
农村男性恶性肿瘤	25.76	25.83	25.73	26.07	25.66	25.00	25.91	26.75	26.14
农村女性脑血管病	24.34	24.30	24.43	24.43	24.12	24.15	21.99	23.42	24.99
农村男性脑血管病	22.36	22.38	22.42	22.28	22.09	22.06	19.65	20.52	22.23
城市女性恶性肿瘤	22.23	22.48	22.42	22.77	22.49	22.06	22.95	23.95	22.99
城市女性脑血管病	21.43	21.53	21.46	21.65	21.27	21.18	20.97	21.35	21.15
农村男性心脏病	21.08	20.31	19.88	19.51	19.43	19.74	16.11	17.45	16.13
城市男性心脏病	21.03	20.66	20.34	19.81	19.90	19.6	19.42	19.51	19.25
城市男性脑血管病	19.84	19.85	19.94	19.89	19.78	19.61	18.61	19.37	19.55
农村女性恶性肿瘤	19.09	19.22	19.02	19.24	19.23	18.62	18.71	19.15	18.81

续表

死因	年份								
	2018	2017	2016	2015	2014	2013	2012	2011	2010
农村女性呼吸系统疾病	11.37	11.87	12.49	12.65	12.79	12.38	16.91	14.38	15.36
城市男性呼吸系统疾病	11.24	11.24	11.39	11.94	12.08	12.47	12.47	10.65	11.12
农村男性呼吸系统疾病	11.15	11.35	11.68	11.64	11.57	10.88	14.94	12.56	13.31
城市女性呼吸系统疾病	10.26	10.48	11.04	11.62	11.97	12.23	12.11	10.44	10.94
农村男性损伤和中毒外部原因	8.59	9.06	9.36	9.49	9.84	10.33	10.29	10.27	10.02
城市男性损伤和中毒外部原因	6.28	6.64	6.88	6.89	7.09	7.31	6.5	6.19	6.90
农村女性损伤和中毒外部原因	5.88	6.02	6.15	6.08	6.18	6.4	6.95	6.82	6.32
城市女性损伤和中毒外部原因	4.84	4.90	4.99	4.91	4.79	4.9	4.53	4.52	5.15

二、慢性病

对 2010 ～ 2018 年城市、农村居民粗死亡率进行比较（表 3-4、表 3-5），2018 年城市男性恶性肿瘤粗死亡率为 205.00/10 万，女性心脏病粗死亡率最高，为 142.42/10 万；城市恶性肿瘤粗死亡率最高，为 163.18/10 万。城市男性粗死亡率较高者为恶性肿瘤、心脏病及脑血管疾病，女性粗死亡率较高者为心脏病、恶性肿瘤及脑血管疾病；农村男性粗死亡率较高者为恶性肿瘤、脑血管疾病及心脏病，女性粗死亡率较高者为心脏病、脑血管疾病及恶性肿瘤，基本和死因构成相同。综上所述，目前导致我国居民健康寿命损失的主要原因为心脑血管疾病、恶性肿瘤。

表 3-4 2010 ～ 2018 年城市和农村居民前 5 位粗死亡率 （单位：1/10 万）

死因	年份								
	2018	2017	2016	2015	2014	2013	2012	2011	2010
城市恶性肿瘤	163.18	160.72	160.07	164.35	161.28	157.77	164.51	172.33	162.87
农村心脏病	162.12	154.40	151.18	144.79	143.72	143.52	119.50	123.69	111.34
农村脑血管病	160.19	157.48	158.15	153.63	151.91	150.17	135.95	138.68	145.71
农村恶性肿瘤	158.61	156.70	155.83	153.94	152.59	146.65	151.47	150.83	144.11
城市心脏病	146.34	141.61	138.70	136.61	136.21	133.84	131.64	132.04	129.19
城市脑血管病	128.88	126.58	126.41	128.23	125.78	125.56	120.33	125.37	125.15
农村呼吸系统疾病	77.67	78.57	81.72	79.96	80.02	75.32	103.9	84.97	88.25
城市呼吸系统疾病	68.02	67.20	69.03	73.36	74.17	76.61	75.59	65.47	68.32
农村损伤和中毒外部原因	51.48	52.92	54.48	53.49	55.29	57.14	58.86	56.50	52.93
城市损伤和中毒外部原因	35.63	36.34	37.34	37.63	37.77	39.01	34.79	33.93	38.09

表 3-5　2010～2018 年城市、农村居民分性别前 5 位粗死亡率　（单位：1/10 万）

死亡	年份								
	2018	2017	2016	2015	2014	2013	2012	2011	2010
城市男性恶性肿瘤	205.00	201.53	200.97	207.22	203.37	198.22	208.11	215.19	201.99
农村男性恶性肿瘤	202.86	200.80	199.41	198.07	196.32	189.16	198.65	196.39	187.25
农村男性脑血管病	176.06	173.97	173.81	169.27	169.00	166.94	150.62	150.69	159.27
农村男性心脏病	166.00	157.86	154.07	148.22	148.70	149.37	123.51	128.13	115.54
农村女性心脏病	158.10	150.81	148.17	141.22	138.50	137.42	115.36	119.04	106.95
城市男性心脏病	150.13	144.81	142.30	141.01	140.43	139.04	136.38	136.72	135.15
农村女性脑血管病	143.73	140.40	141.84	137.43	134.04	132.66	120.80	126.11	131.54
城市女性心脏病	142.42	138.32	135.00	132.11	131.85	128.50	126.80	127.29	123.02
城市男性脑血管病	141.63	139.11	139.50	141.54	139.60	139.12	130.68	135.74	137.30
城市女性恶性肿瘤	120.01	118.68	118.05	120.56	117.88	116.27	120.12	128.86	122.35
农村女性恶性肿瘤	112.71	111.06	110.45	108.20	106.87	102.26	102.78	103.12	99.00
城市女性脑血管病	115.72	113.68	112.95	114.64	111.53	111.65	109.80	114.85	112.56
农村男性呼吸系统疾病	87.83	88.18	90.54	88.47	88.54	82.35	114.53	92.18	95.36
城市男性呼吸系统疾病	80.25	78.75	79.65	84.98	85.22	88.45	87.55	74.62	78.06
农村男性损伤和中毒外部原因	67.63	70.43	72.54	72.12	75.32	78.20	78.92	75.39	71.75
农村女性呼吸系统疾病	67.13	68.62	72.54	71.13	71.11	67.98	92.93	77.43	80.82
城市女性呼吸系统疾病	55.39	55.30	58.12	61.49	62.77	64.47	63.41	56.19	58.22
城市男性损伤和中毒外部原因	44.84	46.51	48.12	49.01	50.06	51.84	45.66	43.42	48.43
农村女性损伤和中毒外部原因	34.74	34.80	35.68	34.17	34.35	35.14	38.17	36.73	33.25
城市女性损伤和中毒外部原因	26.13	25.87	26.25	26.01	25.10	25.83	23.72	24.31	27.38

“1990～2016 年中国及省级行政区疾病负担报告”指出，2016 年导致过早死亡寿命年损失的疾病及伤害中，河南脑血管疾病、缺血性心脏病及道路交通伤害占前三位；导致伤残调整寿命年损失的疾病中，低背部颈部疼痛、感觉器官疾病及皮肤病占前三位。

发表在《柳叶刀》的“1990～2017 年中国及各省疾病负担报告”指出，脑卒中、缺血性心脏病和肺癌等慢性病已成为我国居民过早死亡的主要原因；不同省份健康问题存在很大差异，我国东部城市、沿海城市及经济发达地区健康状况优于经济落后地区。在所有前 20 位死因中，河南白血病、高血压、心脏病、慢性肾病与全国水平相差无几，而食管癌、胃癌、肝癌、缺血性心脏病、脑卒中、阿尔茨海默病及交通事故、自残情况均高于全国水平；下呼吸道感染、新生儿疾病、气管支气管和肺癌、慢性阻塞性肺疾病、肝硬化、先天性出生缺陷及溺水均低于全国水平。

第三节 两周患病率

由于回顾性调查多存在回顾性偏倚，为减少偏倚，世界各地普遍采用两周患病率来估算患病率。卫生服务调查每5年一次，2018年第六次国家卫生服务调查数据暂未获得，现以2019年卫生统计年鉴中2000年后的三次国家卫生服务调查数据为依托，分析居民患病情况。

一、不同个体因素两周患病率差异

2013年第五次全国卫生服务调查显示，男性、女性两周患病率高于第四次全国卫生服务调查。女性高于男性，城市高于农村（表3-6）。以15～24岁为分界，年龄越大，两周患病率越高。65岁及以上在各次调查中两周患病率均较高，其次为55～64岁，再次为45～54岁。文化程度别两周患病率显示，文盲半文盲两周患病率最高。医疗保障别两周患病率显示，城镇职工医保两周患病率最高。就业状况别两周患病率以离退休人员最高。两周患病率与诸多因素有关，因此加强卫生服务力度，对老年人、妇女及慢性病人群均应提出相应的预防措施，增加全科医生投入，提高全民健康素养，以降低居民两周患病率水平。

表3-6 全国不同年份居民两周患病率统计

指标	合计			城市			农村		
	2003年	2008年	2013年	2003年	2008年	2013年	2003年	2008年	2013年
调查人数（人）	193 689	177 501	273 688	49 698	46 510	133 393	143 991	130 991	140 295
患病人次数（人次）	27 696	33 473	66 067	7 614	10 326	37 660	20 082	23 147	28 407
两周患病率（%）	14.3	18.9	24.1	15.3	22.2	28.2	13.9	17.7	20.2
分性别两周患病率（%）									
男性	13.0	17.0	22.4	13.5	20.3	26.8	12.9	15.9	18.3
女性	15.6	20.7	25.9	17.0	24.0	29.6	15.1	19.4	22.2
年龄别两周患病率（%）									
0～4岁	13.3	17.4	10.6	10.4	14.7	11.5	14.0	18.0	9.9
5～14岁	7.2	7.7	5.3	6.1	6.4	5.7	7.5	8.0	5.0
15～24岁	5.0	5.0	3.7	4.0	5.1	4.2	5.2	5.0	3.3
25～34岁	8.2	7.5	5.7	6.0	6.3	5.9	9.0	8.0	5.3
35～44岁	12.6	13.6	12.4	10.0	10.2	12.9	13.6	14.8	12.0
45～54岁	19.2	22.7	24.3	16.3	21.4	26.3	20.3	23.3	22.5
55～64岁	25.2	32.3	42.0	25.8	35.5	47.0	24.9	31.0	37.0
65岁及以上	33.8	46.6	62.2	39.7	58.1	73.6	30.2	39.8	48.8
文化程度别两周患病率（%）									
文盲半文盲	24.9	33.8	42.1	32.7	42.7	52.4	23.8	32.5	37.4
小学	17.9	24.6	34.7	25.1	36.9	46.0	16.7	22.4	28.2

续表

指标	合计			城市			农村		
	2003 年	2008 年	2013 年	2003 年	2008 年	2013 年	2003 年	2008 年	2013 年
初中	11.7	15.5	23.1	15.1	24.0	31.0	10.6	12.9	16.6
高中、技校	10.6	14.3	22.2	11.1	17.6	25.0	10.0	10.9	16.7
中专	14.1	17.9	24.8	16.2	22.1	28.5	9.8	9.9	14.2
大专	11.5	16.1	17.6	12.3	18.1	19.0	7.6	8.1	11.2
大学及以上	11.7	14.3	15.1	12.1	15.5	16.3	7.6	5.9	7.4
医疗保障别两周患病率（%）									
城镇职工基本医保	—	28.4	38.3	—	28.6	38.9	—	26.6	33.0
城镇居民基本医保	—	14.6	23.6	—	14.2	22.9	—	16.7	26.2
新型农村合作医疗	—	17.8	19.7	—	21.2	22.0	—	17.7	18.8
其他社会医疗保险	10.2	13.9	22.8	9.6	14.1	25.2	10.6	13.2	19.7
无医疗保险	14.2	14.8	13.1	12.5	14.4	13.3	14.5	15.3	12.4
就业状况别两周患病率（%）									
在岗	14.5	16.8	18.7	9.8	11.5	17.3	15.4	17.9	19.8
离退休	33.4	46.3	63.2	33.6	47.2	64.4	32.2	39.9	53.9
学生	4.6	4.7	3.4	4.1	4.7	3.9	4.8	4.8	2.9
无业、失业、半失业	19.5	28.9	39.5	15.5	22.2	38.7	29.1	33.6	40.2

注：2003 年医疗保障别患病率中，城镇基本医疗保险为 17.8%，合作医疗为 13.8%；城市城镇基本医疗保险为 18.2%，合作医疗为 15.1%；农村城镇基本医疗保险和合作医疗分别为 15.5% 和 13.5%。

二、东、中、西部两周患病率差异

2013 年东、中、西部居民两周患病率情况见表 3-7。第五次卫生服务调查显示，就男性而言，东部城市最高，其次为中部城市、西部城市，东部农村高于中部农村，中部农村高于西部农村；就女性而言，中部城市在城市中最低，中部农村低于东部农村，西部农村最低，农村和城市两周发病率略低于全国水平。从 2013 年东、中、西部年龄别两周患病率可以看出，以 15 ～ 24 岁为分界，年龄越大，两周患病率越高，65 岁及以上两周患病率最高；65 岁及以上居民中，除中部农村、西部农村、全国农村外，其余均高于 50%，以东部城市两周患病率最高，其次为全国城市，中部城市两周患病率略低于西部城市。对于文化程度别两周患病率，文盲半文盲最高，东部城市两周患病率最高，其次为中部城市。随着文化程度增高，两周患病率降低。医疗保障别和就业状况别两周患病率比较，以中部农村城镇职工医保两周患病率最高，其次为东部城市和全国城市，离退休两周患病率最高，其中离退休组以西部农村最低，中部城市离退休组两周患病率低于东部和西部城市水平，也低于全国平均水平。

综上所述，两周患病率整体而言是东部居民最高，其次为中部和西部居民；城市居民相较农村居民更容易患病，文化程度、医疗保障、就业及年龄等均对两周患病率造成影响；

东、中、西部城市中环境污染程度不同，生活节奏、压力对心脑血管疾病均造成不同的影响，农村地区不同的医疗卫生条件、生活条件、不良卫生习惯也会造成东、中、西部的差异。另外，由于东、中、西部老龄化程度的差异，获取健康知识途径及文化程度的不同，造成不同文化程度别、年龄别的东、中、西部差异。第五次国家卫生服务调查显示，河南城乡居民两周患病率为22.2%，高于第四次全国卫生服务调查的21.3%，其中城市为28.3%，农村为16.5%，城市高于农村；男性为20.4%，女性为24.0%，女性高于男性；年龄别两周患病率以25岁为分界点，呈“V”形分布；城乡居民两周患病率以65岁及以上组最高（城市74.3%，农村40.2%，合计58.2%），15～24岁组最低（城市2.1%，农村3.3%，合计2.7%），与第四次国家卫生服务调查河南居民两周患病率相比，表现为低年龄组下降、高年龄组上升趋势。

表3-7　2013年东、中、西部居民两周患病率比较

指标	合计	城市				农村			
		小计	东部	中部	西部	小计	东部	中部	西部
调查人数（人）	273 688	133 393	44 499	44 774	44 120	140 295	45 875	44 883	49 537
患病人次数（人次）	66 067	37 660	14 278	11 810	11 572	28 407	11 767	8 754	7 886
两周患病率（%）	24.1	28.2	32.1	26.4	26.2	20.2	25.7	19.5	15.9
分性别两周患病率（%）									
男性	22.4	26.8	30.6	25.3	24.5	18.3	23.6	17.7	14.0
女性	25.9	29.6	33.5	27.4	27.9	22.2	27.7	21.3	17.9
年龄别两周患病率（%）									
0～4岁	10.6	11.5	9.9	9.1	14.9	9.9	12.7	10.3	7.2
5～14岁	5.3	5.7	5.9	3.8	7.4	5.0	7.0	4.8	3.6
15～24岁	3.7	4.2	5.1	2.7	4.7	3.3	3.9	3.0	3.2
25～34岁	5.7	5.9	6.3	5.0	6.5	5.3	5.7	6.0	4.5
35～44岁	12.4	12.9	12.5	12.0	13.9	12.0	13.4	11.8	10.9
45～54岁	24.3	26.3	27.6	25.8	25.6	22.5	26.2	21.8	19.3
55～64岁	42.0	47.0	50.0	46.8	43.3	37.0	44.6	34.3	31.5
65岁及以上	62.2	73.6	80.7	69.4	69.6	48.8	58.9	45.5	40.4
文化程度别两周患病率（%）									
文盲半文盲	42.1	52.4	63.6	55.1	44.0	37.4	52.0	33.4	30.4
小学	34.7	46.0	56.6	44.7	38.9	28.2	38.5	26.9	21.0
初中	23.1	31.0	35.9	28.8	27.9	16.6	19.9	16.6	12.7
高中、技校	22.2	25.0	28.5	23.8	22.2	16.7	20.6	17.6	11.0
中专	24.8	28.5	28.6	26.8	30.6	14.2	14.1	17.0	10.8
大专	17.6	19.0	21.0	18.1	17.6	11.2	10.4	13.2	10.2
大学及以上	15.1	16.3	17.6	14.7	16.2	7.4	3.8	13.7	5.2

续表

指标	合计	城市				农村			
		小计	东部	中部	西部	小计	东部	中部	西部
医疗保障别两周患病率(%)									
城镇职工基本医保	38.3	38.9	39.7	38.7	37.9	33.0	30.1	41.6	29.0
城镇居民基本医保	23.6	22.9	27.5	22.3	16.3	26.2	26.5	29.5	19.7
新型农村合作医疗	19.7	22.0	26.5	19.5	22.3	18.8	25.7	18.5	14.6
城乡居民合作医疗	22.7	22.7	12.2	13.0	30.4	22.7	24.2	16.1	23.5
其他社会医疗保险	22.8	25.2	27.5	20.9	25.6	19.7	21.7	22.1	14.1
无医疗保险	13.1	13.3	13.8	12.4	14.1	12.4	16.0	11.6	9.2
就业状况别两周患病率(%)									
在岗	18.7	17.3	16.8	15.5	19.3	19.8	24.4	18.5	16.6
离退休	63.2	64.4	66.1	60.6	67.0	53.9	58.8	56.9	38.7
学生	3.4	3.9	4.5	2.5	4.6	2.9	4.3	2.8	1.9
失业	28.7	27.4	31.1	25.7	24.2	31.8	32.9	23.2	38.4
无业	40.7	40.7	50.7	36.6	36.5	40.8	47.5	37.6	35.5

第四节　居民营养状况

居民营养与健康状况是反映一个国家或地区经济与社会发展、卫生保健水平和人口素质的重要指标。营养状况与慢性病防治息息相关，采取积极有效的措施促进营养改善，可以遏制慢性病高发态势。全国营养调查每 10 年一次，2000 年以来，我国曾于 2002 年、2012 年进行两次全国营养调查。2015 年发布《中国居民营养与慢性病状况报告(2015 年)》，对 10 年间居民膳食营养状况进行总结，2012 年居民平均每人每日能量摄入量为 9079kJ，碳水化合物摄入 301g，脂肪摄入 80g，蛋白质摄入 65g；三大营养素供能重组，满足基本营养需求；膳食结构有所变化，10 年间粮谷类食物基本稳定，总蛋白摄入量基本持平，优质蛋白摄入增加，脂肪摄入过多。2018 年，《河南省国民营养计划实施方案（2018 ～ 2030 年）》发布，明确了 2020 年、2030 年计划实施目标，提出建立完善营养政策和标准体系。

我国城乡居民能量来源从 2002 年和 2012 年来看，食物来源中农村谷类来源明显高于全国和城市，城市居民动物性食物要明显高于农村地区，10 年间居民谷类食物摄入量比例有所下降，而动物性食物有所提高（城市无明显变化）（表 3-8）；居民以碳水化合物为主，农村高于城市，2012 年较 2002 年比例有所下降，脂肪摄入量城市要远高于农村，且 10 年间脂肪摄入量增多；优质蛋白质摄入较少，城市高于农村；蛋白质主要来源以谷类为主，动物性食物为辅，且比例有所下降；脂肪摄入以植物性食物为主，动物性食物为辅，10 年来动物性食物有所增长。

表 3-8 全国城乡居民膳食结构统计 （单位：%）

食物分类	合计		城市		农村	
	2002 年	2012 年	2002 年	2012 年	2002 年	2012 年
能量的食物来源						
谷类	57.9	53.1	48.5	47.1	61.5	58.8
动物性食物	12.6	15.0	17.6	17.6	10.7	12.5
其他	29.5	31.9	33.9	35.3	27.8	28.7
能量的营养素来源						
蛋白质	11.8	12.1	13.1	12.9	11.3	11.2
脂肪	29.6	32.9	35.0	36.1	27.5	29.7
碳水化合物	58.6	55.0	51.9	51.0	61.2	59.1
蛋白质的食物来源						
谷类	52.0	47.3	40.7	39.7	56.5	54.6
豆类	7.5	5.4	7.3	6.3	7.6	4.5
动物性食物	25.1	30.7	35.8	36.2	21.0	25.4
其他	15.4	16.6	16.2	17.8	14.9	15.5
脂肪的食物来源						
动物性食物	39.2	35.9	36.2	34.3	40.4	37.4
植物性食物	60.8	64.1	63.8	65.7	59.6	62.6

《健康中国行动（2019～2030 年）》之“合理膳食行动”中，提出了大众健康饮食的“宝典”，公民应自觉学习健康饮食知识，根据个人特点，合理搭配食物。对两次全国营养调查数据分析显示，城乡居民每日食物摄入量仍以米及其制品为首，其次为浅色蔬菜、面及其制品、深色蔬菜、畜禽类。10 年间米及其制品整体每人每日摄入量有所下降，城市下降更为明显，农村下降幅度不大，畜禽类摄入量整体有所增加，坚果类摄入无明显变化，摄入量较少，豆制品摄入量农村下降，城市变化不明显（图 3-9）。

2002 年河南居民热量、蛋白质、脂肪和碳水化合物平均每人每日摄入量分别为 9134.5kJ、64.5g、68.2g 和 327.6g，谷类、蛋白质和脂肪供能比分别为 59.1%、11.5% 和 29.1%，谷类摄入量稍高于全国水平，动物性脂肪低于全国水平（表 3-9），谷类、薯类及豆类、食盐摄入量城市均低于农村，肉、水产品、蛋及其制品、奶、蔬菜、水果、食用油及糖类摄入量城市高于农村，碳水化合物摄入量城市低于农村，而蛋白质、脂肪摄入量城市高于农村。

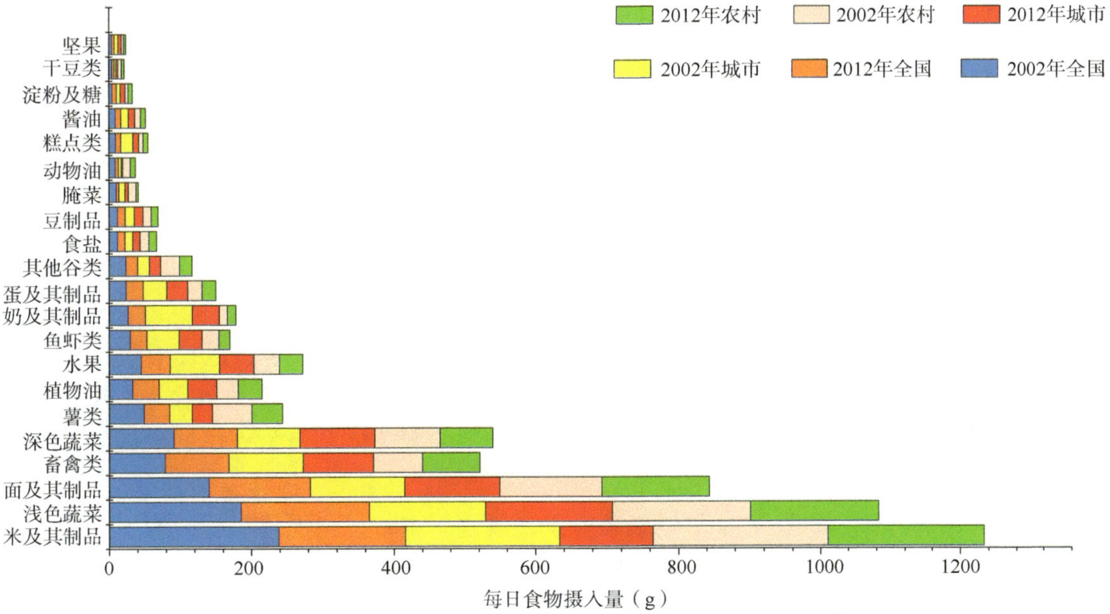

图 3-9　2002、2012 年农村、城市每人每日食物摄入量比较

表 3-9　2002 年河南与全国城乡居民膳食结构统计　（单位：%）

食物分类	合计		城市		农村	
	全国	河南	全国	河南	全国	河南
能量的食物来源						
谷类	57.9	59.1	48.5	50.4	61.5	64.5
动物性食物	12.6	11.2	17.6	14.8	10.7	8.3
其他	29.5	29.7	33.9	34.8	27.8	27.2
能量的营养素来源						
蛋白质	11.8	11.5	13.1	13.5	11.3	10.6
脂肪	29.6	29.1	35.0	33.4	27.5	28.7
碳水化合物	58.6	59.4	51.9	53.1	61.2	60.7
蛋白质的食物来源						
谷类	52.0	53.8	40.7	43.2	56.5	59.7
豆类	7.5	7.5	7.3	7.4	7.6	7.5
动物性食物	25.1	22.7	35.8	32.3	21.0	18.9
其他	15.4	16.0	16.2	17.1	14.9	13.9
脂肪的食物来源						
动物性食物	39.2	38.0	36.2	34.6	40.4	39.8
植物性食物	60.8	62.0	63.8	65.4	59.6	60.2

注：表中全国数据来源于 2002 年中国居民营养与健康状况监测，河南数据来源于河南省居民营养与健康状况调查。

第四章
医疗卫生机构设置

根据《医疗机构设置规划指导原则（2016 ～ 2020 年）》的要求，医疗卫生机构设置规划有利于引导医疗卫生资源合理配置，充分发挥有限资源的最大效率和效益，建立结构合理、覆盖城乡、适应我国国情和人口政策的医疗卫生服务体系，为人民群众提供安全、有效、方便、价廉的基本医疗卫生服务。

在《河南省“十三五”卫生与健康事业发展规划》中，提出严格实施区域卫生规划和医疗卫生机构设置规划，统筹规划区域医疗资源，明确各级各类医疗卫生机构功能定位，优化医疗资源布局与结构。一方面优化城市医疗资源结构布局，合理控制公立医院数量和规模，优化城市医院空间布局结构，同时进一步推进社区卫生服务体系建设；另一方面推进县域医疗服务一体化发展，优先发展县办医院，每个县（市）重点办好 1 所县办综合医院和 1 所县办中医类医院，每个乡镇办好 1 所标准化乡镇卫生院，原则上每个行政村设置 1 所标准化村卫生室，新型农村社区设置 1 所卫生服务站。

各级卫生行政部门依据区域卫生发展规划，设置本区域内的各级各类医疗卫生机构，引导医疗资源合理配置，逐步缩小城乡差别、地区差别，充分合理利用医疗资源，满足区域内居民的医疗卫生服务需求。医疗卫生机构的设置应遵循公平可及原则、整体效益原则、分级医疗原则、公有制主导原则和中西医并重原则。

对河南医疗卫生机构设置状况的介绍和评述主要从以下几个方面展开：首先比较说明全国及东、中、西部地区医疗卫生机构数量变化情况，通过比较中部六省医疗卫生机构数量变化情况，重点说明河南医疗卫生机构数量及变化情况；然后比较分析河南公立和民营医院数量及变化情况；接着分析说明河南农村和城市基层医疗机构数量及变化情况，具体分为县和县级市医疗卫生机构、社区卫生服务中心（站）、乡镇和街道卫生院、村卫生室四类；最后比较分析河南各地区 2017 年医疗卫生机构数量情况。

第一节　医疗卫生机构数量情况

一、全国医疗卫生机构数量

图 4-1 所示为 2003 ～ 2018 年全国及东、中、西部地区医疗卫生机构数量变化情况，总体呈上升趋势。其中东部地区医疗卫生机构数量最多，增长幅度大于中、西部地区，中、西部地区医疗卫生机构数量近几年持平，表明中、西部地区与东部地区在医疗卫生机构总量上的差距有所扩大。

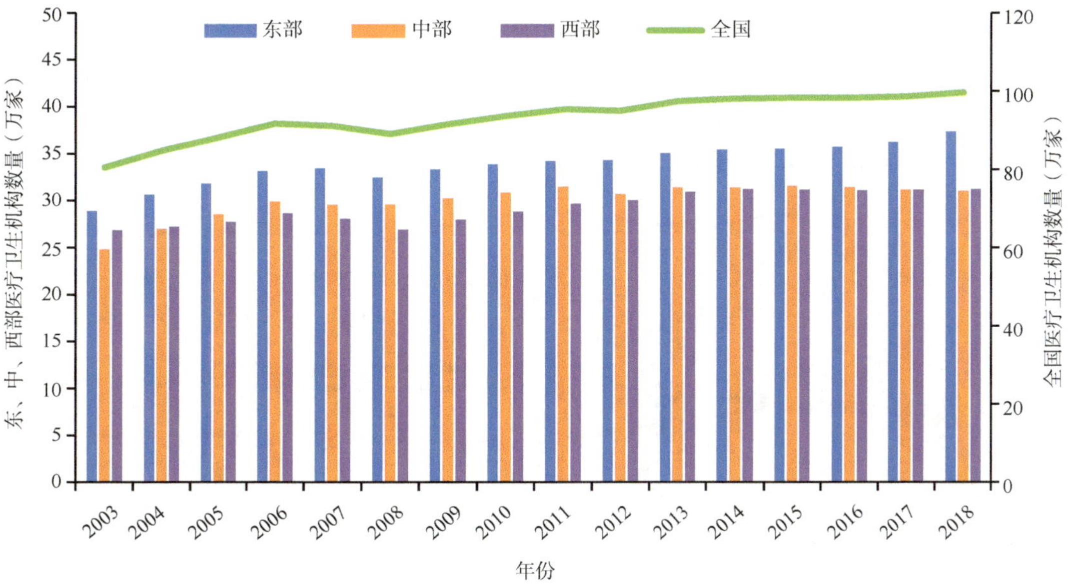

图 4-1　全国及东、中、西部地区 2003 ～ 2018 年医疗卫生机构数量

图 4-2 所示为 2003 ～ 2018 年全国及东、中、西部地区每万人医疗卫生机构数量，总体趋于稳定。其中西部地区人均医疗卫生机构数量最多，中部地区次之，东部地区最少。东部地区的整体社会经济发展水平相对要高，人口更为稠密，人均医疗卫生机构数量相对较少。

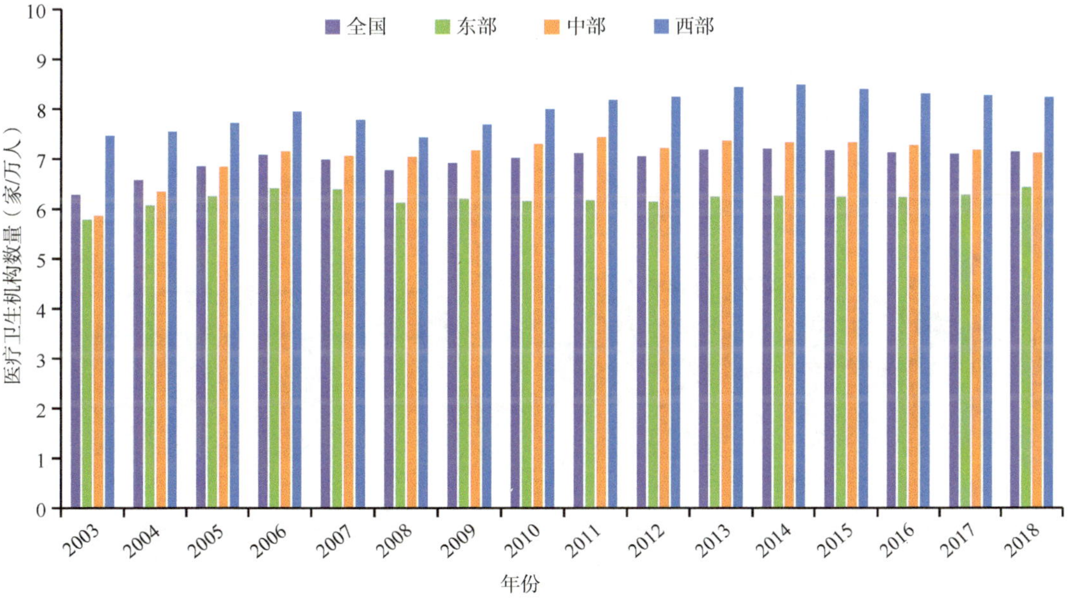

图 4-2　全国及东、中、西部地区 2003 ～ 2018 年人均医疗卫生机构数量

二、中部六省医疗卫生机构数量

图 4-3 所示为 2003 ～ 2018 年中部六省医疗卫生机构数量变化情况，尽管在个别年

份上有较大幅度波动，但总体上趋于稳定。在各个年份与其他省份相比较，河南医疗卫生机构总量最多，在 2012 年后趋于稳定。

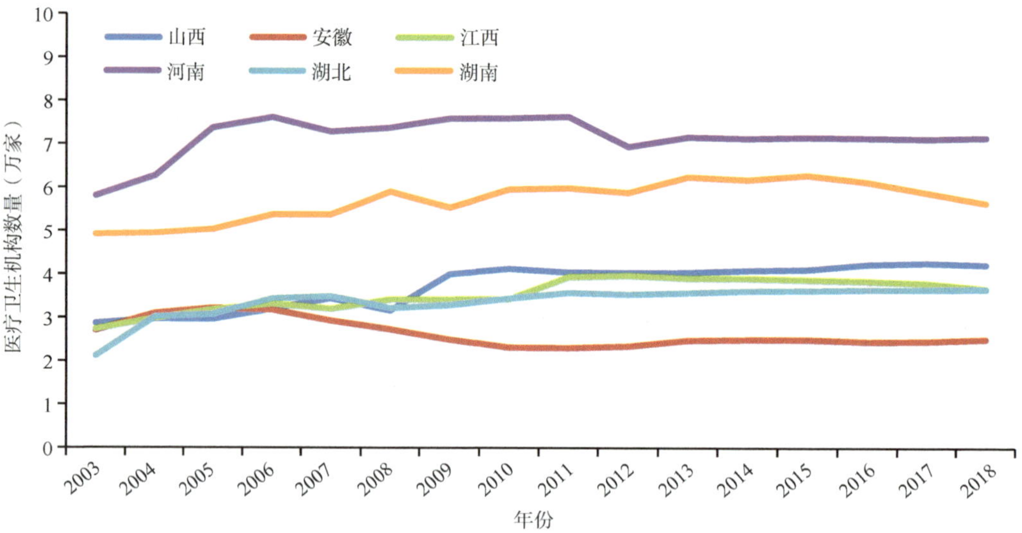

图 4-3　中部六省 2003 ～ 2018 年医疗卫生机构数量

图 4-4 所示为 2003 ～ 2018 年中部六省人均医疗卫生机构数量变化情况，尽管在个别年份上有较大幅度波动，但总体上趋于稳定。在各个年份与其他省份相比较，河南医疗机构人均数量居于中等水平，在 2012 年后趋于稳定。

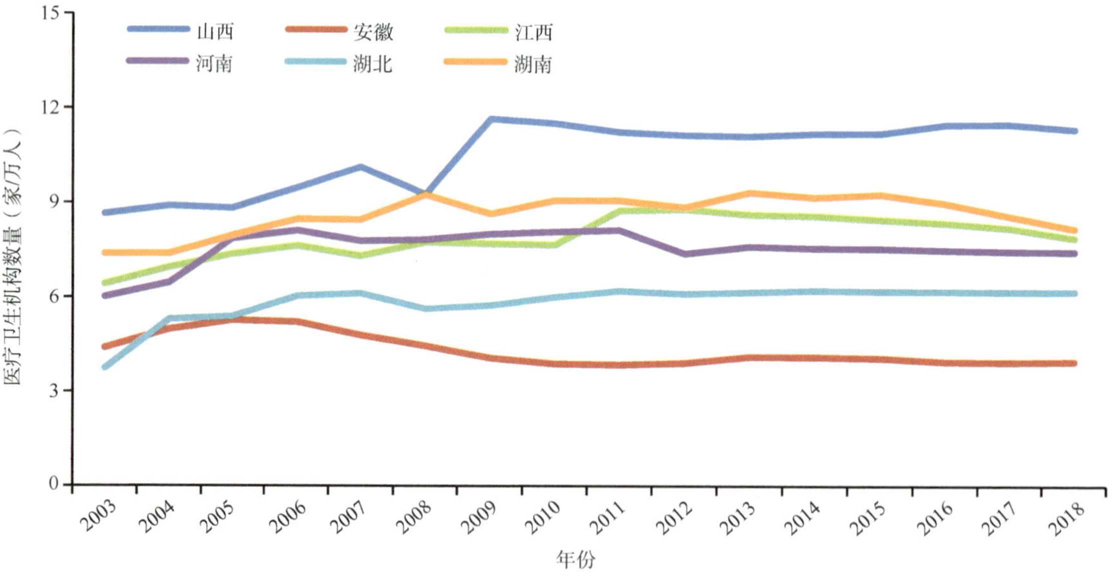

图 4-4　中部六省 2003 ～ 2018 年人均医疗卫生机构数量

三、河南各级各类医疗卫生机构数量

图 4-5 显示，2010 ～ 2018 年河南基层医疗卫生机构数量最多，在 2011 ～ 2012 年有

所减少，在 2012 ～ 2018 年总体数量基本稳定。在 2010 ～ 2018 年河南医院数量稳步增长；专业公共卫生机构数量先增加后减少，且 2012 ～ 2013 年增幅较大；其他医疗卫生机构总量最少，且在 2012 ～ 2013 年有较大幅度增加，2015 年后有所减少。

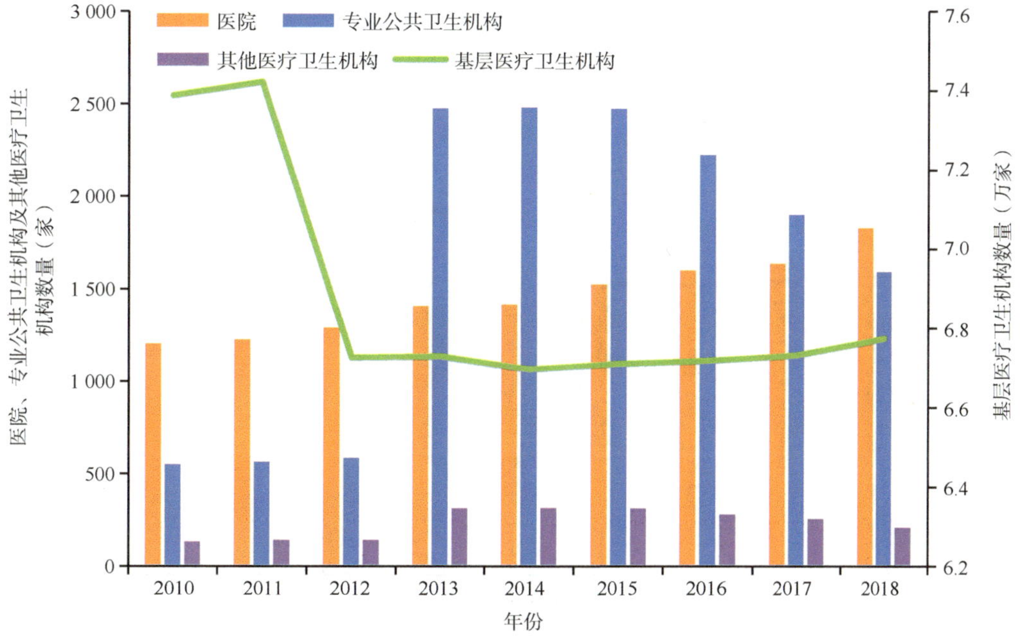

图 4-5　河南 2010 ～ 2018 年各级各类医疗卫生机构数量

图 4-6 显示，在 2010 ～ 2018 年河南各级各类医疗卫生机构中，基层医疗卫生机构比重明显高于其他医疗卫生机构；2013 以后专业公共卫生机构比重较之前明显增加；医院比重总体平稳；其他医疗卫生机构比重最低。

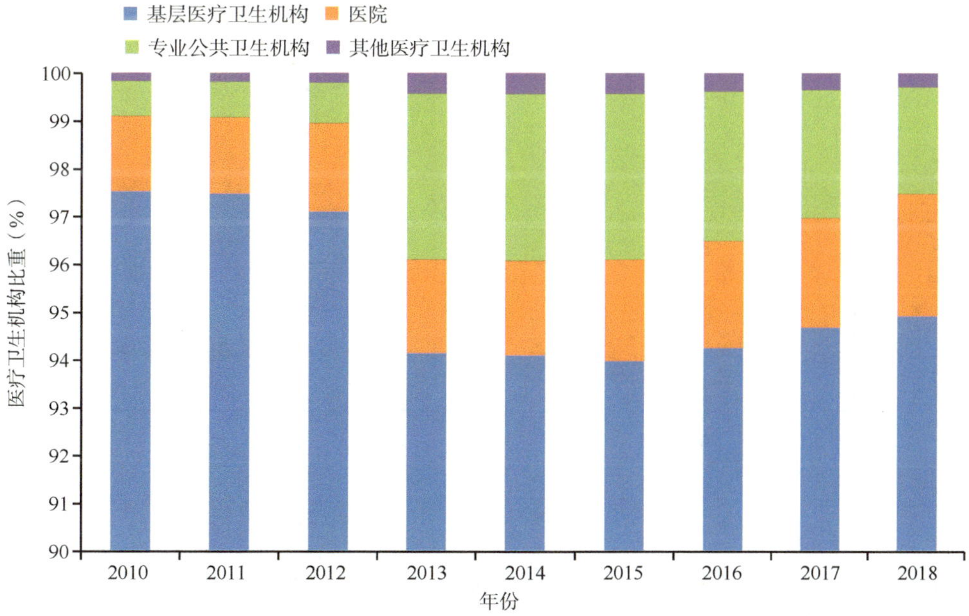

图 4-6　河南 2010 ～ 2018 年各级各类医疗卫生机构比重

第二节 河南公立与民营医院发展情况

一、公立与民营医院比重变化

2010～2018年河南民营医院数量逐渐增多，公立医院数量逐渐减少。2016年后民营医院数量多于公立医院，至2018年，民营医院数量为公立医院的近两倍（图4-7）。

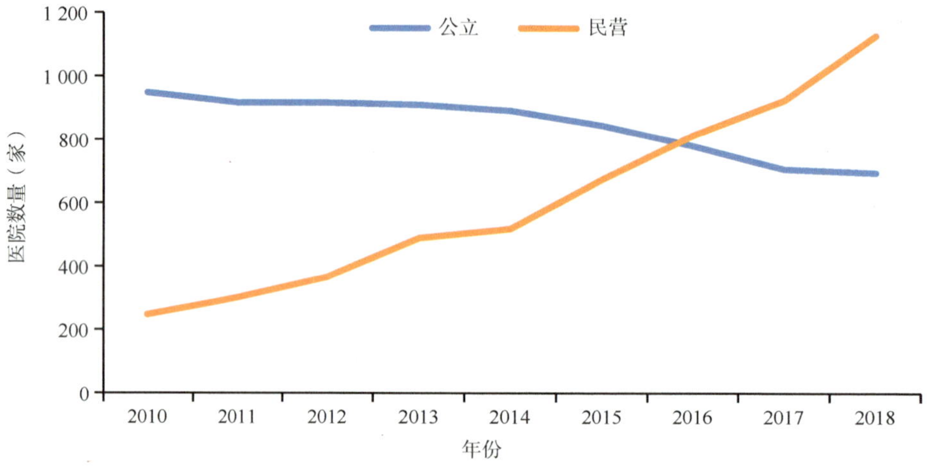

图4-7 河南2010～2018年公立和民营医院数量

按非营利性和营利性区分，2002～2009年河南非营利性医院数量相对稳定，营利性医院总体呈上升趋势（图4-8）。

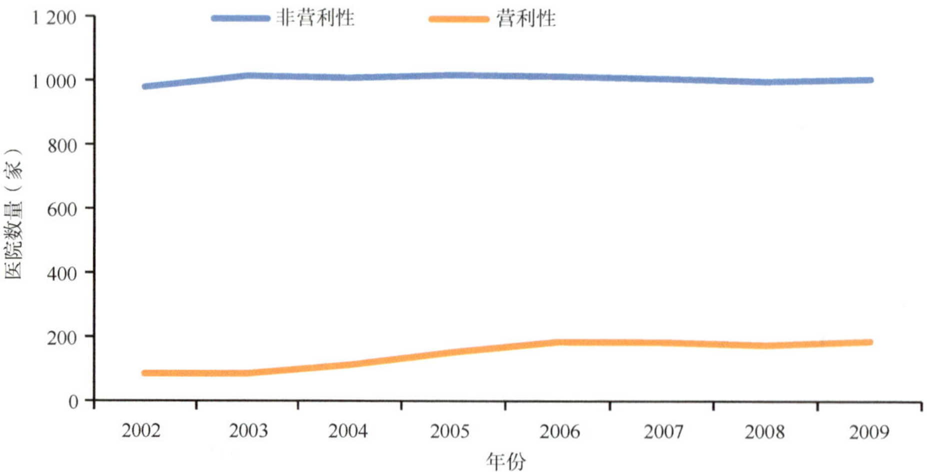

图4-8 河南2002～2009年非营利性和营利性医院数量

2010～2018年河南民营医院数量从249家增加至1129家，比重从20.78%上升到61.86%，公立医院数量从949家降至696家，比重从79.22%下降至38.14%（图4-9）。

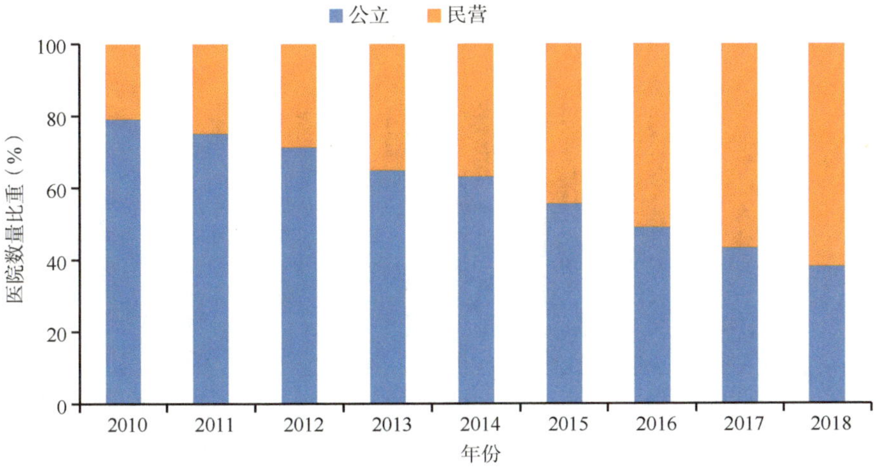

图 4-9　河南 2010 ～ 2018 年公立和民营医院数量比重

2002 ～ 2009 年河南非营利性医院数量相对稳定，但是比重有所减少，2002 年和 2009 年数量分别为 980 家和 1005 家，所占比重从 91.85% 降至 84.24%；营利性医院总体呈上升趋势，比重有所增加，2002 年和 2009 年数量分别为 87 家和 188 家，所占比重从 8.15% 增至 15.76%（图 4-10）。

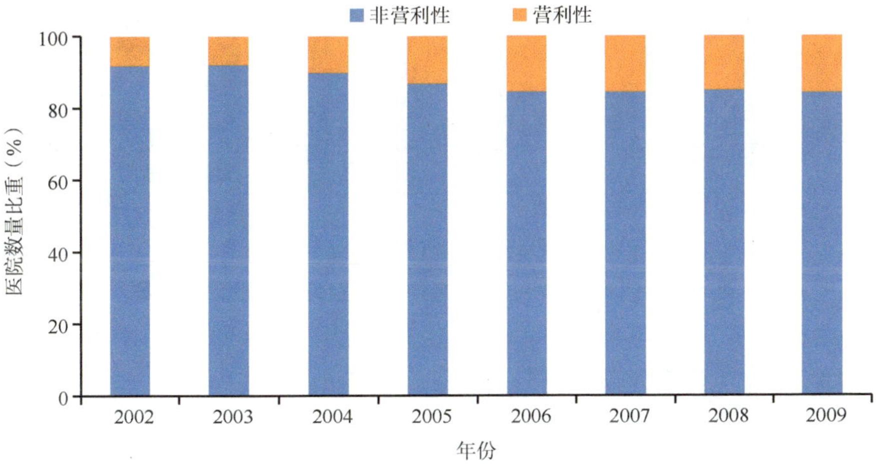

图 4-10　河南 2002 ～ 2009 年非营利性和营利性医院数量比重

二、河南公立医院数量变化

1. 按医院级别分　2010 ～ 2018 年河南深入贯彻落实医院分级管理政策（图 4-11），公立医院中未定级医院数量呈明显下降趋势。在定级医院中，三级医院数量最少，但总体呈上升趋势，2011 ～ 2012 年增幅较大；二级医院数量最多，但总体呈下降趋势；一级医院数量先增加后减少，2015 年达到高峰，与二级医院数量基本持平。

2010 ～ 2018 年河南不同级别公立医院中二级医院比重最高；一级医院次之；未定级医院比重逐年下降；三级医院比重较低，但逐年上升（图 4-12）。

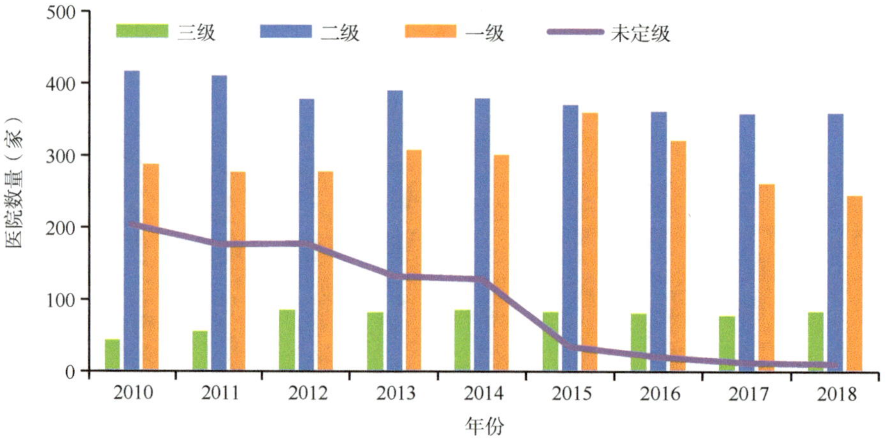

图 4-11 河南 2010 ～ 2018 年不同级别公立医院数量

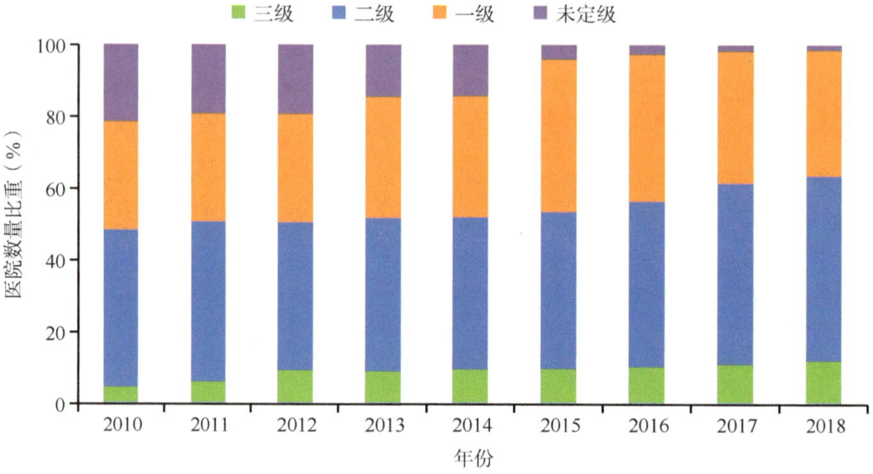

图 4-12 河南 2010 ～ 2018 年不同级别公立医院数量比重

2. 按机构类别分 2010 ～ 2018 年河南公立医院中，中医医院、中西医结合医院和专科医院数量基本稳定，综合医院数量呈明显下降趋势（图 4-13）。

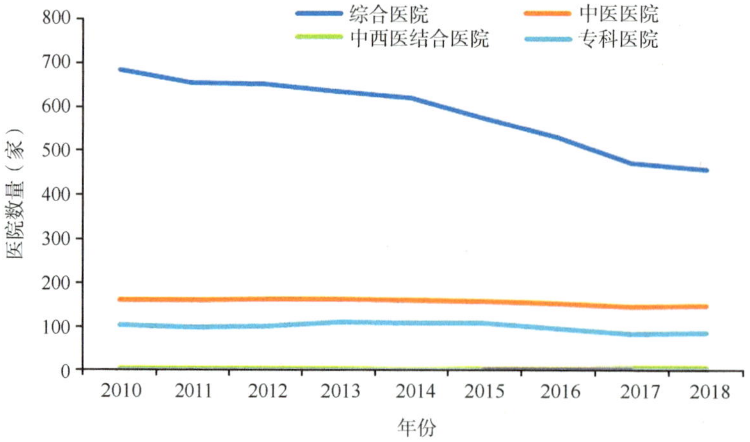

图 4-13 河南 2010 ～ 2018 年不同类别公立医院数量

2010～2018 年河南不同类别公立医院中，综合医院比重最高，且逐年降低；中医医院次之，且所占比重逐年略有增加；专科医院比重较低；中西医结合医院比重最低（图 4-14）。

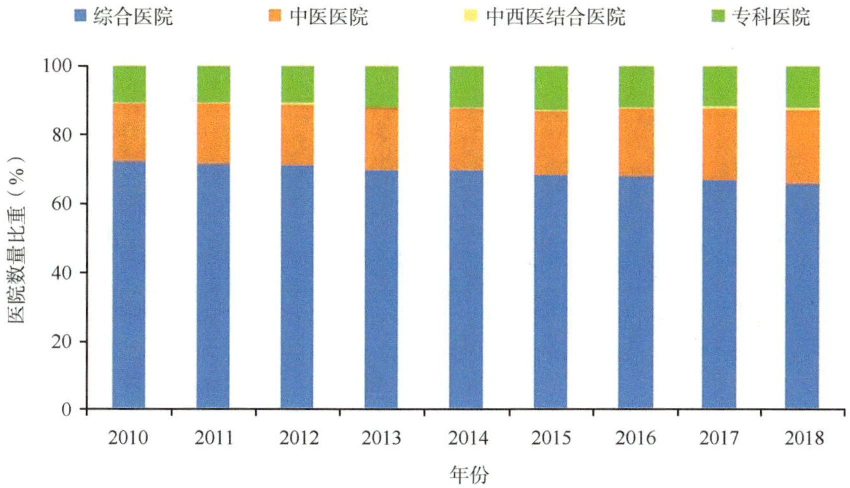

图 4-14 河南 2010～2018 年不同类别公立医院数量比重

三、河南民营医院数量变化

1. 按医院级别分 2010～2018 年河南各级民营医院数量均呈上升趋势，定级医院中，一级医院数量最多，二级医院次之，三级医院最少（图 4-15）。

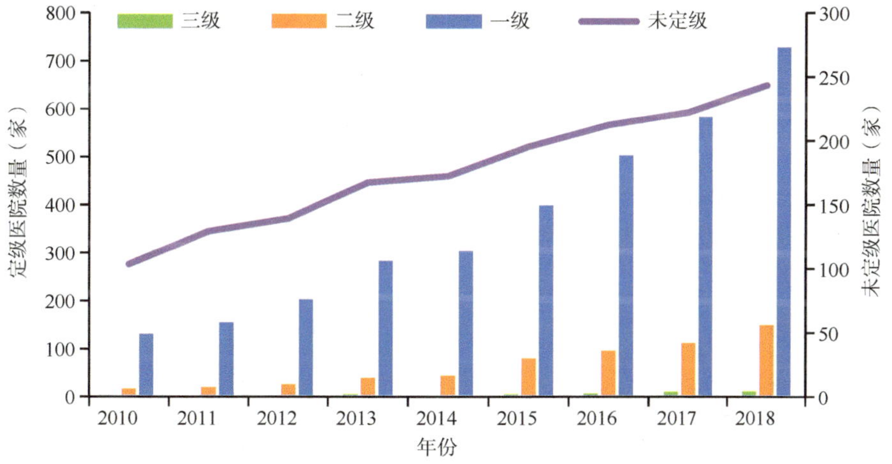

图 4-15 河南 2010～2018 年不同级别民营医院数量

2010～2018 年河南各级民营医院中，一级医院比重最高，且逐年增高；未定级医院次之，且比重逐年降低；二级医院比重较低，且逐年增高；三级医院比重最低（图 4-16）。

2. 按机构类别分 2010～2018 年河南不同类别民营医院数量均呈上升趋势，其中综合医院数量最多且上升最为明显，专科医院数量次之，中医医院较多，中西医结合医院较少，护理院最少（图 4-17）。

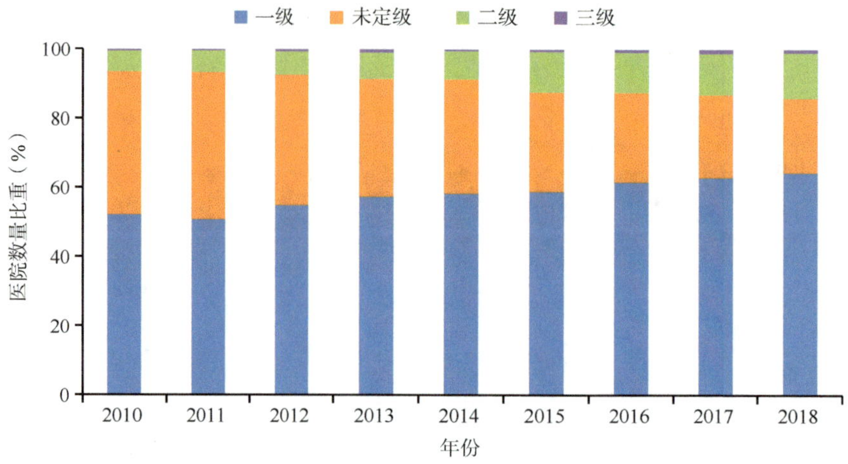

图 4-16 河南 2010 ～ 2018 年不同级别民营医院数量比重

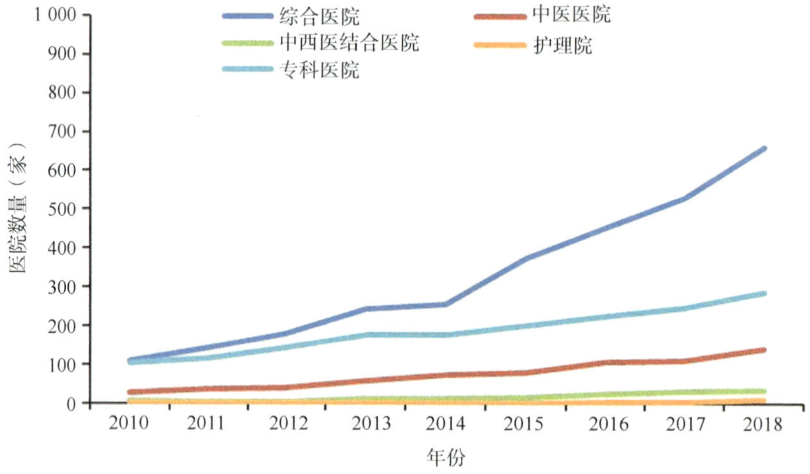

图 4-17 河南 2010 ～ 2018 年不同类别民营医院数量

2010 ～ 2018 年河南各类民营医院中，综合医院比重最高，且逐年增高；专科医院次之，且比重逐年增高；其余医院比重从高到低依次为中医医院、中西医结合医院、护理院（图 4-18）。

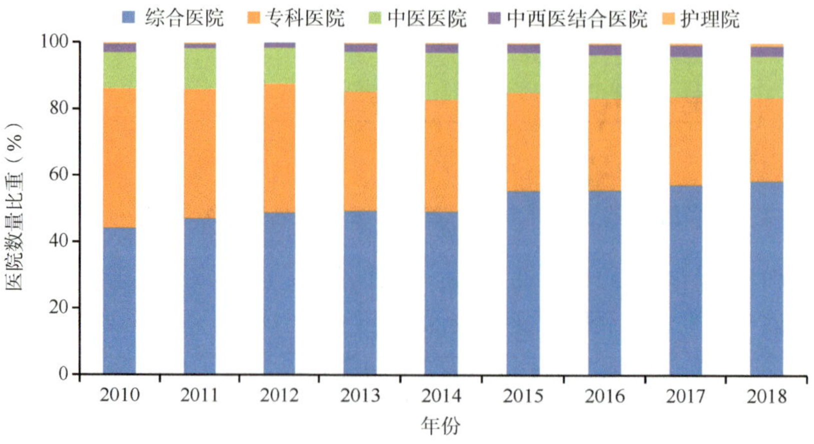

图 4-18 河南 2010 ～ 2018 年不同类别民营医院数量比重

第三节 河南基层医疗卫生机构情况

一、农村和城市基层医疗卫生机构

河南农村和城市基层医疗卫生机构具体分为县和县级市医疗卫生机构、社区卫生服务中心（站）、乡镇和街道卫生院、村卫生室四类。

2003～2018年河南社区卫生服务中心（站）及县和县级市医疗卫生机构数量总体呈上升趋势；乡镇和街道卫生院数量基本不变；村卫生室数量先增加后减少，且2003～2005年增幅较大（图4-19）。

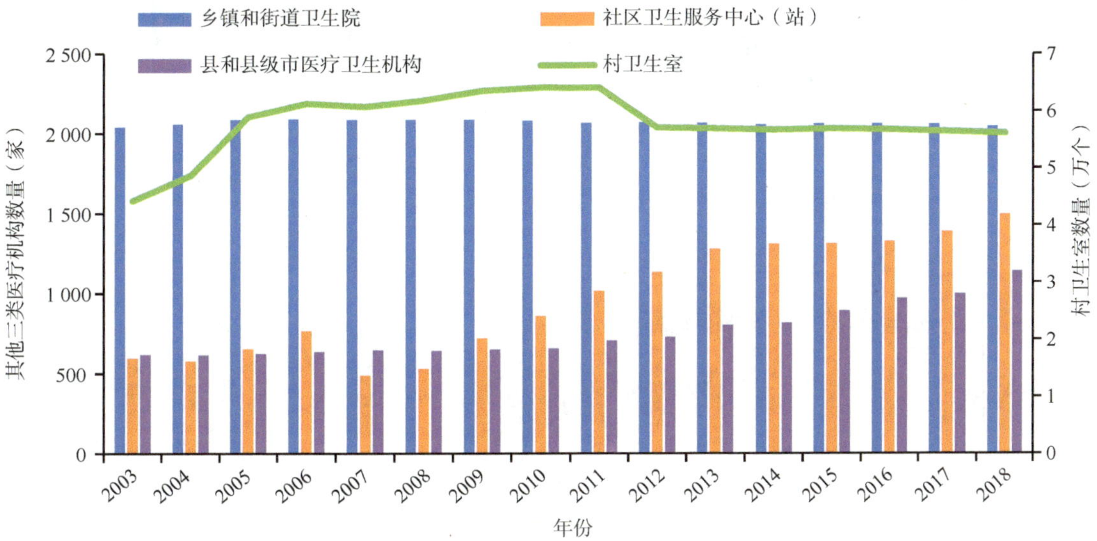

图4-19 河南2003～2018年农村和城市基层各类医疗卫生机构数量

2003～2018年河南农村和城市基层各类医疗卫生机构中，村卫生室比重最高；其余各类医疗卫生机构从高到低依次为乡镇和街道卫生院、社区卫生服务中心（站）、县和县级市医疗卫生机构（图4-20）。

二、县和县级市医疗卫生机构

县和县级市医疗卫生机构分为医院，妇幼保健院（所、站），专科疾病防治院（所、站）等。

2003～2018年河南县和县级市医疗卫生机构中，医院数量呈明显上升趋势；妇幼保健院（所、站）数量基本不变；专科疾病防治院（所、站）数量在2011年突然增至39家，其余年份数量变化不大（图4-21）。

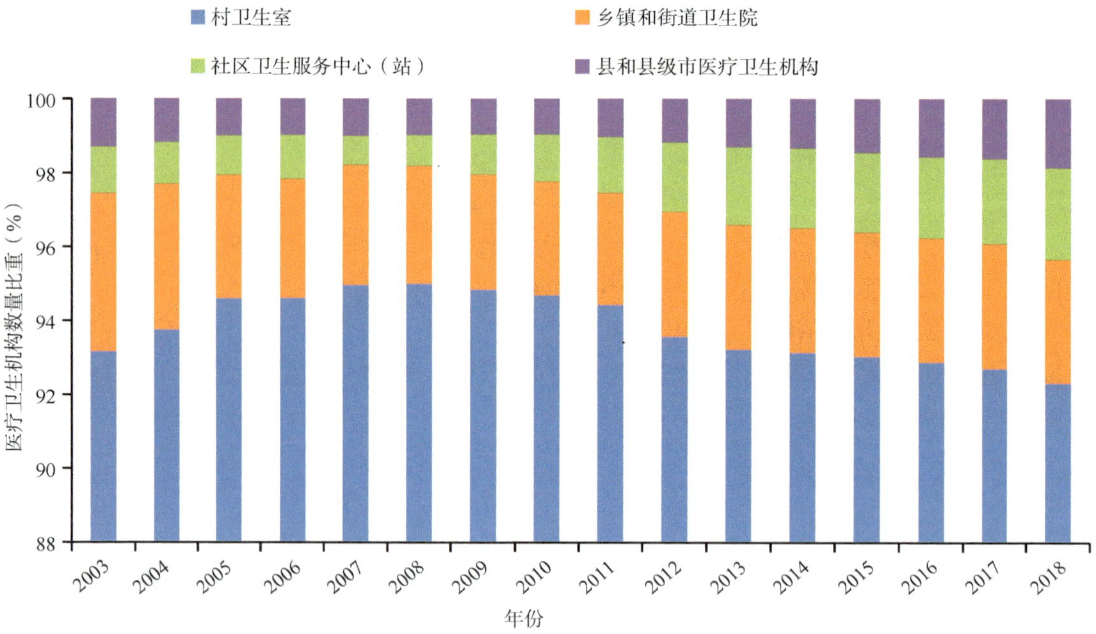

图 4-20 河南 2003 ～ 2018 年农村和城市基层各类医疗卫生机构数量比重

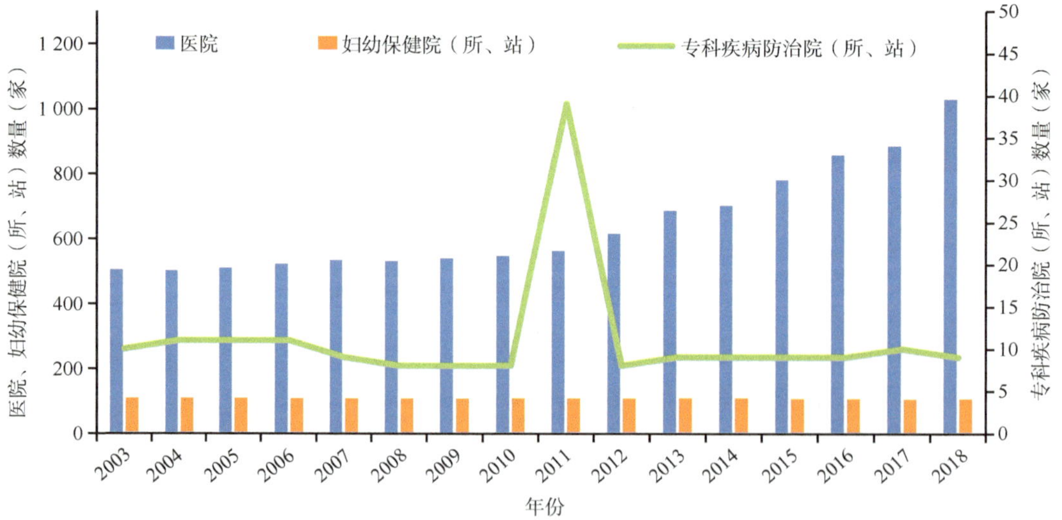

图 4-21 河南 2003 ～ 2018 年县和县级市医疗卫生机构数量

2003 ～ 2018 年河南县和县级市医疗卫生机构中，医院比重最高，妇幼保健院（所、站）次之，专科疾病防治院（所、站）比重最低（图 4-22）。

三、社区卫生服务中心（站）

此类医疗卫生机构分为社区卫生服务中心和社区卫生服务站两类。

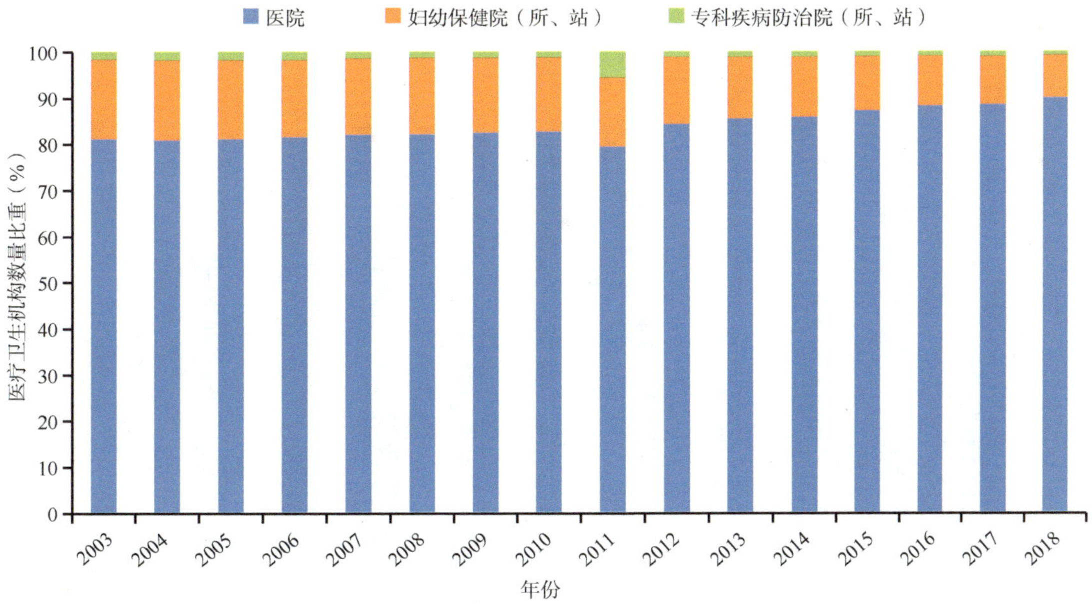

图 4-22　河南 2003 ～ 2018 年县和县级市医疗卫生机构数量比重

2007 ～ 2018 年河南社区卫生服务中心（站）数量均呈上升趋势，社区卫生服务站数量始终多于社区卫生服务中心，是其两倍多（图 4-23）。

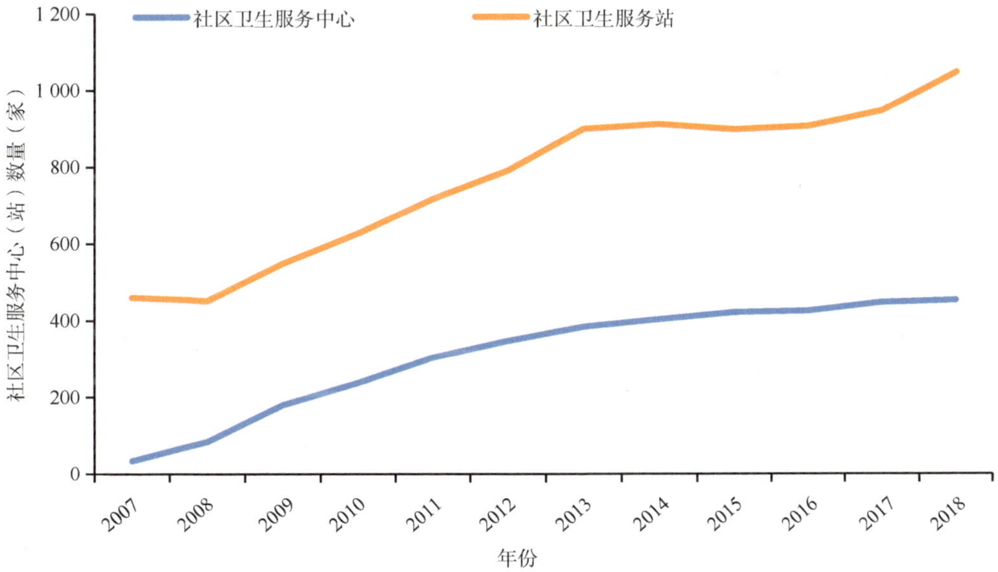

图 4-23　河南 2007 ～ 2018 年社区卫生服务中心（站）数量

2007 ～ 2018 年河南社区卫生服务站比重高于社区卫生服务中心，自 2011 年起两者比例相对稳定（图 4-24）。

四、乡镇卫生院和村卫生室

乡村医疗机构分为乡镇卫生院和村卫生室两类。

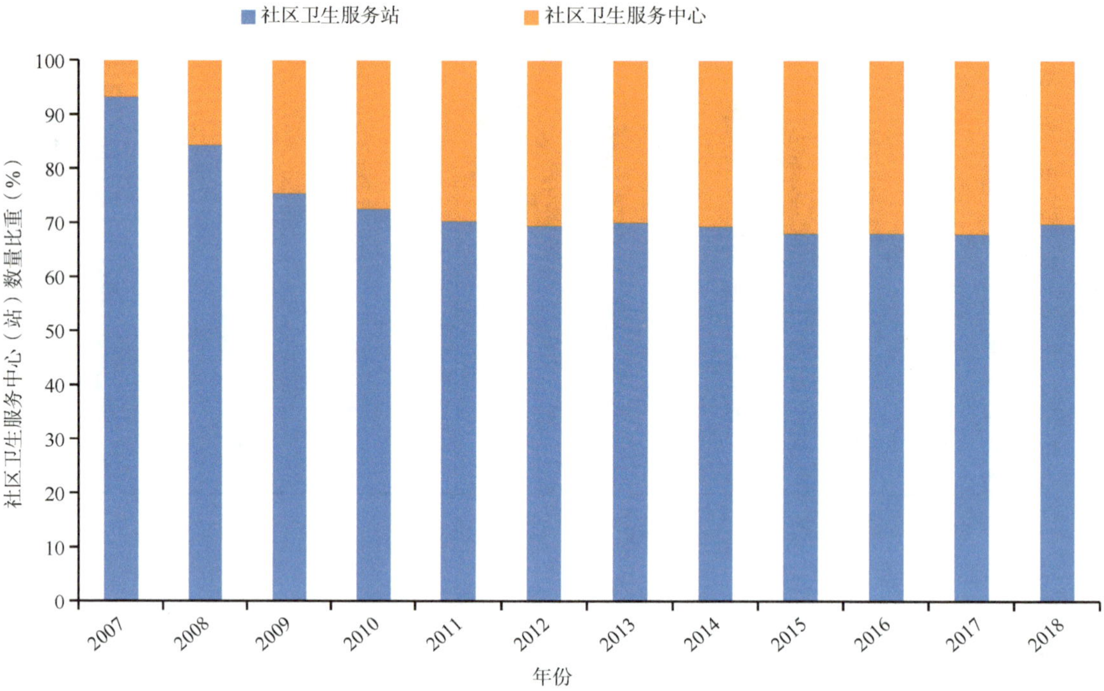

图 4-24　河南 2007 ～ 2018 年社区卫生服务中心（站）数量比重

2003 ～ 2018 年河南乡村医疗机构中，村卫生室数量先增加后减少，近几年趋于平稳；乡镇卫生院数量变化趋势基本平稳（图 4-25）。

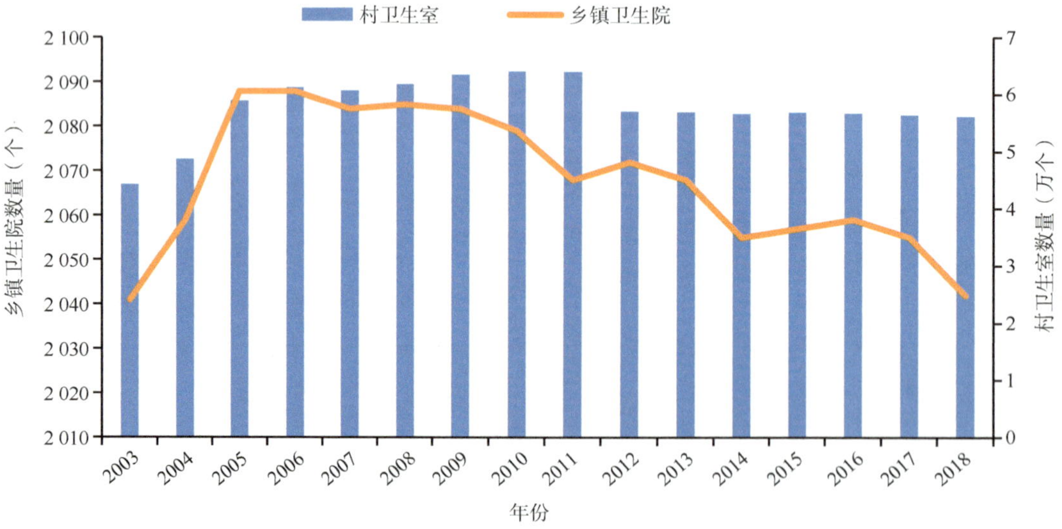

图 4-25　河南 2003 ～ 2018 年乡村医疗卫生机构数量

2003 ～ 2018 年河南乡村医疗卫生机构中，村卫生室比重明显高于乡镇卫生院，自 2006 年后两者比例相对稳定（图 4-26）。

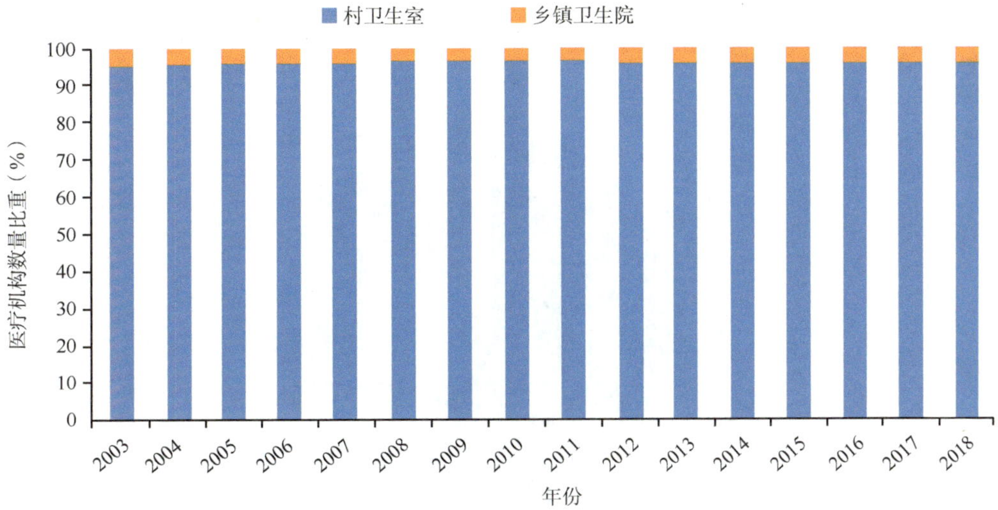

图 4-26　河南 2003 ～ 2018 年乡村医疗卫生机构数量比重

第四节　河南各地区医疗卫生机构差异

一、城乡医疗卫生机构数量

2017 年河南各地区城乡医疗卫生机构数量存在差异，且城市少于农村。其中郑州的城市医疗卫生机构数量最多，驻马店最少；周口的农村医疗卫生机构数量最多，鹤壁最少（图 4-27）。

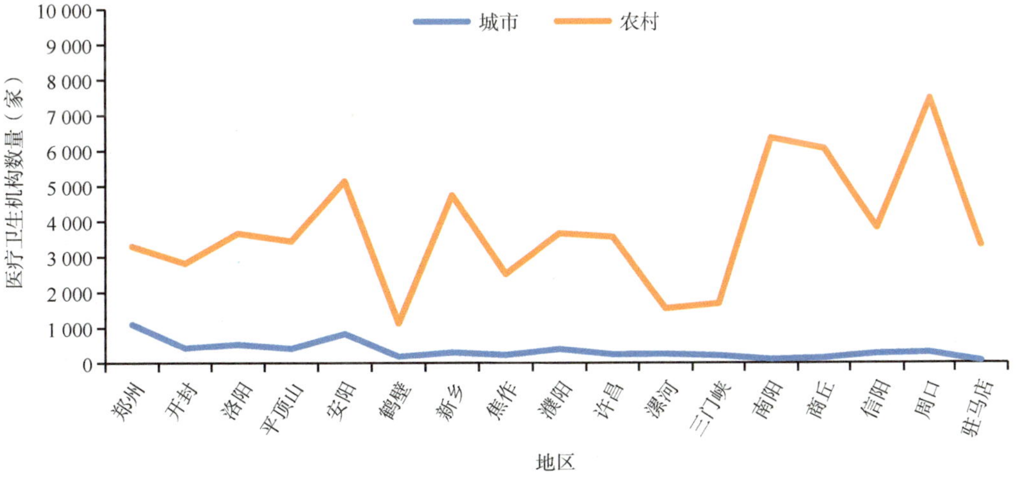

图 4-27　河南各地区 2017 年城乡医疗卫生机构数量

2017 年河南各地区城乡医疗卫生机构中，农村明显要多，占 91.32%；城市相对较少，占 8.68%（图 4-28）。

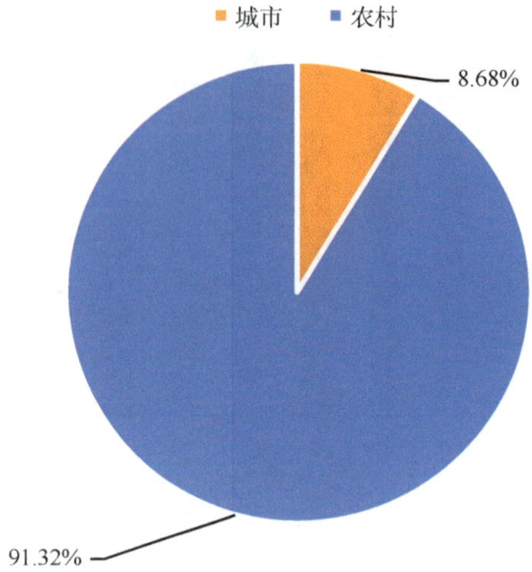

图 4-28 河南各地区 2017 年城乡医疗卫生机构数量比重

二、分类别医疗卫生机构数量

2017 年河南各地区不同类别医疗卫生机构均有差异，其中郑州的综合医院数量最多，信阳的专业卫生机构数量最多，周口的基层医疗卫生机构数量最多。鹤壁在各地区不同类别的医疗卫生机构中，数量均最少（图 4-29）。

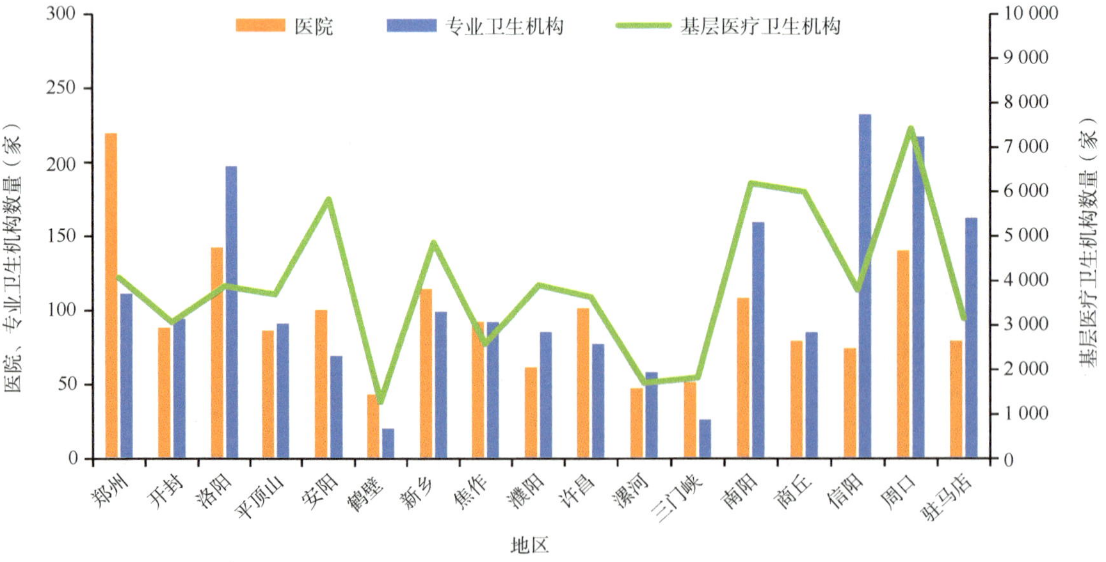

图 4-29 河南各地区 2017 年分类别医疗卫生机构数量

2017 年河南不同类别医疗卫生机构中，基层医疗卫生机构数量占比最高，为 95.02%；专业卫生机构次之，为 2.67%；医院最少，为 2.31%（图 4-30）。

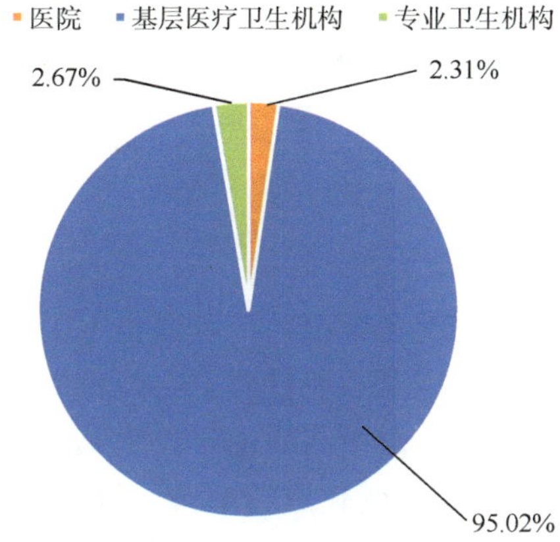

图 4-30　河南各地区 2017 年分类别医疗卫生机构数量比重

第五章
卫生人员配备

了解不同地域卫生人力资源的配备情况，统筹调整卫生人力资源分布，对我国卫生事业及社会经济发展具有重要意义。本章主要针对卫生技术人员总量、全国中等以上院校医学生的招生规模、在校医学生人数、每千人口卫生技术人员数、每千人口执业（助理）医师数等主要卫生人力资源配备指标的变化进行梳理，同时对河南及其在全国、中部六省的相对位置进行分析，为健康中原建设发展战略与相关政策的制定提供客观依据和数据支持。

第一节　全国卫生人力资源规模及配备情况

一、全国卫生人力资源规模

卫生人力资源是指卫生技术人员、工勤技能人员和管理人员等卫生从业人员的数量、质量和从事医疗卫生工作的能力，其中卫生技术人员包括执业（助理）医师、注册护士、药师（士）、乡村医生和卫生员等。2005 ～ 2018 年，全国卫生人员数量整体呈增长趋势，其中以执业（助理）医师、注册护士为代表的卫生技术人员总数最多，增加也最明显（图 5-1、

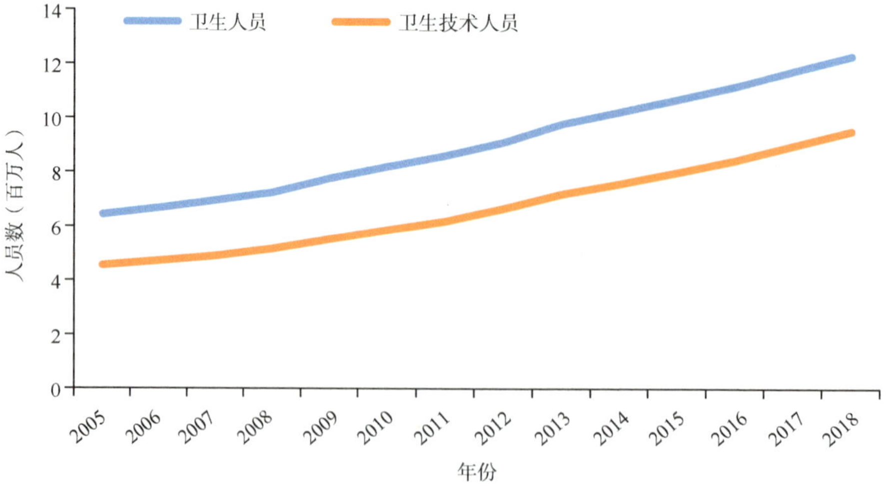

图 5-1　我国 2005 ～ 2018 年卫生人员和卫生技术人员数变化情况

注：卫生人员和卫生技术人员包括获得“卫生监督员”证书的公务员 1 万人；2013 年以后卫生人员数包括卫生计生部门主管的计划生育技术服务机构人员数

图 5-2）。全国卫生技术人员数量整体呈逐年持续稳定增长趋势。2006 年，全国卫生人员达到 668.1 万，其中卫生技术人员 472.8，比 2005 年增加 16.4 万；2018 年，全国卫生人员达到 1230.0 万，其中卫生技术人员 952.9 万，比 2017 年增加 54.1 万（表 5-1）。

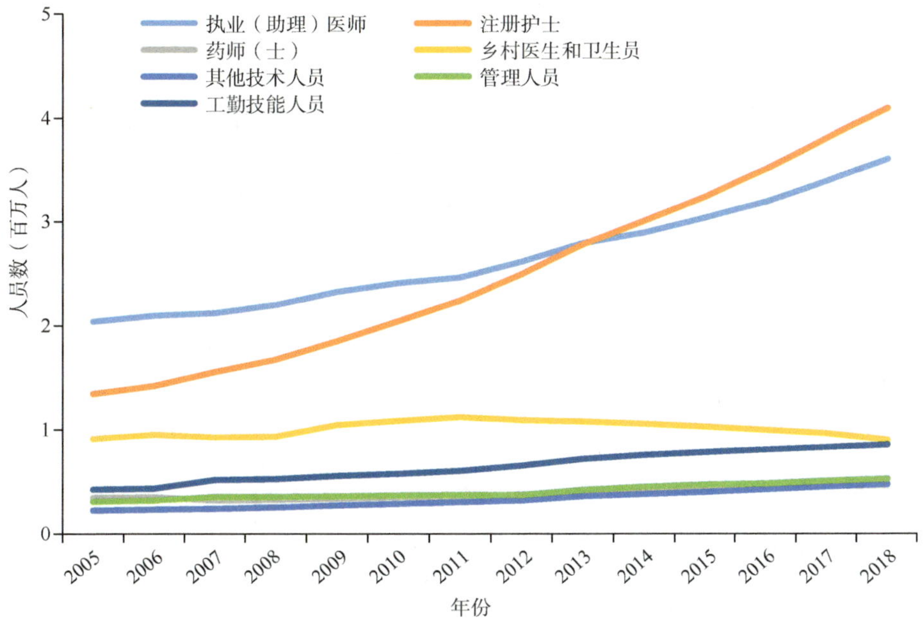

图 5-2　我国 2005～2018 年卫生人员内部配备情况

注：执业（助理）医师包括村卫生室执业（助理）医师

表 5-1　2005～2018 年我国卫生人员增长情况　（单位：万人）

年份	卫生人员	卫生技术人员	卫生技术人员年增长数量
2005	644.7	456.4	
2006	668.1	472.8	16.4
2007	696.4	491.3	18.5
2008	725.2	517.4	26.1
2009	778.1	553.5	36.1
2010	820.8	587.6	34.1
2011	861.6	620.3	32.7
2012	911.6	667.6	47.3
2013	979.0	721.1	53.5
2014	1023.4	759.0	37.9
2015	1069.4	800.8	41.8
2016	1117.3	845.4	44.7
2017	1174.9	898.8	53.4
2018	1230.0	952.9	54.1

二、卫生技术人员

2002 ～ 2018 年，我国每千人口卫生技术人员数总体呈上升趋势，其中 2007 年以来增幅明显（图 5-3）。北京每千人口卫生技术人员数多年来稳居第 1，而江西、安徽等地每千人口卫生技术人员数最少，河南每千人口卫生技术人员数在 31 个省份的排名中居中后位置。2018 年，北京每千人口卫生技术人员数为 11.9 人，位列第 1；陕西、浙江为 8.5 人，并列第 2；河南为 6.5 人，位列第 22；而江西、安徽省每千人口卫生技术人员数为 5.3 人，卫生技术人员配备最少（图 5-4）。

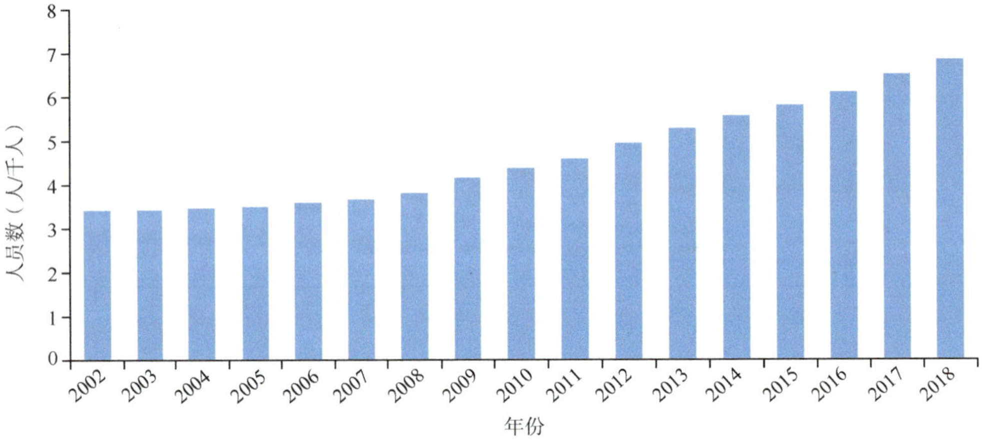

图 5-3　2002 ～ 2018 年我国每千人口卫生技术人员数变化情况

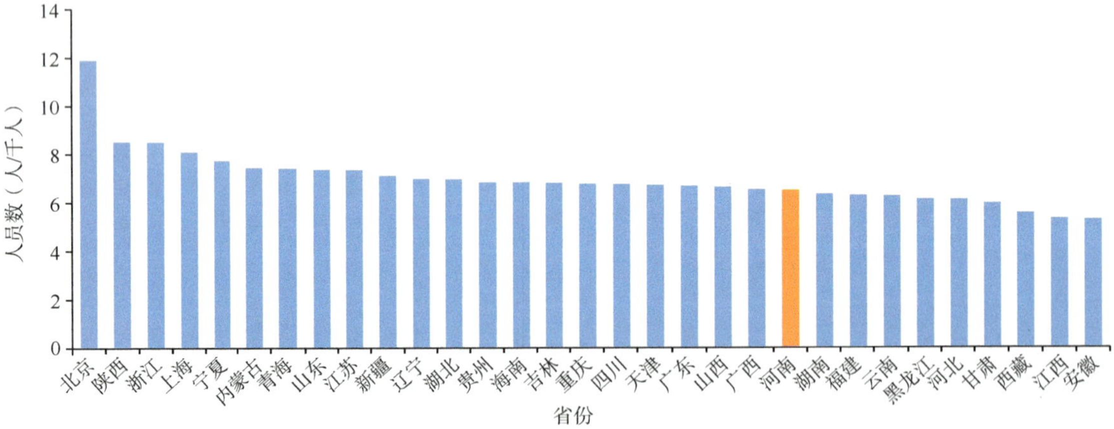

图 5-4　2018 年我国各省份每千人口卫生技术人员数

三、执业医师

近十几年来，全国执业（助理）医师人数及每千人口执业（助理）医师数均呈显著增长趋势。2012 ～ 2018 年，执业（助理）医师总数从 262 万人增长到 361 万人；2001 ～ 2018 年，每千人口执业（助理）医师数由 1.3 人增至 2.6 人（图 5-5、图 5-6）。广东、河南执业（助理）医师总数最多，北京、山西居于中间，西藏、宁夏执业（助理）医师总数一直较少（图 5-7）。2018 年，北京、浙江、上海等省份每千人口执业（助理）医师数在全国居于前列；安徽、江西等省份每千人口执业（助理）医师数居于后列，其余省份居于中间。河南总执业（助理）医师数在全国名列前三，2018 年河南的执业（助理）医师数高于大多数省份，而河南每千人口执业（助理）医师数在全国排名中居后列（图 5-8）。

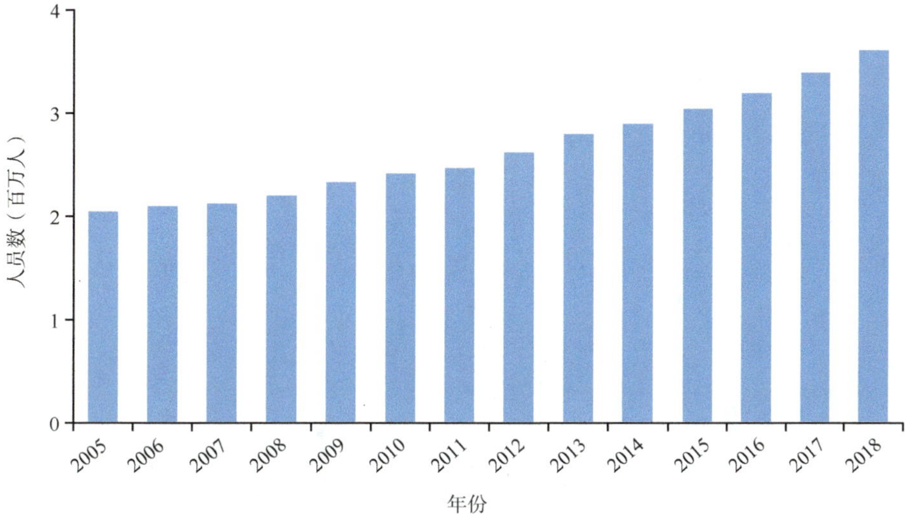

图 5-5　2005 ～ 2018 年全国执业（助理）医师人数变化情况

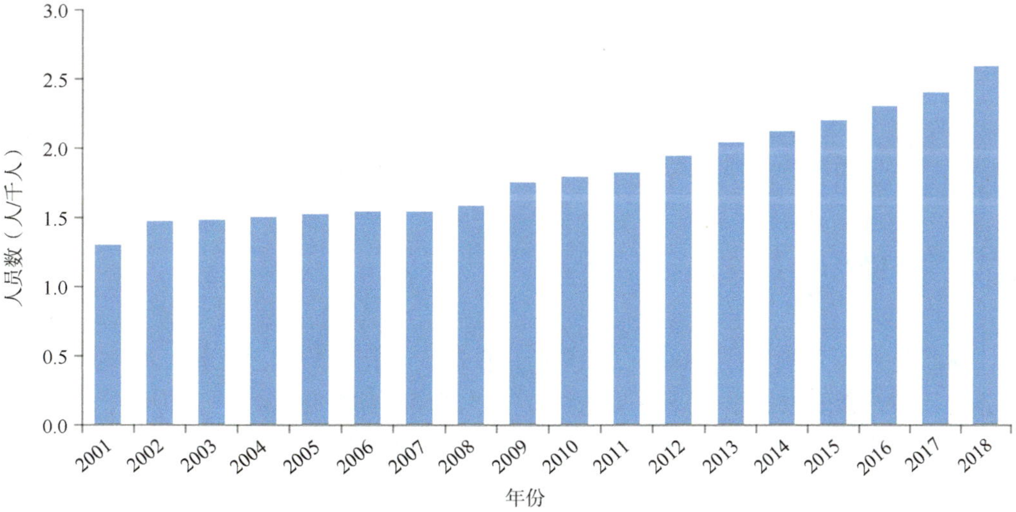

图 5-6　2001 ～ 2018 年全国每千人口执业（助理）医师数变化情况

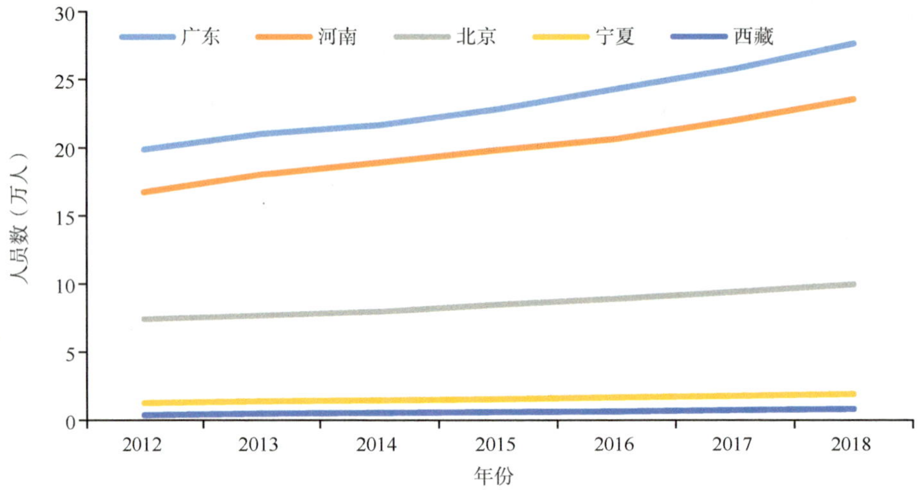

图 5-7 2012 ～ 2018 年全国代表省份执业（助理）医师数变化情况

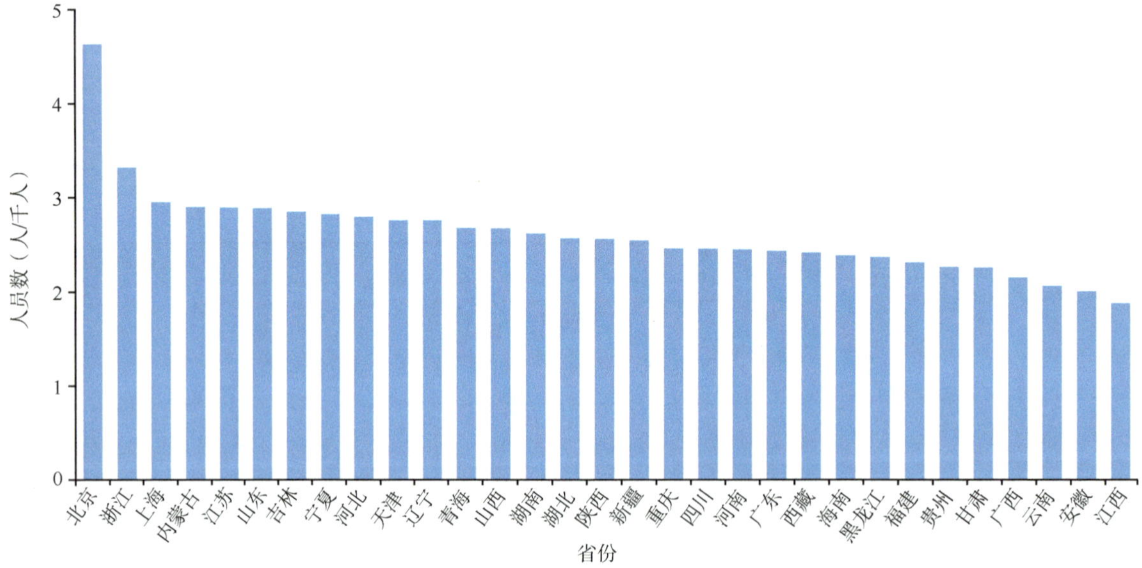

图 5-8 2018 年我国各省份每千人口执业（助理）医师数分布情况

四、医学生

1. 医学专业招生规模 2000 ～ 2018 年，普通高校招生规模及在校人数整体呈明显增长趋势，其中普通高校医学专业与普通高校招生规模总体变化一致，呈持续上升趋势；中等职业学校招生规模及在校人数先增加（2010 年之前）后逐渐减少（2010 年以后），其中医学专业招生规模及在校生人数也呈同样趋势（图 5-9）。

2000 ～ 2018 年，医学专业招生人数和在校生人数在普通高校招生人数和在校人数中占比略微增大，由 2000 年的 6.80% 和 7.60% 增长为 2018 年的 9.75% 和 9.83%；中等职业学校呈现先增加后趋于稳定趋势，占比分别由 2000 年的 13.52%、11.60% 上升到 2002 年的 16.26%、14.88%，之后下降并趋于稳定（表 5-2）。

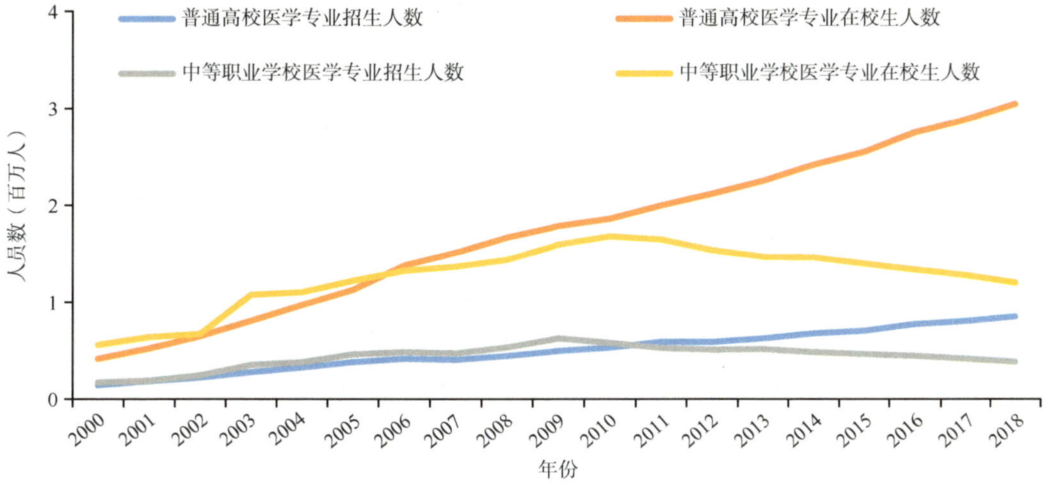

图 5-9　2000 ～ 2018 年医学专业招生、在校人数情况

表 5-2　2000 ～ 2018 年医学专业招生、在校人数占比情况　（单位：%）

年份	普通高校		中等职业学校	
	医学专业招生人数占比	医学专业在校人数占比	医学专业招生人数占比	医学专业在校人数占比
2000	6.80	7.60	13.52	11.60
2001	6.70	7.36	15.47	14.14
2002	6.68	7.27	16.26	14.88
2003	6.95	7.35	8.47	10.17
2004	6.92	7.32	8.50	9.44
2005	7.15	7.25	8.73	9.26
2006	7.21	7.49	8.02	8.92
2007	6.75	7.56	7.33	8.47
2008	6.75	7.65	8.29	8.55
2009	7.11	7.69	8.83	8.97
2010	7.33	7.68	8.19	9.27
2011	7.90	7.95	8.16	9.30
2012	7.77	8.12	8.60	9.11
2013	8.10	8.35	9.60	9.57
2014	8.51	8.67	9.85	10.35
2015	8.74	8.92	9.76	10.49
2016	9.42	9.37	10.74	10.51
2017	9.64	9.62	9.33	10.25
2018	9.75	9.83	9.10	9.96

注：①普通高校招生和在校生数包括博士研究生、硕士研究生、本科生及大专生，含研究机构研究生和在职研究生，不含成人本科生和专科生；2003 年起中等职业学校招生和在校人数包括调整后中职学生、普通中专学生、成人中专学生、职业高中学生，下表同。② 2018 年医学专业成人本科和专科招生 555 750 人。

2. 医学专业招生和在校人数情况 普通高校医学专业招生人数主要根据学校和国家政策而定，除了2007年和2012年招生人数环比减少外，其余年份招生人数环比均有增加，年增长率整体呈递减趋势；在校医学生人数始终呈正增长。中等职业学校医学专业招生和在校人数在2002～2009年总体呈正增长、2010年之后总体呈负增长态势（表5-3）。这些数据反映出的变化趋势，充分体现了国家近年来不断提高医学专业教育层次和人才培养质量的政策导向。

表5-3 2001～2018年医学专业招生、在校人数增加情况

年份	普通高校医学专业		中等职业学校医学专业		普通高校医学专业		中等职业学校医学专业	
	招生年增长量（万人）	在校年增长量（万人）	招生年增长量（万人）	在校年增长量（万人）	招生年增长率（%）	在校年增长率（%）	招生年增长率（%）	在校年增长率（%）
2001	4.1	10.7	1.8	8.0	27	25	10	4
2002	3.7	12.7	5.5	3.1	19	24	28	5
2003	5.6	15.8	10.7	40.3	25	24	42	59
2004	4.8	16.2	2.9	2.7	17	20	8	2
2005	5.5	15.6	8.1	11.8	16	16	21	11
2006	3.5	25.2	2.3	10.2	9	22	5	8
2007	-1.2	13.0	-1.4	4.3	-3	9	-3	3
2008	3.9	15.9	6.1	7.1	10	10	13	5
2009	5.0	11.5	9.0	15.4	11	7	17	11
2010	3.4	7.6	-4.6	8.7	7	4	-7	5
2011	5.9	13.7	-5.2	-3.3	11	7	-9	-2
2012	-0.1	11.9	-1.7	-11.1	0	6	-3	-7
2013	3.9	13.6	0.6	-6.9	7	6	1	-4
2014	5.0	16.3	-3.2	-0.5	8	7	-6	0
2015	2.9	13.5	-2.0	-6.5	4	6	-4	-4
2016	6.8	20.2	-1.7	-6.0	10	8	-4	-4
2017	3.1	13.6	-2.9	-5.5	4	5	-7	-4
2018	4.7	15.8	-3.1	-7.6	6	5	-7	-6

第二节 中部六省卫生人力资源

一、卫生技术人员

在中部六省中，山西和湖北每千人口卫生技术人员数排名近几年名列前茅；安徽和江西每千人口卫生技术人员数排名始终靠后；而河南每千人口卫生技术人员数持续处于中间位置，2001年位居第4，2018年位居第3。

二、执业医师

在中部六省中，山西每千人口执业（助理）医师数始终处于领先地位；河南、湖南、湖北三省每千人口执业（助理）医师数明显增长，在六省中排名也有所提高。江西、安徽两省每千人口执业（助理）医师数稳步缓慢增长。在中部六省中，2001年河南每千人口卫生技术人员数排名第5，经过多年发展，至2018年，河南每千人口执业（助理）医师数在六省中位列第4，与排名第1的山西的差距明显缩小（图5-10）。

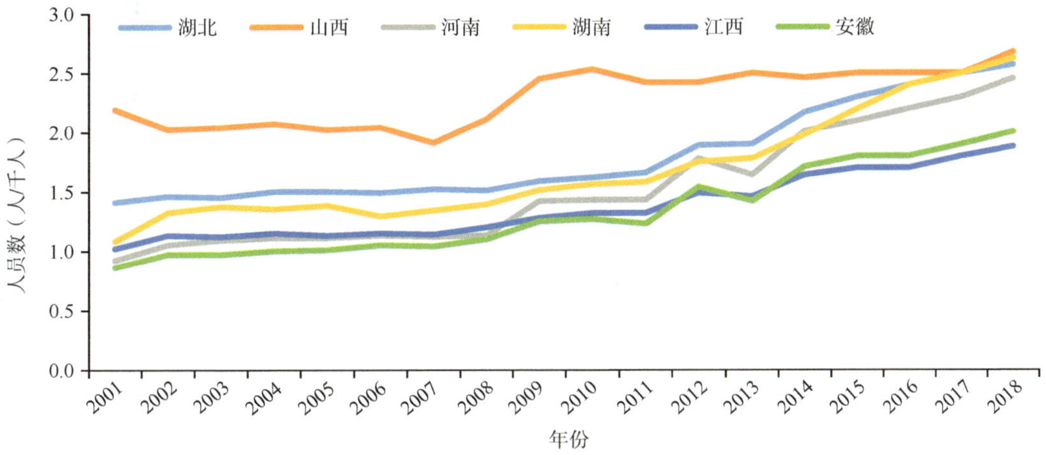

图5-10　2001～2018年中部六省每千人口执业（助理）医师数变化情况

三、公共卫生执业医师

在中部六省中，多数省份的每千人口公共卫生执业（助理）医师数没有明显增长趋势，有的甚至呈现出略微减少的趋势。其中，山西、江西两省每千人口公共卫生执业（助理）医师数呈较明显递减趋势，河南、湖北两省每千人口公共卫生执业（助理）医师数没有明显增长趋势。

第三节　河南卫生人力资源

一、卫生技术人员

2002～2018年，河南每千人口卫生技术人员数总体呈增长趋势，从2011年开始增长速度加快（图5-11）。

二、执业医师

2002～2018年，河南每千人口执业（助理）医师数总体呈逐年增加趋势，低于全国平均水平，但差距总体呈缩小趋势。2018 年，全国每千人口执业（助理）医师人数达到 2.6 人，河南每千人口执业（助理）医师数为 2.5 人（图 5-12），实现了《“健康中国 2030”规划纲要》中的“到 2020 年，全国每千人口执业（助理）医师数达到 2.5 人”的目标。

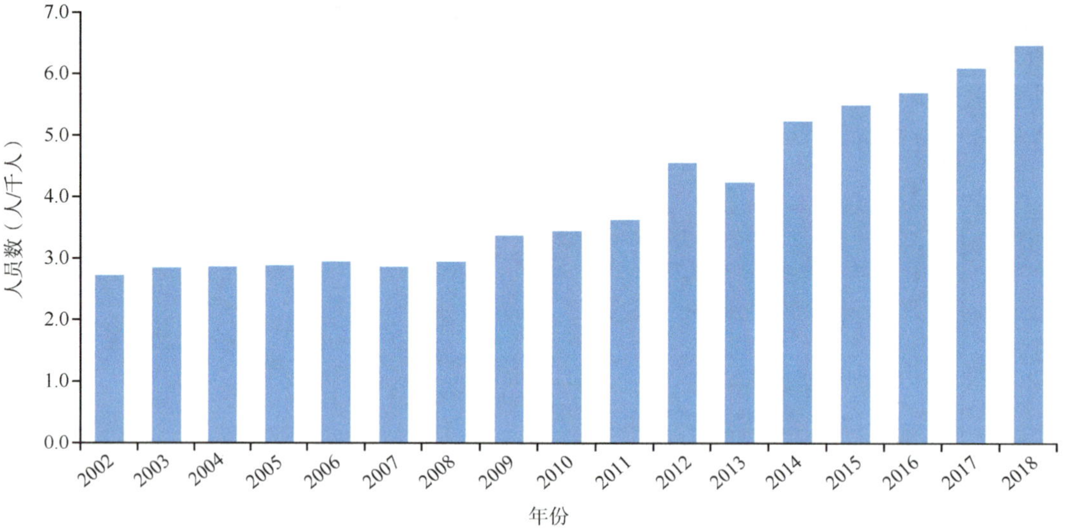

图 5-11 2002 ～ 2018 年河南每千人口卫生技术人员数变化情况

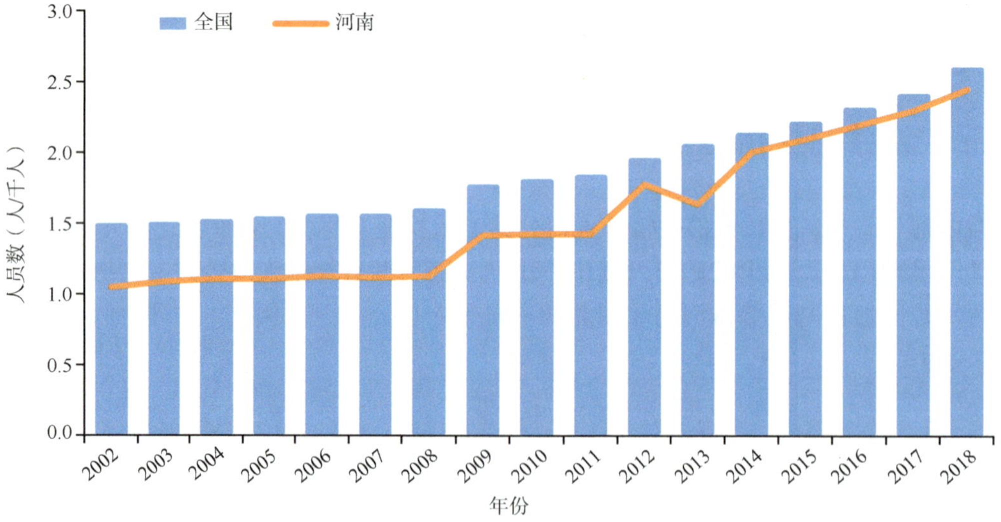

图 5-12 2002 ～ 2018 年河南每千人口执业（助理）医师数变化情况

三、各类别执业医师变化情况

河南各类别执业（助理）医师数近些年来有所增加，且临床类执业（助理）医师数增长最明显（图 5-13）。河南口腔、中医两类执业（助理）医师在执业（助理）医师总数中占比呈现略微增多趋势，临床、公共卫生执业（助理）医师占比有轻微减少趋势。口腔、中医执业（助理）医师数占执业（助理）医师总数的比例，分别从2012年的3%、14%增加到2018年的4%、16%。临床执业（助理）医师在执业（助理）医师总数中占比最大，2012年为80%，2018年为77%。公共卫生执业医师占比最小，且占比呈下降趋势，由2012年的4%降到2018年的3%。出现这一现象并不是临床和公共卫生执业（助理）医师的人数减少所致，而是由于其增加的速度慢于中医和口腔执业(助理)医师增加的速度。

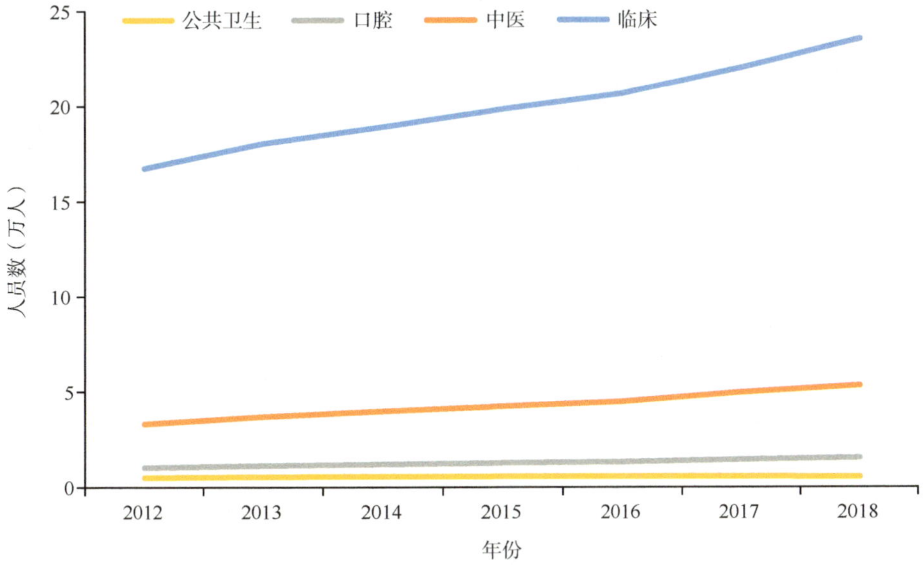

图5-13　2012～2018年河南各类别执业医师数变化情况

四、公共卫生机构人员

河南公共卫生机构总人员数在2014年之前呈增加趋势，2014年后略有减少。其中，注册护士、药师（士）和技师（士）人数有所增加。其他卫生技术人员等公共卫生机构人员数在2014年之前呈增加趋势，此后有所减少（表5-4）。

表5-4　河南2012～2018年公共卫生机构人员数　　（单位：万人）

年份	执业(助理)医师	注册护士	药师(士)	技师(士)	其他卫生技术人员	其他技术人员	管理人员	工勤技能人员	合计
2012	1.2	1.0	0.1	0.3	1.1	0.4	0.4	0.8	5.3
2013	1.6	1.2	0.1	0.4	1.2	0.9	1.0	1.4	7.8
2014	1.6	1.3	0.1	0.4	1.3	0.9	1.0	1.4	8.1
2015	1.6	1.4	0.2	0.4	1.3	0.9	0.9	1.4	8.1
2016	1.6	1.5	0.2	0.4	1.2	0.8	0.9	1.3	7.9
2017	1.6	1.6	0.2	0.4	1.2	0.8	0.8	1.3	7.8
2018	1.6	1.7	0.2	0.4	1.1	0.7	0.7	1.2	7.7

第六章
卫生设施配备

医疗卫生设施针对居民的卫生需求而配备，是公共服务设施的重要组成部分，医疗卫生设施为居民提供适当的预防、保健和医疗服务，其配备布局是否合理直接影响着居民的生活质量。

第一节　河南医疗卫生机构床位配备现状

医疗卫生机构的床位是医疗卫生服务体系的一个基本元素，是患者住院环境的具体体现之一。我国医疗卫生事业快速发展过程中，床位配备也随之增加，以应对患者日益增长的需求。

一、近 20 年床位配备量的发展趋势

2001 ～ 2018 年，河南医疗卫生机构的床位数总体呈逐年增加趋势（除 2002 年略低于 2001 年）。全省床位由 2001 年的近 20 万张，增长到 2018 年的 60 多万张。特别是 2010 年后，河南床位数增长快速。统计数据显示，河南医疗卫生机构的床位数有过两次大的增长：2017 年的 55.90 万张到 2018 年的 60.85 万张，净增 4.95 万张；2011 年的 34.97 万张到 2012 年的 39.40 万张，净增 4.44 万张（图 6-1）。

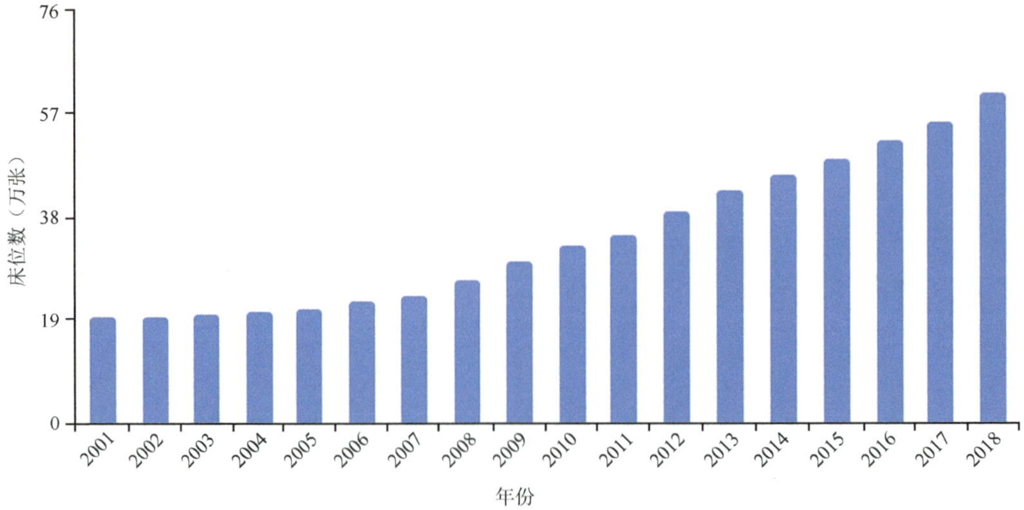

图 6-1　2001 ～ 2018 年河南医疗卫生机构床位配备

二、城乡床位配备的不均衡性

河南是一个人口大省，农村人口基数大，卫生机构床位配备城乡差异显著。从床位配备的总数来看，农村床位总数多于城市（图 6-2）；对比每千人口床位数量，城市远大于农村（图 6-3），这一现象与庞大的农村人口基数相关。

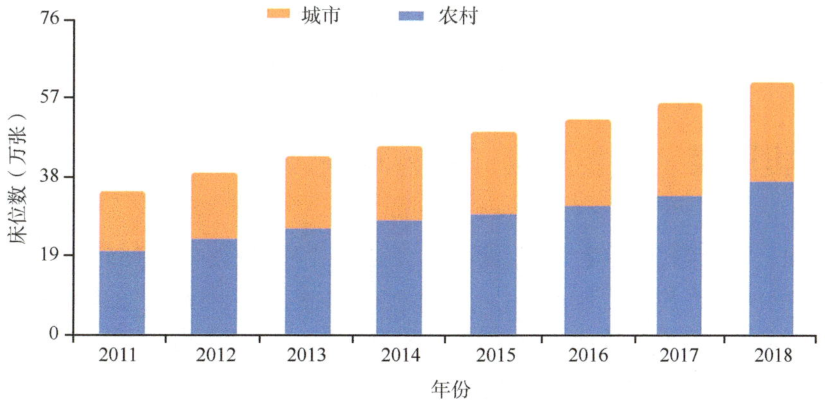

图 6-2 2011 ～ 2018 年河南城市、农村医疗卫生机构床位配备

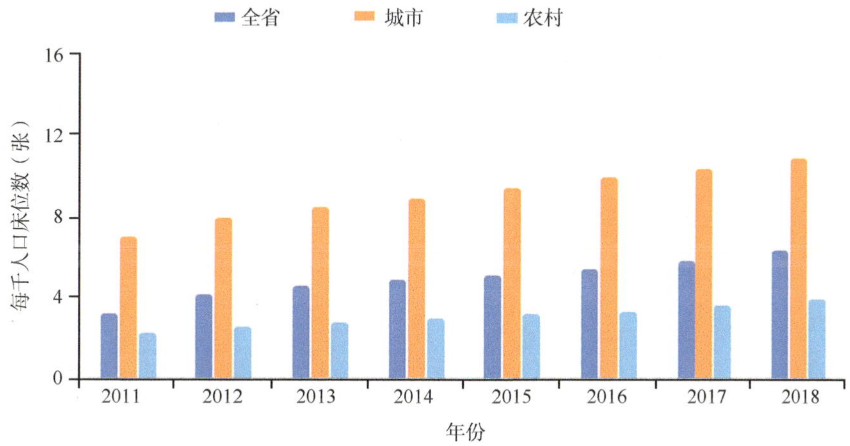

图 6-3 2011 ～ 2018 年河南每千人口医疗卫生机构床位配备

2011 ～ 2018 年城市与农村医疗卫生机构的床位数都在持续快速增长。2011 年，城市医疗卫生机构床位 14.5 万张，农村医疗卫生机构床位 20.47 万张。2018 年，农村床位已增至 37.34 万张，比 2011 年增加了 16.87 万张；而城市配有 23.51 万张，比 2011 年增长了 9.01 万张。

医疗卫生机构床位配备的不均衡，主要通过“每千人口床位数”这一卫生指标来反映。河南城市每千人口床位数大于全省每千人口床位数，更大于农村每千人口床位数。特别是 2018 年，全省每千人口床位数 6.34 张，城市每千人口床位数达到 10.83 张，而农村仅为每千人口 4.01 张，农村每千人口床位数仅是城市的 37%，城乡差异显著（见图 6-3）。

2011 年，全省每千人口床位 3.2 张，城市每千人口床位 7.03 张，农村每千人口 2.31 张，城乡每千人口床位数之比为 3.04 ∶ 1；2018 年，农村每千人口 4.01 张床位，与 2011 年相比有了较大改变，但仍然低于全省每千人口的 6.34 张，更低于城市每千人口的 10.83 张。不过，2018 年每千人口床位数的城乡差距已有一定程度的改善，其比例缩小到 2.70 ∶ 1。

河南医疗卫生机构床位配备表现出不均衡：农村配备总量高，但每千人口床位数较低；全省床位总数持续增长，但城乡差距依然明显。城乡医疗资源配备比例的失衡，在一定程度上影响了农村居民的卫生服务可及性。

三、分类医院（卫生机构）的床位配备

近 20 年来，河南各类医院（卫生机构）的床位配备呈逐年增加趋势。卫生统计年鉴对医疗卫生机构的分类如下：医院（综合医院、中医医院、中西医结合医院、专科医院、护理院）；基层医疗卫生机构（社区卫生服务中心、社区卫生服务站、街道卫生院、乡镇卫生院、门诊部）；专业公共卫生机构 [妇幼保健所（站）、专科疾病防治所（站）、急救中心（站）]；其他卫生机构。

河南 2002 ～ 2018 年医疗卫生机构（医院、基层医疗卫生机构、专业公共卫生机构、其他卫生机构）的床位配备，总体呈稳步上升的趋势（图 6-4）。显然，作为医疗卫生服务的主要载体，医院拥有绝大部分的床位资源；其次是基层医疗卫生机构，为基层医疗卫生服务提供必要的保障；最后是专业公共卫生机构及其他卫生机构，是对医院和基层医疗卫生机构的必要补充。

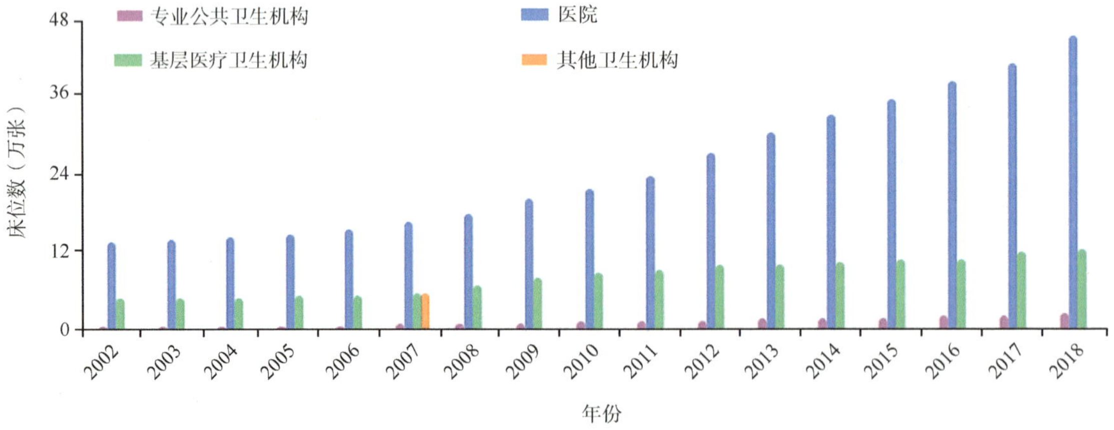

图 6-4　2002 ～ 2018 年河南医疗卫生机构床位配备

医院是提供医疗护理服务的主要机构，在各类医院中，综合医院是居民生活中最常见、接触最多的医院。它收治范围广泛，科室齐全，且诊治的疾病种类也较多，在资源配备上具有一定的优势（图 6-5）。2002 年，河南全省综合医院的床位数是 10.49 万张，2012 年达到 20.28 万张，增长了 93.32%；2018 年，全省综合医院的床位数达到 32.66 万张，是

2002 年的 3.11 倍、2012 年的 1.61 倍。政府在逐年增大综合医院医疗设备的投放力度，以便更好地满足居民对卫生服务的需求。

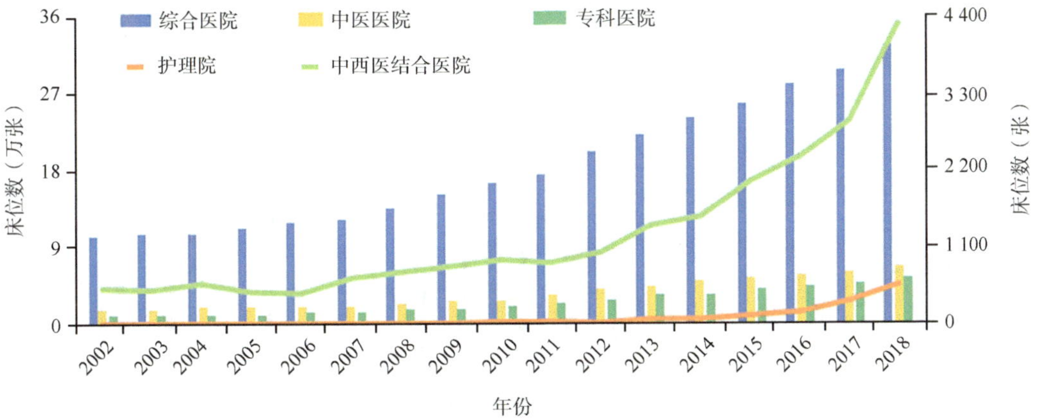

图 6-5 2002 ～ 2018 年河南医院床位配备

注：左侧纵坐标对应条形图；右侧纵坐标对应折线图

中医是我国的传统医学，具有悠久的历史。21 世纪以来，我国中医医院也在快速发展。就医疗卫生机构床位设施来看，2002 年河南仅有 1.89 万张，2012 年增长到 4.18 万张，2018 年已达到 6.98 万张（是 2002 年的 369.31%、2012 年的 166.99%）。这些数据充分表明政府对中医医院发展的重视及居民对中医医疗服务需求的增加。

中西医结合医院是我国医疗体系的创新，它实行中西医并重的方针，鼓励中西医相互学习，相互补充，共同提高，以服务于人类健康。就中西医结合医院床位配备的发展变化来说，2002 年河南仅有床位 498 张，2012 年增长到 1003 张，较 2002 年增加了一倍，到 2018 年已增长到 4257 张。透过数据，如果把中西医结合医院与综合医院及中医医院进行横向比较，其床位配备的绝对数远少于综合医院和中医医院；但就中西医结合医院自身的纵向发展来看，其增幅还是较大的，特别是 2018 年的床位数，是 2002 年的 8.55 倍，是 2012 年的 4.24 倍。

河南专科医院床位配备量的增长也比较显著：2002 年，全省床位数仅 1.30 万张；2012 年增至 2.89 万张，是 2002 年的 2.22 倍；2018 年，河南专科医院已有 5.44 万张床位，比 2002 年增长了 318.46%，是 2012 年的 1.88 倍。

河南的护理院与前面四类医疗卫生机构相比，资源配备显得比较弱。但从 2010 年开始，全省护理院的床位配备也有了一定的发展：由 2010 年的 20 张，发展到 2018 年的 536 张，增长了 25.8 倍。

基层医疗卫生机构指社区卫生服务中心、社区卫生服务站点、乡镇卫生院、街道卫生院和门诊部。基层医疗卫生机构主要面向本机构服务辐射区域的居民，提供基本公共卫生服务和基本医疗服务，其诊疗科目、床位数量、科室设置、人员配备、基础设施建设和设备配备要与其功能定位相适应。

2002 ～ 2018 年河南基层医疗卫生机构的床位配备数量增长迅速（图 6-6），并且主要配备在乡镇卫生院和社区卫生服务中心。自 2002 年以来，全省乡镇卫生院的床位数快速增长，从 2002 年的 4.92 万张增加到 2009 年的 7.86 万张，再到 2018 年的 11.44 万张，为河南基层卫生服务提供了基本保障。

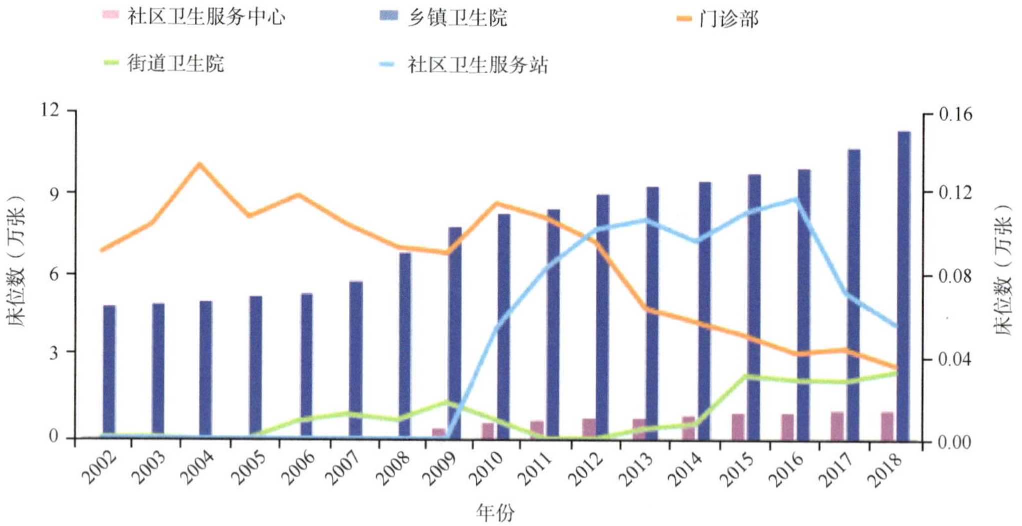

图 6-6 2002 ～ 2018 年河南基层医疗卫生机构床位配备

注：左侧纵坐标对应条形图；右侧纵坐标对应折线图

社区卫生服务中心床位数增长趋势在基层医疗卫生机构中最为明显。2004 年全省社区卫生服务中心仅有百张床位，随后迅猛发展，到 2018 年已有床位 1.13 万张，有效缓解了社区卫生服务中床位不足的压力。

河南社区卫生服务站的床位配备有波动。2010 年的统计数据是 538 张，2012 年增加到 1022 张；随后出现轻微下滑，2014 年为 966 张；之后两年又有一个小的增长，2016 年已有 1178 张床位；随后两年迅速减少，到 2018 年下降到 561 张。

在此期间，门诊部的床位配备数也有起伏。其中，2002 ～ 2012 年的起伏并不大，床位数基本保持在千张左右，自 2013 年开始迅速下滑，2018 年已减少到 356 张，达到最低点。

河南街道卫生院的床位统计数据并不完善，有统计记录的最高值是 2018 年的 325 张，最低值是 2002 年的 6 张。

总之，2002 ～ 2018 年，河南基层医疗卫生机构的床位配备得到一定程度的发展，为河南基层医疗卫生服务提供了必要的保障。

专业公共卫生机构有妇幼保健院（站）、专科疾病防治所（站）和急救中心（站）。

2002 ～ 2018 年，河南专业公共卫生机构的床位配备如图 6-7 所示。其中，妇幼保健院（站）和专科疾病防治所（站）的床位配备均在逐年快速增加。2002 年妇幼保健院（站）仅有床位 6421 张，到 2018 年已发展到 24 169 张，增加了近 3 倍；2002 年专科疾病防治所（站）的床位有 855 张，2018 年增长至 1525 张。而急救中心（站）床位配备数虽然波动较大，但总体并无太大改变。

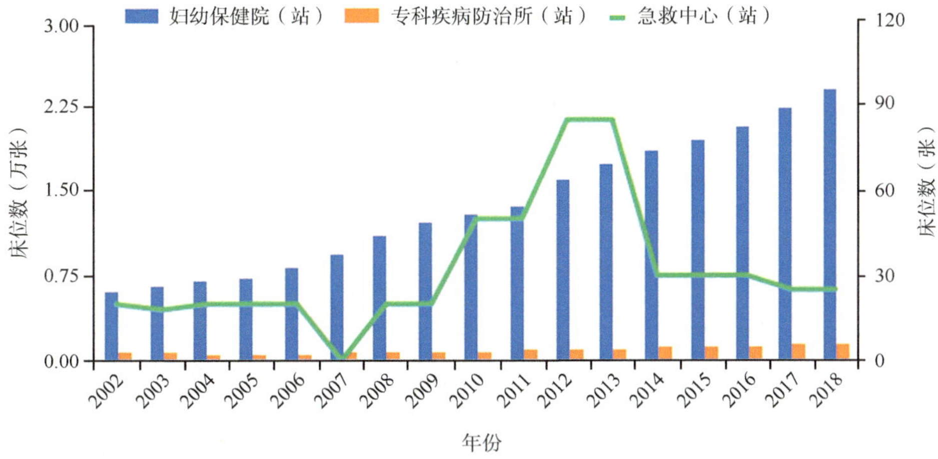

图 6-7　2002 ～ 2018 年河南专业公共卫生机构床位配备

注：左侧纵坐标对应条形图；右侧纵坐标对应折线图

第二节　医疗卫生机构床位配备量

一、我国各省份所辖市床位配备状况

2001 年，我国各省份所辖市医疗卫生机构床位配备情况见图 6-8。数量最多的是山东（21.81 万张），其次是河南（19.99 万张），然后是四川（18.98 万张）、辽宁（18.79 万张）等；配备较少的省份主要集中在我国西部地区，如西藏（0.64 万张）、宁夏（1.43 万张）、青海（1.65 万张），海南床位配备也较少，只有 1.99 万张。

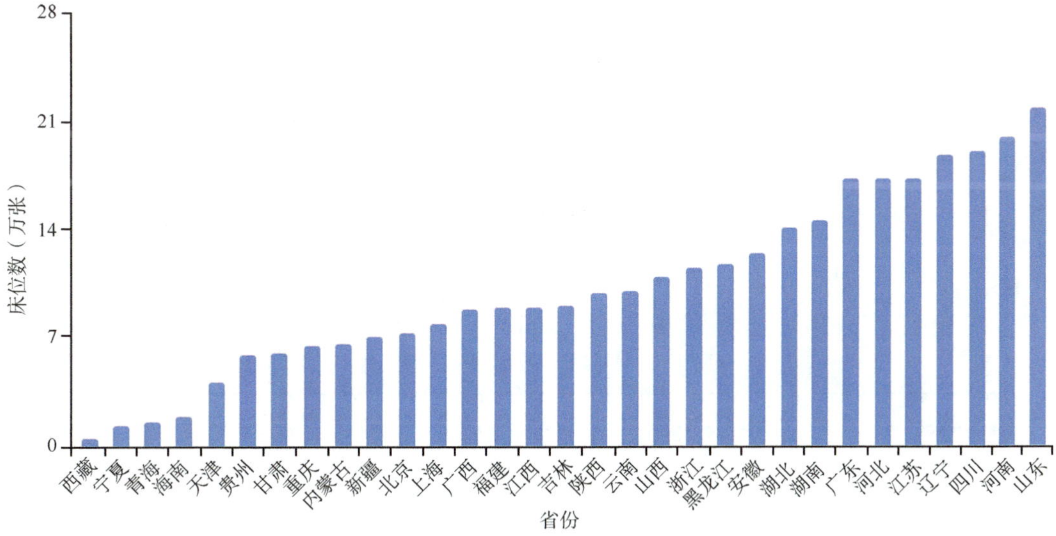

图 6-8　2001 年我国各省份所辖市医疗卫生机构床位配备

经过近十年的发展，我国各省份所辖市医疗卫生机构床位配备整体呈增长趋势（图 6-9）。山东、河南两省依然高居榜首，四川、广东、江苏紧随其后，西部地区的西藏、青海、宁夏床位配备总数依然较少。

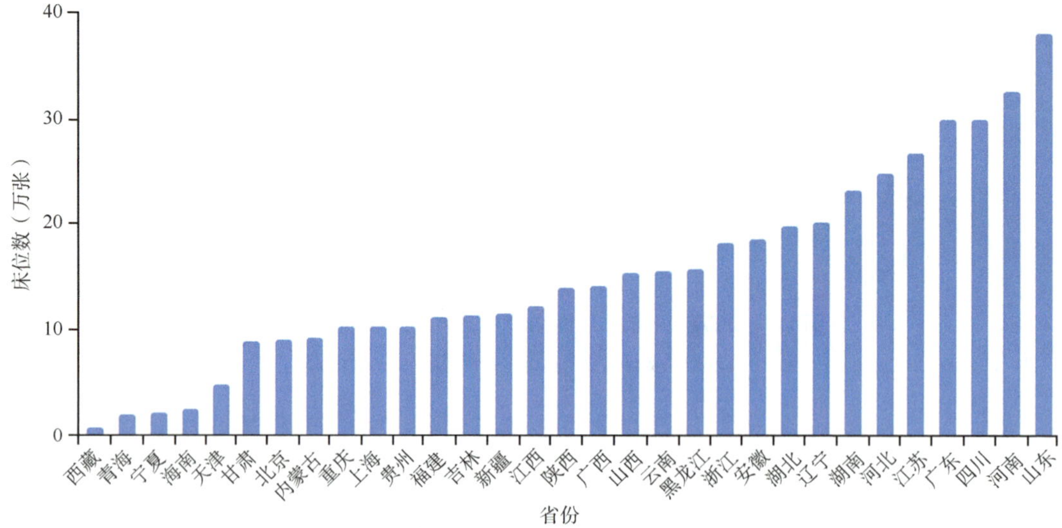

图 6-9 2010 年我国各省份所辖市医疗卫生机构床位配备

到 2018 年，我国各省份所辖市医疗卫生机构床位配备总数均有极大提升（图 6-10）。特别是河南和山东两省，已突破 60 万张，与 2001 年相比，约增加 40 万张；四川的床位配备接近 60 万张；广东也突破了 50 万张。床位配备数量较低的省份依然集中于西部地区。

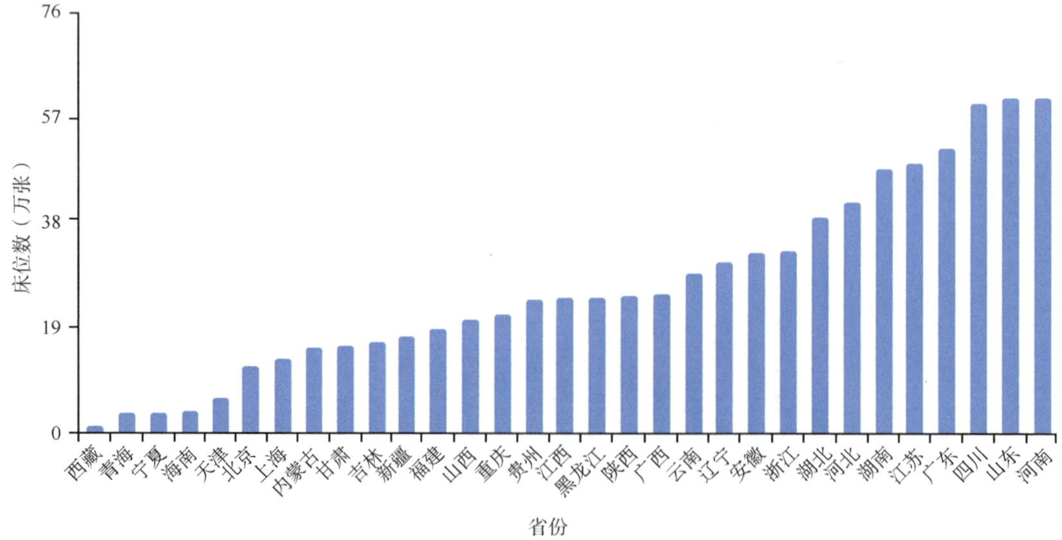

图 6-10 2018 年我国各省份所辖市医疗卫生机构床位配备

综合 2001 ~ 2018 年我国各省份所辖市医疗卫生机构床位配备的发展变化，整体呈快速增长态势，中部地区总数较高，而西部地区相对较低，这一区域差异与各地经济发展及政府对卫生机构的资金投入力度密切相关。

二、河南床位配备在全国所占比例

2001 ~ 2018 年，从我国各省份所辖市医疗卫生机构床位的配备总量来看，2018 年河南位居全国第 1，2014 年和 2017 年排名第 3，其余年份均居全国第 2。

在此期间，河南床位配备总量在全国所占比例有了一定的增加（图 6-11）。2001 年，全国医疗卫生机构床位总数为 320. 12 万张，其中河南有 19.99 万张，占全国床位总数的 6.24%；2010 年，全国医疗卫生机构床位数为 478.68 万张，河南拥有 32.76 万张，占全国总数的 6.84%；2018 年全国共配备 840.41 万张床位，是 2001 年的 2.63 倍，2010 年的 1.76 倍；而河南 2018 年有 60.85 万张，占全国的 7.24%。

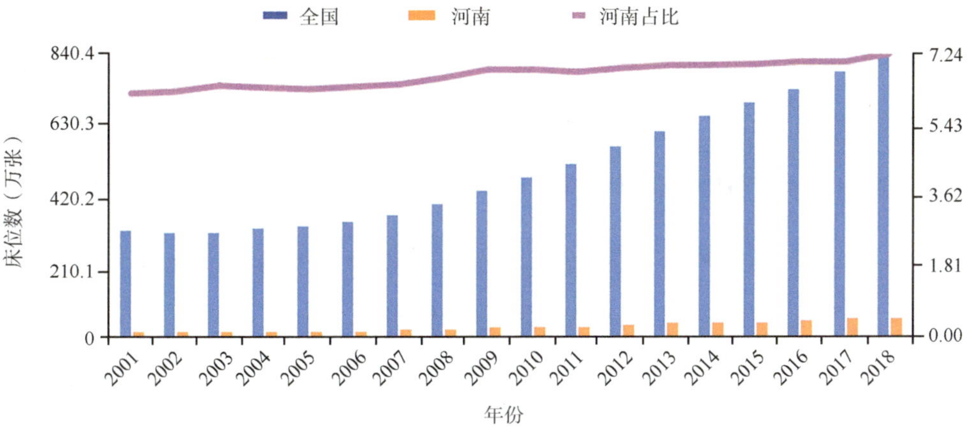

图 6-11 2001 ~ 2018 年河南床位配备在全国所占比例

因此，2001 ~ 2018 年河南医疗卫生机构床位的配备在全国所占的比例基本保持相对平稳的增长趋势。

三、河南每千人口床位的配备水平

受资料所限，下文仅介绍 2011 年以后的情况。2011 ~ 2018 年，河南与全国的每千人口床位配备量均在增长（图 6-12）。自 2012 年开始，河南每千人口床位数已经接近或达到全国水平。特别是 2018 年，全国每千人口床位 6.03 张，而河南每千人口已拥有床位 6.34 张，高于全国水平。

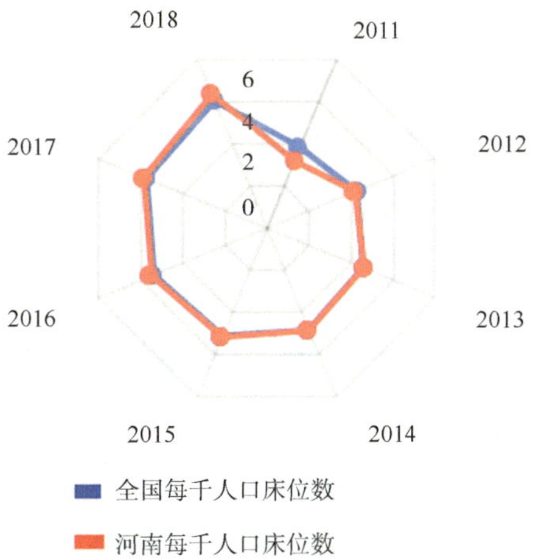

图 6-12 2011 ~ 2018 年河南与全国每千人口床位配备比较（单位：张）

河南与全国城市每千人口床位数的比较见图 6-13。2011 年，河南城市每千人口床位 7.03 张，全国城市每千人口床位 6.24 张，高于全国水平 0.79 张；2018 年，全国（8.7 张）与河南（10.83 张）的城市每千人口床位相差 2.13 张。

河南与全国农村每千人口床位数的比较见图 6-14。2011 ～ 2018 年，河南农村每千人口床位数均低于全国水平。

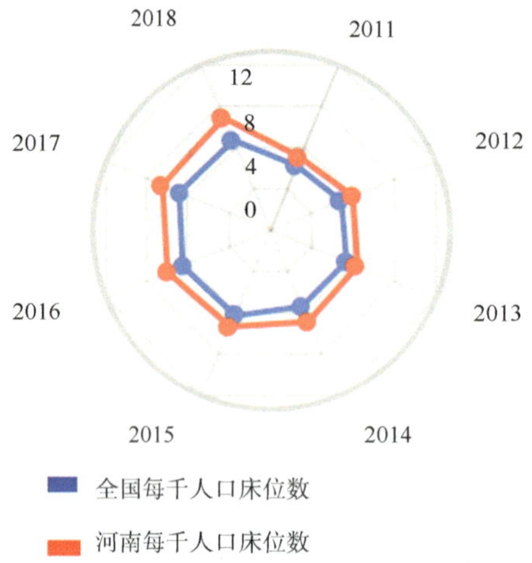

图 6-13 2011 ～ 2018 年河南与全国城市每千人口床位配备比较（单位：张）

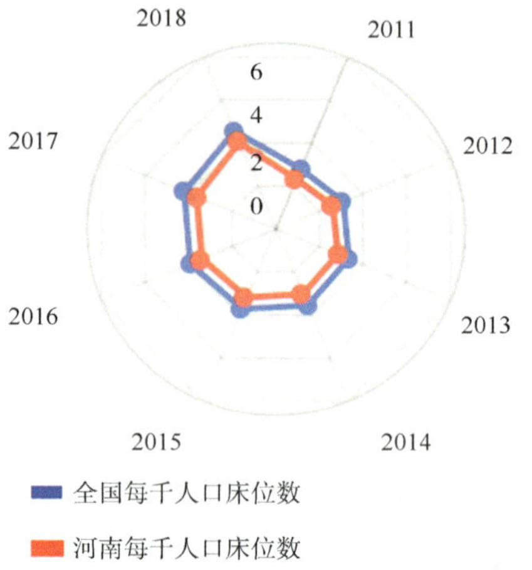

图 6-14 2011 ～ 2018 年河南与全国农村每千人口床位配备比较（单位：张）

第三节 中部六省床位配备比较

一、河南床位配备量在中部六省中的排名

2001 ～ 2018 年河南床位配备在中部六省中位列榜首（图 6-15）。2018 年中部六省的床位配备数排名依次为河南、湖南、湖北、安徽、江西和山西。2018 年河南共有床位 60.85 万张，是湖南（48.24 万张）的 1.26 倍、湖北（39.35 万张）的 1.55 倍、安徽（32.81 万张）的 1.85 倍、江西（24.95 万张）的 2.44 倍、山西（20.83 万张）的 2.92 倍。

二、中部六省床位配备构成比例的比较

中部六省医疗卫生机构床位配备的构成比例见图 6-16 ～图 6-18。河南由 2001 年的 24.6% 增长到 2010 年的 26.6%，再到 2018 年的 26.8%，18 年间稳居榜首；其次是湖南，其构成比例也呈正向发展的趋势；湖北的构成比例先降后升，由 2001 年的 17.3% 降到 2010 年的 16.3%，2018 年再次回升到 17.3%。

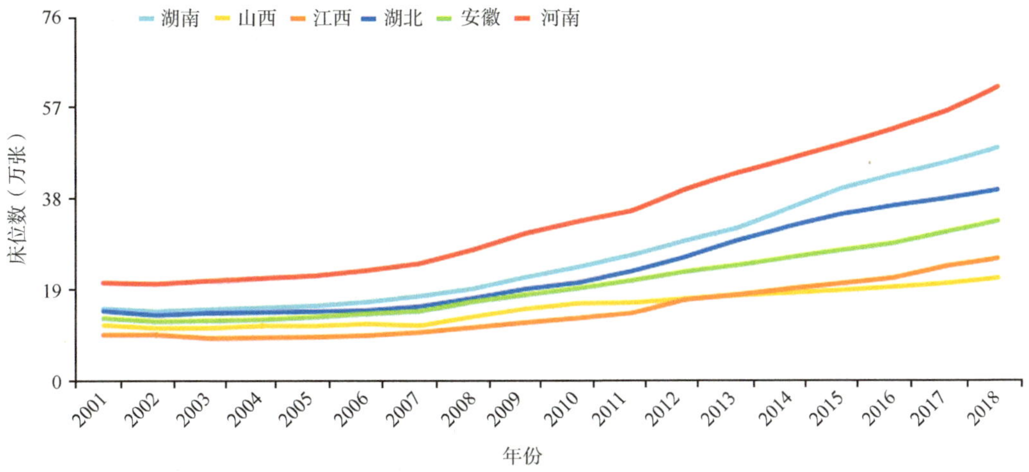

图 6-15　2001 ～ 2018 年中部六省医疗卫生机构床位配备

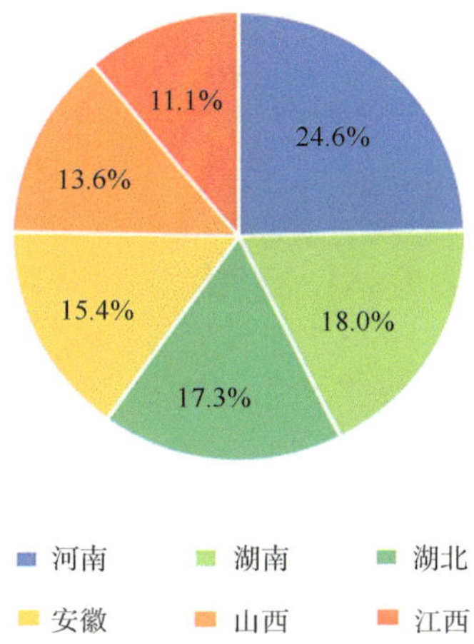

图 6-16　2001 年中部六省医疗卫生机构床位配备的构成比例

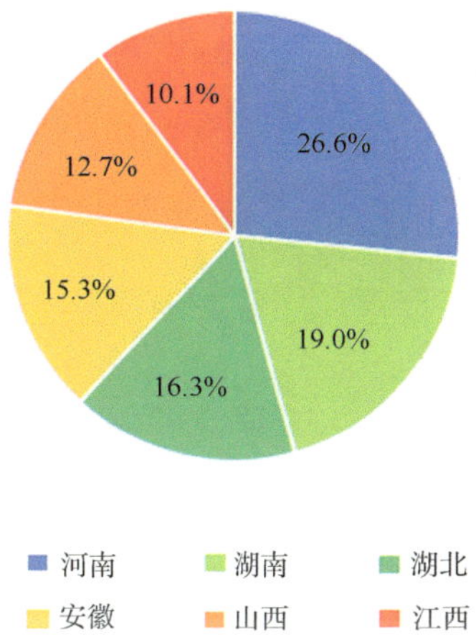

图 6-17　2010 年中部六省医疗卫生机构床位配备的构成比例

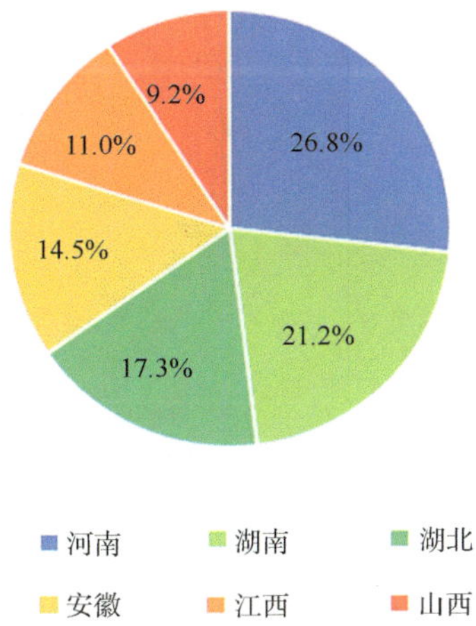

图 6-18　2018 年中部六省医疗卫生机构床位配备的构成比例

2001 年和 2010 年，中部六省医疗卫生机构床位配备的构成比例排序为河南、湖南、湖北、安徽、山西、江西。

河南、湖南两省床位配备在中部六省中持续增长的构成比例，导致山西、江西的构成比例排序出现变动。2018 年，中部六省医疗卫生机构床位配备的构成比例排序变更为河南、湖南、湖北、安徽、江西、山西。

总体来看，中部六省医疗卫生机构床位配备的构成比例中，河南处在一个较稳定的状态。

第七章 医疗卫生服务提供与利用

按照国务院关于《“十三五”卫生与健康规划》的通知要求，医疗卫生服务坚持以人民为中心的发展思想，把人民健康放在优先发展的战略地位，以改革创新为动力，以促健康、转模式、强基层、重保障为着力点，更加注重预防为主和健康促进，更加注重工作重心下移和资源下沉，更加注重提高服务质量和水平，实现发展方式由以治病为中心向以健康为中心转变，显著提高人民健康水平，奋力推进健康中国建设。河南《“十三五”卫生与健康事业发展规划》提出，坚持“保基本、强基层、建机制”，大力实施项目带动战略，强力推进基层医疗卫生服务体系“五年百亿工程”建设和实施新型城镇化医疗卫生服务体系。

通过提供安全、有效、方便、价廉的医疗卫生服务，保障人民群众健康，提高劳动者的生产能力，促进社会生产力的发展。医疗卫生服务体系作为各级各类医疗机构所组成的有机整体，各级机构之间应该层次清楚、结构合理、功能明确，通过建立分工协作关系，保证医疗卫生服务的连续性，发挥医疗卫生服务体系的整体功能。

对河南医疗卫生服务体系发展状况的介绍和评述主要从以下几个方面展开：首先介绍全国及东、中和西部地区医疗卫生服务供给数量变化情况，通过比较中部六省医疗卫生服务供给数量变化情况，重点说明河南医疗卫生服务供给数量及变化情况；然后比较分析河南公立和民营医院医疗卫生服务供给数量及变化情况、河南医疗卫生机构居民平均就诊次数和居民年住院率变化情况；接着分析说明河南农村和城市基层医疗机构医疗卫生服务供给数量及变化情况，具体分为县和县级市医疗机构、社区卫生服务中心（站）、乡镇和街道卫生院、村卫生室四类；最后比较分析河南社区卫生服务中心（站）和乡村医疗机构床位利用与医师日均担负诊疗情况。

第一节 医疗服务提供与利用情况

一、全国医疗服务提供量

2009～2018年全国及东、中、西部地区，医疗卫生机构诊疗人次数总体均呈上升趋势。东部地区医疗卫生机构诊疗人次数最多，且总体数量增幅最大，从2009年的27.09亿人次增加到2018年的42.63亿人次，增加15.54亿人次；中部地区次之，从14.32亿人次增加到20.67亿人次，增加6.35亿人次；西部地区最少，从13.46亿人次增加到19.78亿人次，增加6.32亿人次（图7-1）。

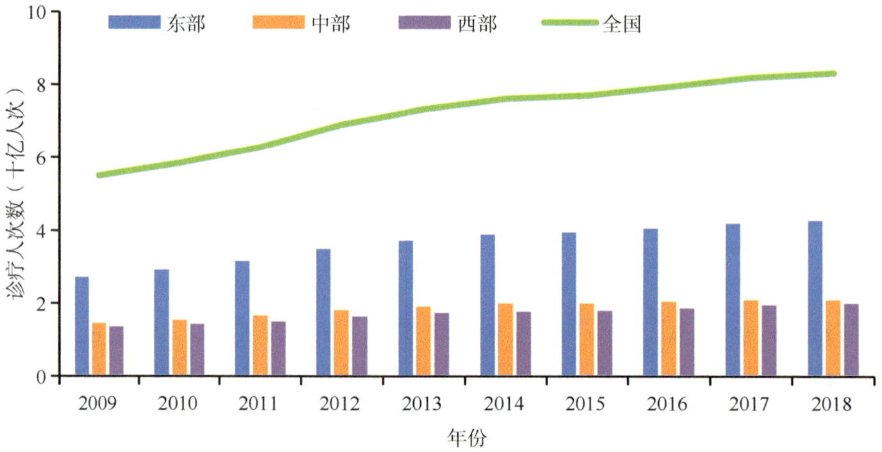

图 7-1 全国及东、中、西部地区 2009 ～ 2018 年医疗卫生机构诊疗人次数

2009 ～ 2018 年全国及东、中、西部地区，医疗卫生机构门急诊人次数总体均呈上升趋势。东部地区医疗卫生机构门急诊人次数最多，且总体数量增幅最大，从 2009 年的 25.75 亿人次增加到 2018 年的 41.22 亿人次，增加 15.47 亿人次；中部地区次之，从 13.28 亿人次增加到 19.57 亿人次，增加 6.29 亿人次；西部地区最少，从 12.85 亿人次增加到 18.99 亿人次，增加 6.14 亿人次（图 7-2）。

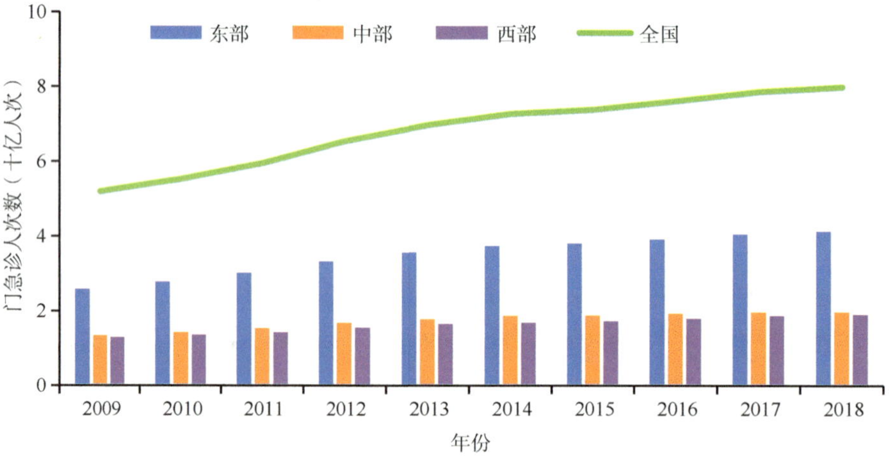

图 7-2 全国及东、中、西部地区 2009 ～ 2018 年医疗卫生机构门急诊人次数

2009 ～ 2018 年全国及东、中、西部地区，医疗卫生机构入院人数总体均呈上升趋势。东部地区医疗卫生机构入院人数最多，且总体数量增幅较大，从 2009 年的 5114 万人增加到 2018 年的 9606 万人，增加 4492 万人；中部和西部地区分别增加 3947 万人和 3759 万人；中部地区医疗卫生机构入院人数略高于西部地区，2018 年分别为 8135 万人和 7713 万人，两个地区差距不大，大致持平（图 7-3）。

2009 ～ 2018 年全国及东、中、西部地区，医疗卫生机构出院人数总体均呈上升趋势。东部地区医疗卫生机构出院人数最多，且总体数量增幅较大，从 2009 年的 5123 万人增加到 2018 年的 9584 万人，增加 4461 万人；中部和西部地区分别增加 3911 万人和 3700 万人；中部地区医疗卫生机构出院人数略高于西部地区，2018 年分别为 8117 万人和 7683 万人，两个地区差距不大，大致持平（图 7-4）。

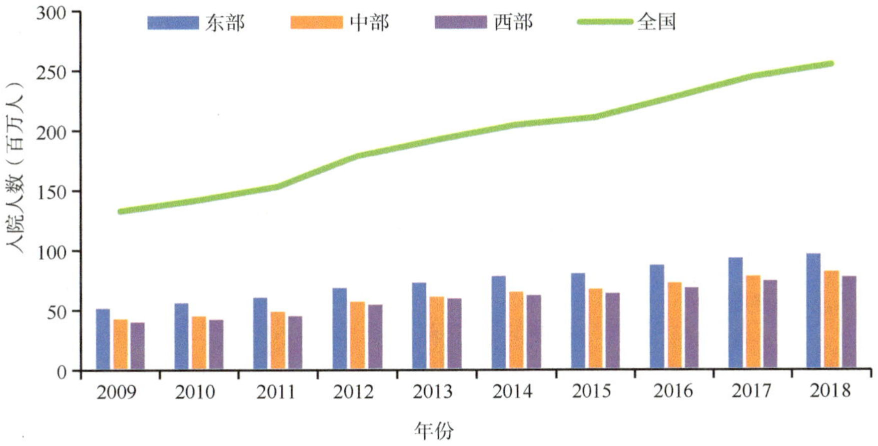

图 7-3　全国及东、中、西部地区 2009 ～ 2018 年医疗卫生机构入院人数

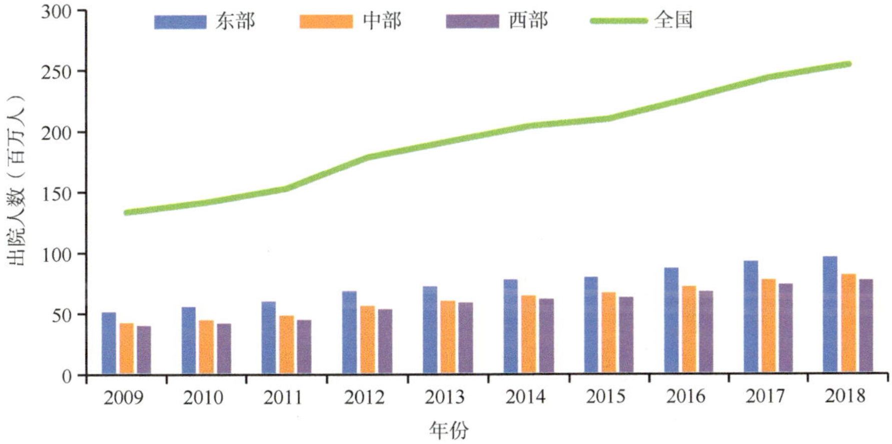

图 7-4　全国及东、中、西部地区 2009 ～ 2018 年医疗卫生机构出院人数

二、中部六省医疗服务提供量

2009 ～ 2018 年中部六省医疗卫生机构诊疗人次数总体均呈上升趋势，河南诊疗人次数最多；湖北次之；安徽与湖南基本持平，且近几年安徽诊疗人次数逐渐多于湖南；江西较少；山西最少（图 7-5）。

2009 ～ 2018 年中部六省医疗卫生机构门急诊人次数总体均呈上升趋势；河南门急诊人次数最多；湖北次之；安徽与湖南不相上下，且近几年安徽门急诊人次数逐渐多于湖南；江西较少；山西最少（图 7-6）。

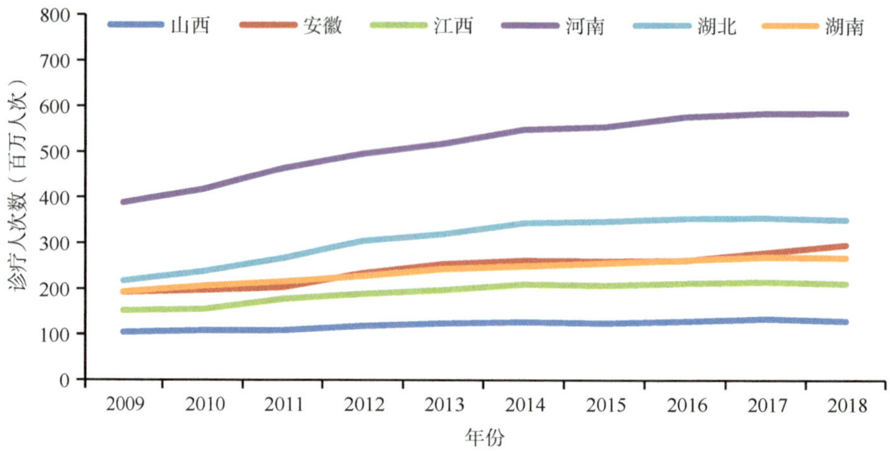

图 7-5　中部六省 2009 ～ 2018 年医疗卫生机构诊疗人次数

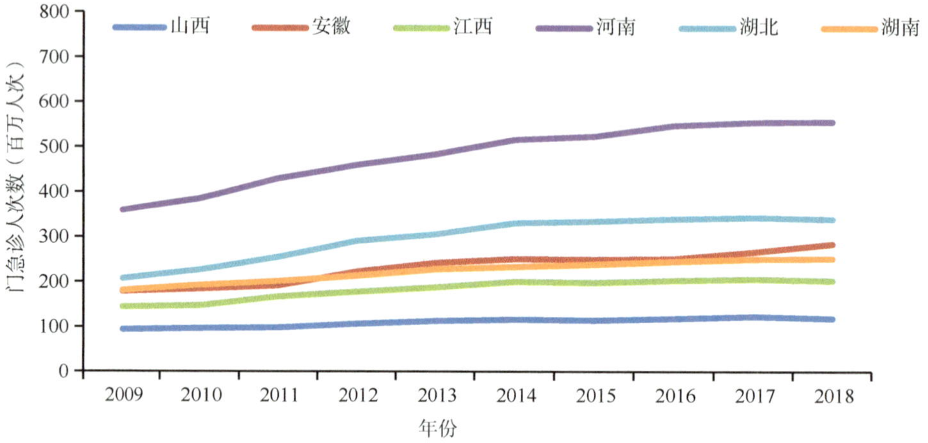

图 7-6　中部六省 2009 ～ 2018 年医疗卫生机构门急诊人次数

2009 ～ 2018 年中部六省医疗卫生机构入院人数总体均呈稳步上升趋势，入院人数从多到少依次为河南、湖南、湖北、安徽、江西、山西（图 7-7）。

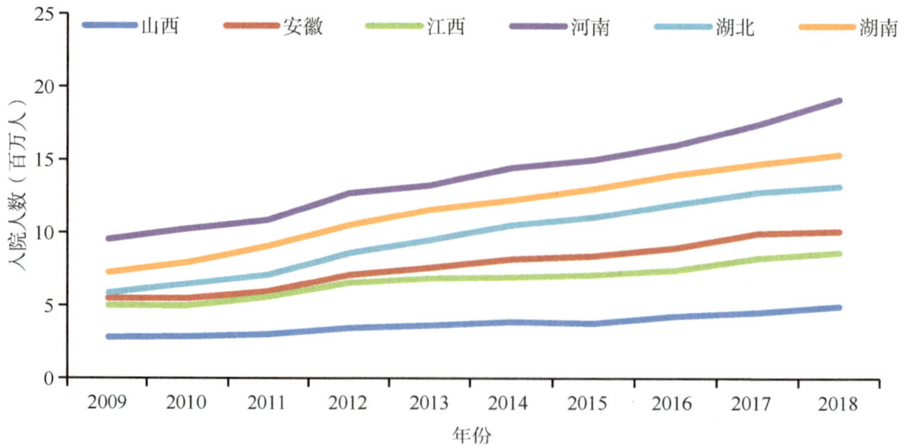

图 7-7　中部六省 2009 ～ 2018 年医疗卫生机构入院人数

2009 ～ 2018 年中部六省医疗卫生机构出院人数总体均呈稳步上升趋势，出院人数从多到少依次为河南、湖南、湖北、安徽、江西、山西（图 7-8）。

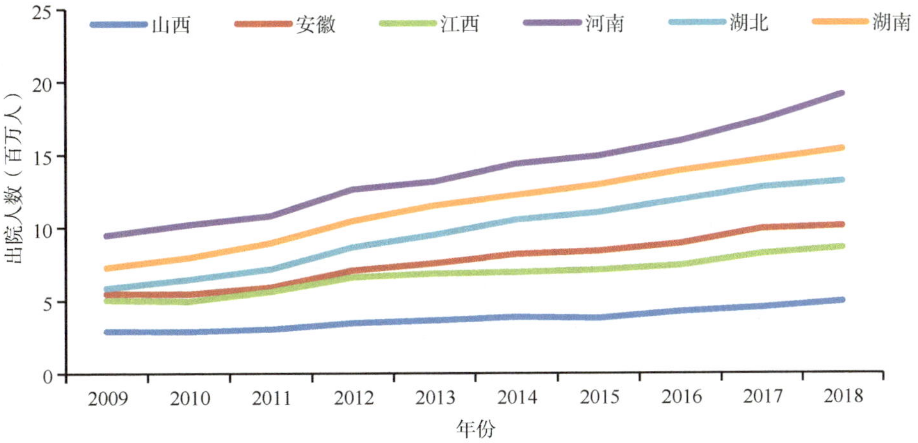

图 7-8　中部六省 2009 ～ 2018 年医疗卫生机构出院人数

三、河南医疗卫生服务提供量

2009 ～ 2018 年河南医疗卫生机构诊疗人次数和门急诊人次数均呈稳步上升趋势，且门急诊人次数与诊疗人次数相差不大，说明大部分患者通过门急诊就诊（图 7-9）。

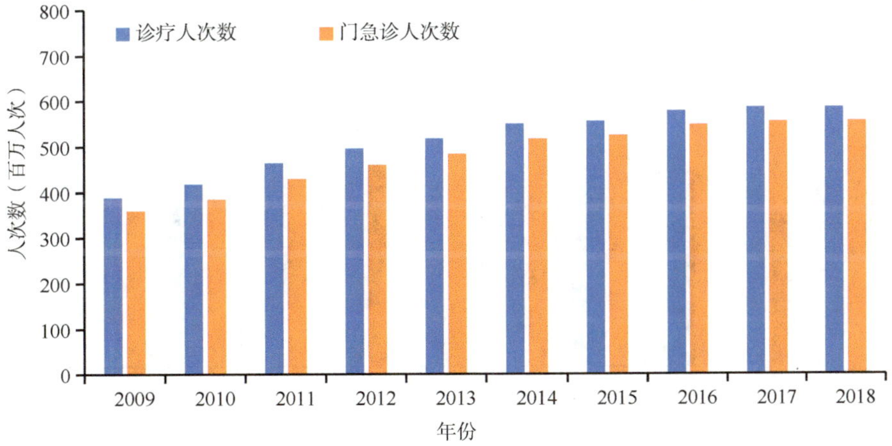

图 7-9　河南 2009 ～ 2018 年医疗卫生机构诊疗人次数和门急诊人次数

2009 ～ 2018 年河南医疗卫生机构入院人数和出院人数均呈稳步上升趋势，且入院人数略高于出院人数（图 7-10）。

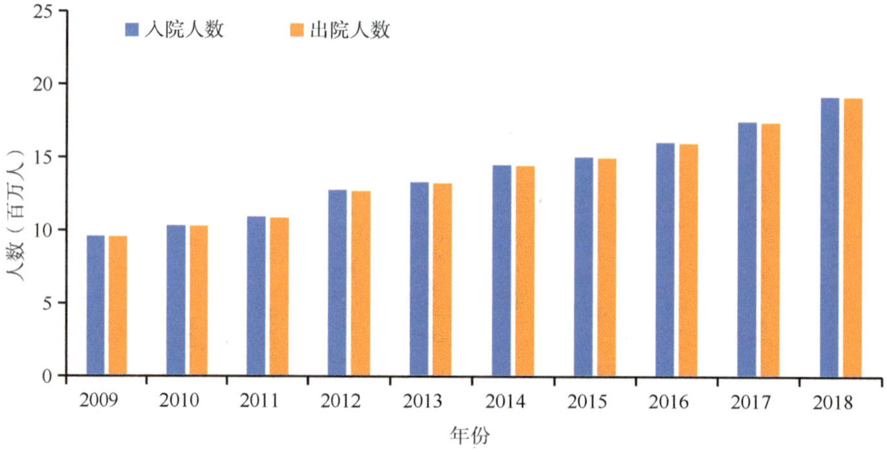

图 7-10　河南 2009 ～ 2018 年医疗卫生机构入院人数和出院人数

第二节　河南公立、民营医院收治能力和诊疗实力情况

一、公立、民营医院入院和出院人数比较

1. 入院人数比较　2011 ～ 2018 年河南公立和民营医院入院人数均呈上升趋势，公立医院入院人数明显多于民营医院，近几年差距逐渐缩小至 3 ～ 4 倍（图 7-11）。

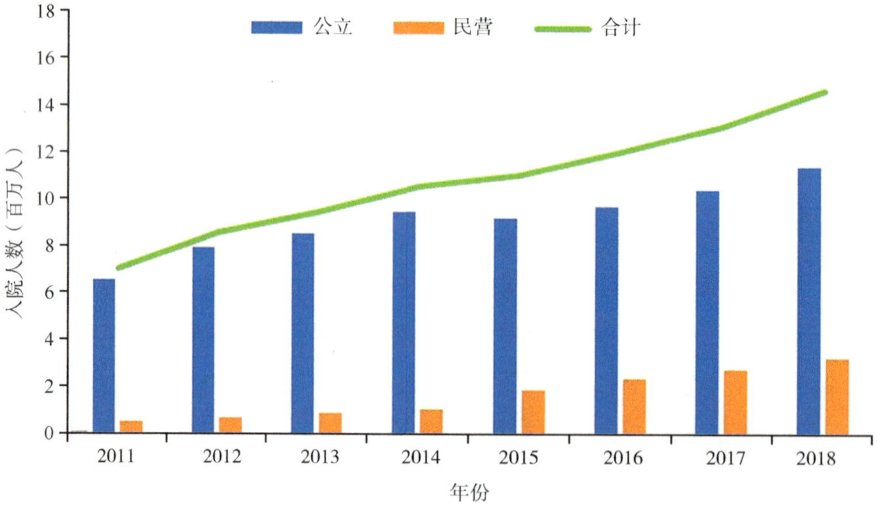

图 7-11　河南 2011 ～ 2018 年公立和民营医院入院人数

2011 ～ 2018 年河南公立医院入院人数比重较大，明显高于民营医院（图 7-12）。

2. 出院人数比较　2011 ～ 2018 年河南公立医院和民营医院出院人数呈上升趋势，公立医院出院人数明显多于民营医院，近几年差距逐渐缩小至 3 ～ 4 倍（图 7-13）。

2011 ～ 2018 年河南公立医院出院人数比重明显要高，但逐年降低；民营医院出院人数比重较低，但逐年增加（图 7-14）。

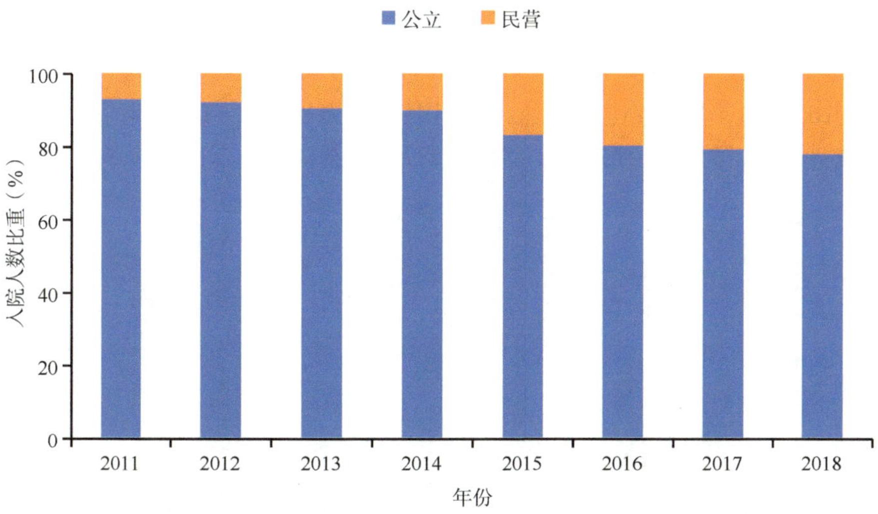

图 7-12 河南 2011 ～ 2018 年公立和民营医院入院人数比重

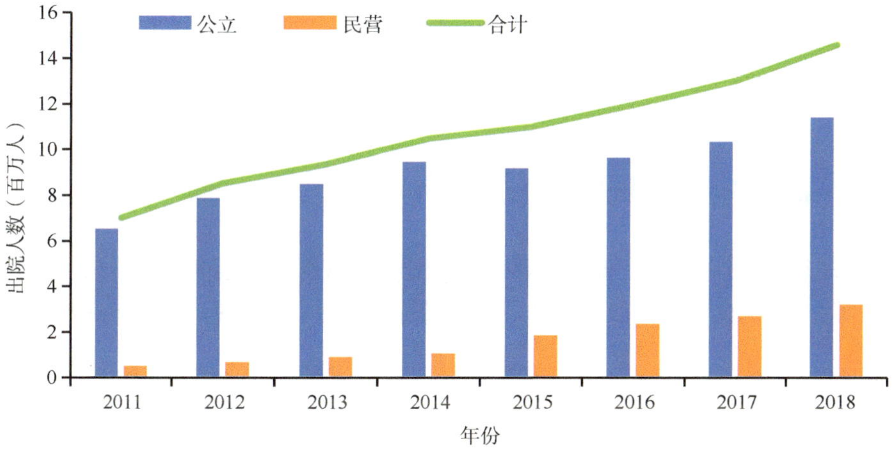

图 7-13 河南 2011 ～ 2018 年公立和民营医院出院人数

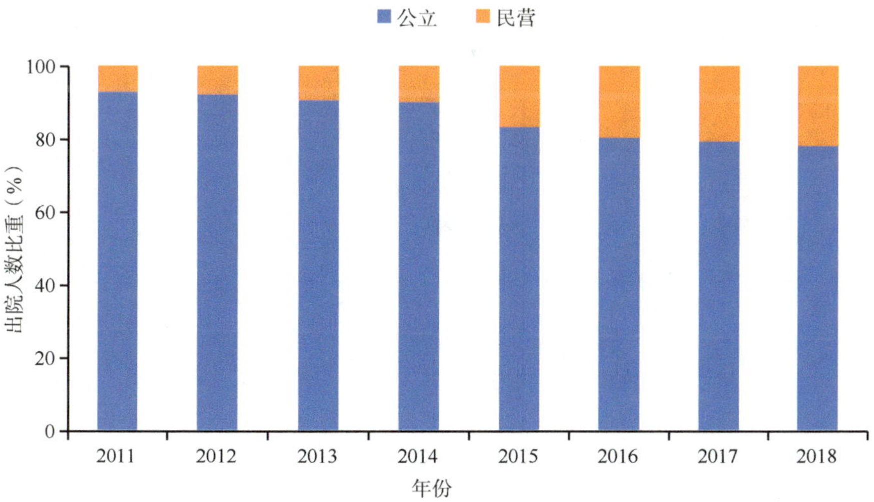

图 7-14 河南 2011 ～ 2018 年公立和民营医院出院人数比重

二、公立、民营医院病床工作日

2011 ～ 2018 年河南公立医院病床工作日高于民营医院，且略有起伏；民营医院病床工作日总体趋势略有增加，2015、2016 年增至最高；总体病床工作日略有起伏（图 7-15）。

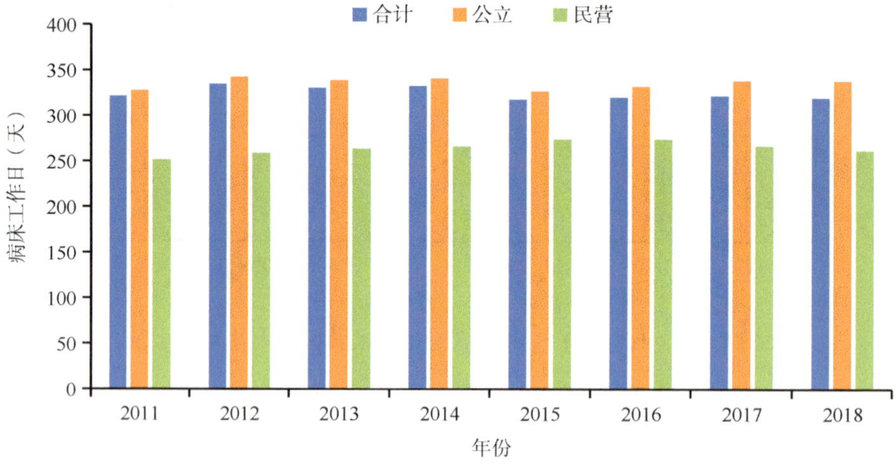

图 7-15　河南 2011 ～ 2018 年公立和民营医院病床工作日

三、公立、民营医院病床使用率

2011 ～ 2018 年河南公立医院病床使用率高于民营医院，且略有起伏；民营医院病床使用率总体趋势略有增加，2015、2016 年增至最高；总体病床使用率略有起伏（图 7-16）。

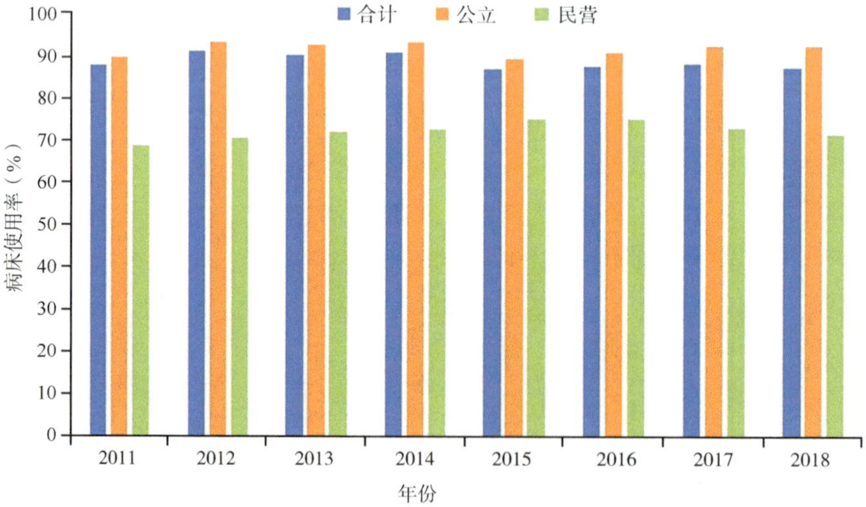

图 7-16　河南 2011 ～ 2018 年公立和民营医院病床使用率

四、公立、民营医院平均住院日

2011 ～ 2018 年河南公立和民营医院平均住院日总体均呈下降趋势，公立医院略高于民营医院（图 7-17）。

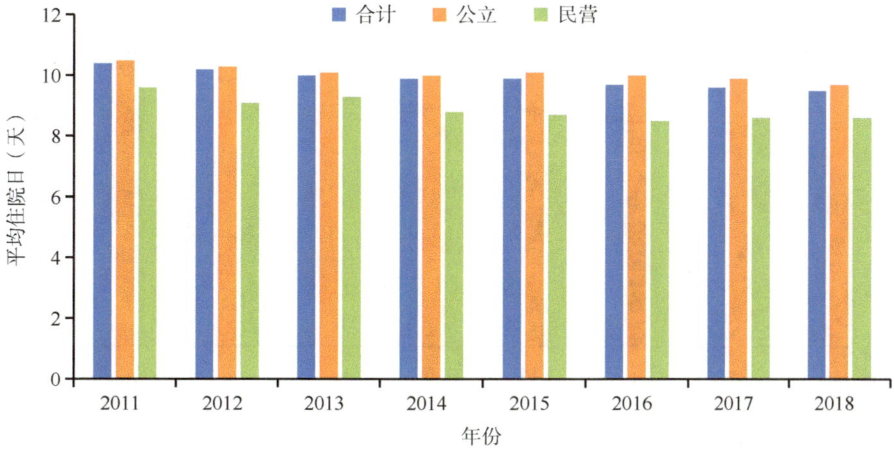

图 7-17　河南 2011 ～ 2018 年公立和民营医院平均住院日

第三节　居民平均就诊次数和年住院率

一、全国居民平均就诊次数和年住院率

2012 ～ 2018 年全国及东、中、西部地区居民平均就诊次数总体均略有上升，东部地区最多，西部地区次之，中部地区最少（图 7-18）。

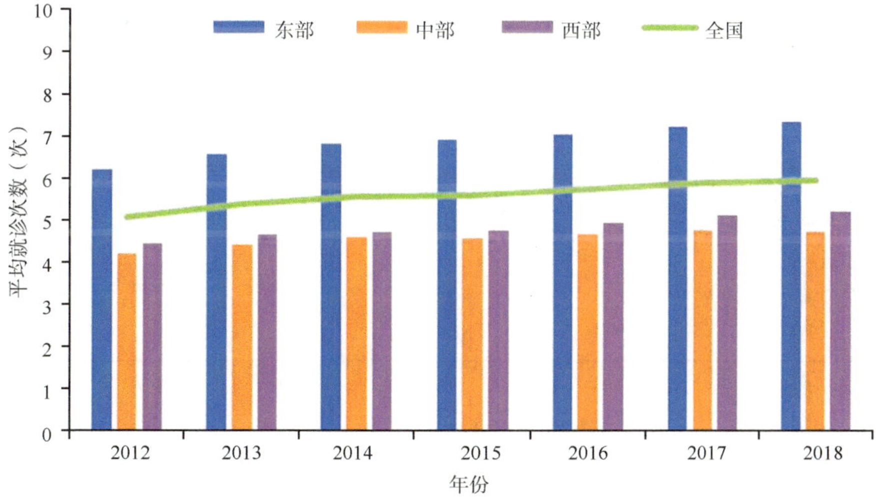

图 7-18　全国及东、中、西部地区 2012 ～ 2018 年居民平均就诊次数

2012 ～ 2018 年全国及东、中、西部地区居民年住院率均呈逐步上升趋势，西部地区最高，中部地区次之，东部地区最低（图 7-19）。

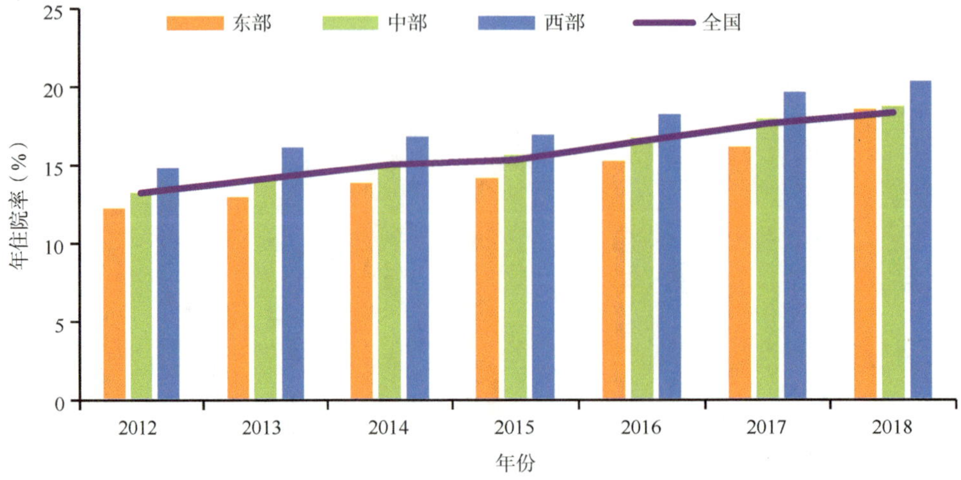

图 7-19　全国及东、中、西部地区 2012 ～ 2018 年居民年住院率

二、中部六省居民平均就诊次数和年住院率

2012 ～ 2018 年中部六省医疗卫生机构居民平均就诊次数总体均呈上升趋势。河南与湖北的居民平均就诊次数明显多于其他省份，两者不相上下，但近几年河南逐渐高于湖北；江西和安徽次之，江西先增加后减少；安徽略有起伏，且 2018 年与江西大致相当；湖南较少；山西略有起伏，但总体略有增加（图 7-20）。

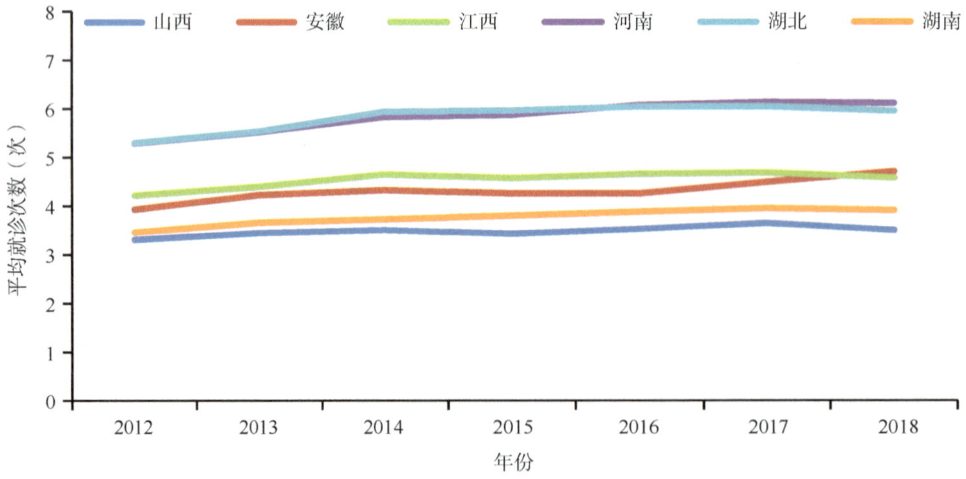

图 7-20　中部六省 2012 ～ 2018 年医疗卫生机构居民平均就诊次数

2012 ～ 2018 年中部六省医疗卫生机构居民年住院率总体均呈逐年上升趋势。湖南与湖北居民年住院率高于其他省份，两者逐渐持平；河南与江西次之，且 2014 年后江西逐渐低于河南；安徽较低；山西最低（图 7-21）。

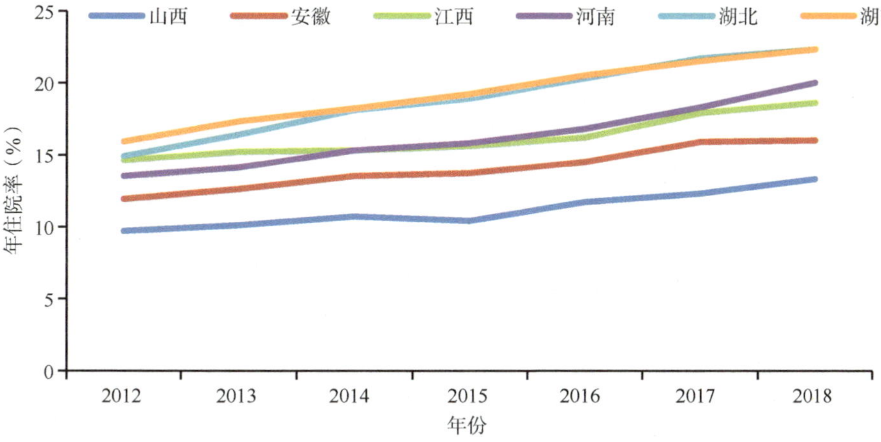

图 7-21　中部六省 2012 ～ 2018 年医疗卫生机构居民年住院率

三、河南居民平均就诊次数和年住院率

2012 ～ 2018 年河南医疗卫生机构居民平均就诊次数总体呈上升趋势，但近几年基本平稳；居民年住院率呈逐年上升趋势（图 7-22）。

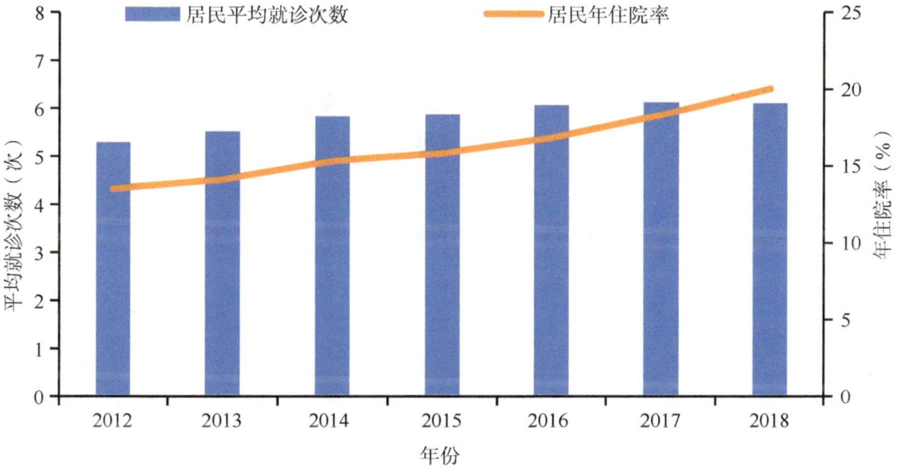

图 7-22　河南 2012 ～ 2018 年医疗卫生机构居民平均就诊次数和年住院率

第四节　基层医疗卫生机构诊疗人次数

一、基层医疗卫生机构诊疗人次数变化情况

2010 ～ 2018 年河南农村和城市基层医疗卫生机构诊疗人次数先增加后减少，但总体呈上升趋势（图 7-23）。

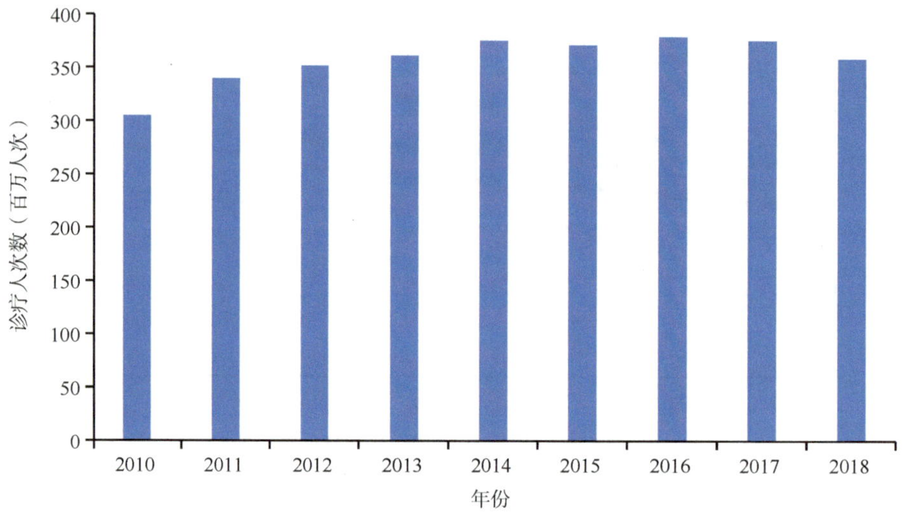

图 7-23 河南 2010 ～ 2018 年农村和城市基层医疗卫生机构诊疗人次数

2010 ～ 2018 年河南农村和城市基层医疗卫生机构入院人数略有起伏，且 2016 ～ 2018 年呈逐年上升趋势（图 7-24）。

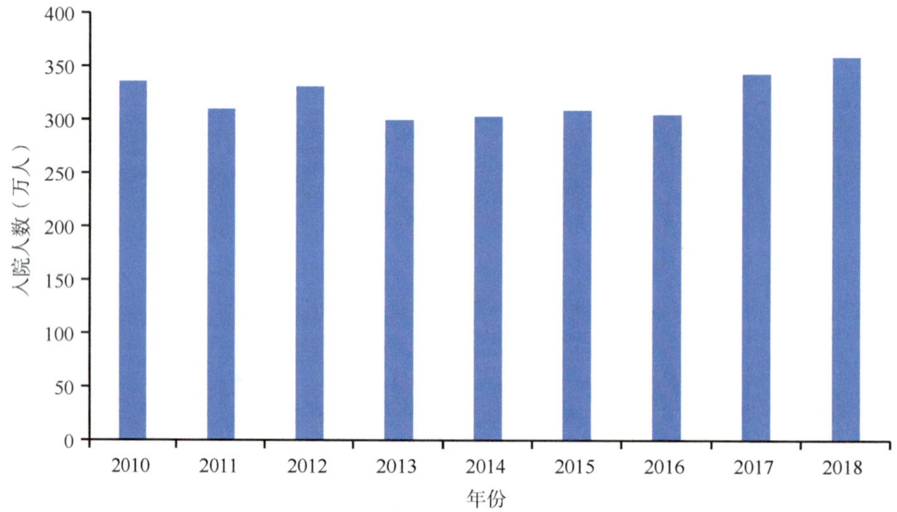

图 7-24 河南 2010 ～ 2018 年农村和城市基层医疗卫生机构入院人数

二、社区诊疗人次数

1. 社区卫生服务中心 2004 ～ 2018 年河南社区卫生服务中心诊疗人次数逐年增加（图 7-25）。

2004 ～ 2015 年河南社区卫生服务中心入院人数呈稳步上升趋势，2016 ～ 2018 年略有起伏（图 7-26）。

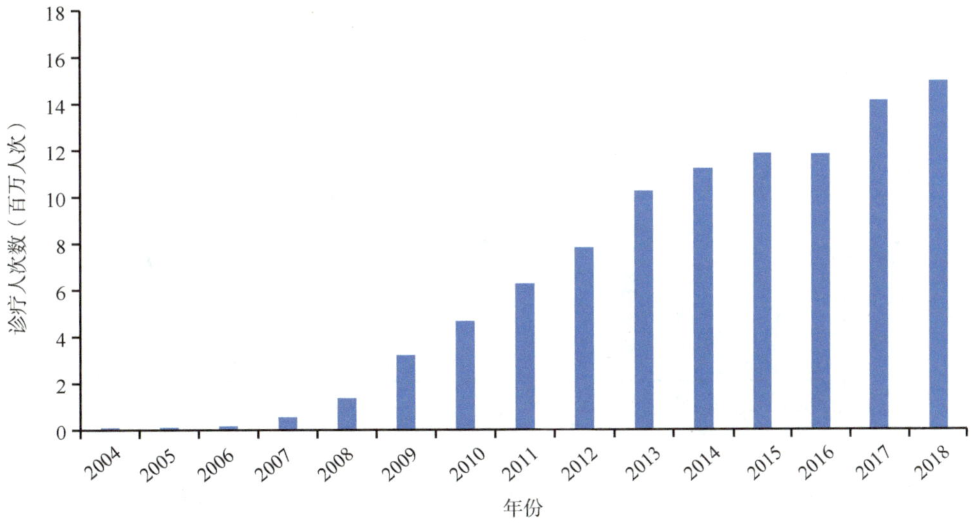

图 7-25　河南 2004 ～ 2018 年社区卫生服务中心诊疗人次数

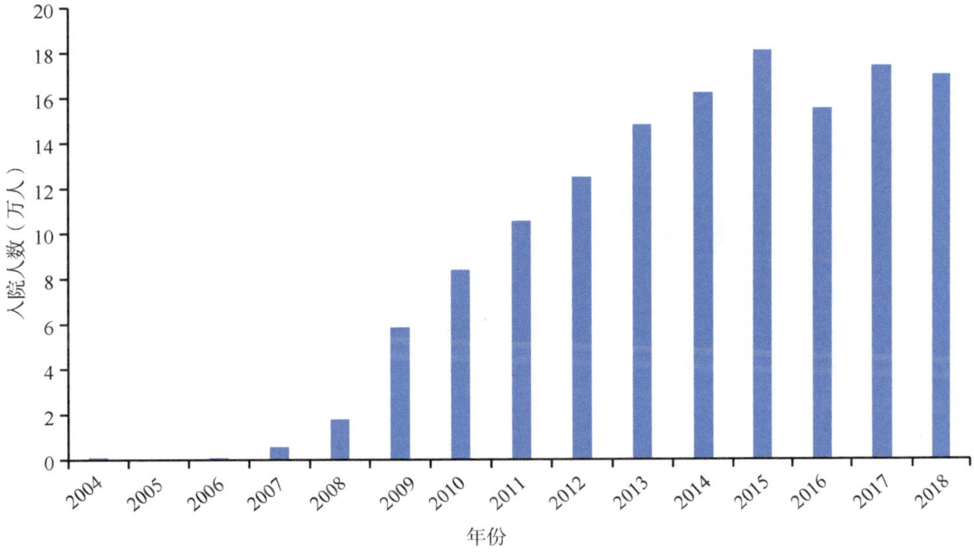

图 7-26　河南 2004 ～ 2018 年社区卫生服务中心入院人数

2. 社区卫生服务站　2002 ～ 2018 年社区卫生服务站诊疗人次数总体呈上升趋势；其中 2013 ～ 2018 年基本稳定，但略有起伏（图 7-27）。

三、乡镇和村医疗机构诊疗人次数

1. 乡镇卫生院　2002 ～ 2018 年河南乡镇卫生院诊疗人次数总体呈上升趋势；其中 2015 ～ 2018 年基本稳定，但略有起伏（图 7-28）。

2002 ～ 2008 年河南乡镇卫生院入院人数呈明显上升趋势；2009 ～ 2018 年基本稳定，但略有起伏（图 7-29）。

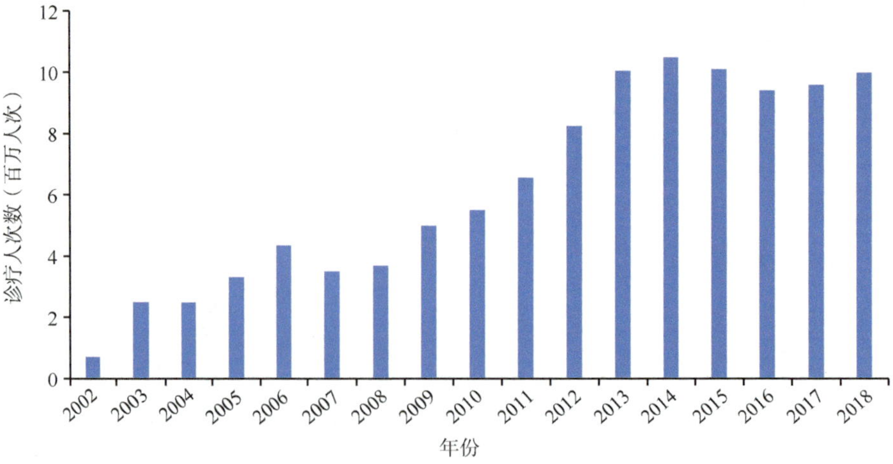

图 7-27　河南 2002 ～ 2018 年社区卫生服务站诊疗人次数

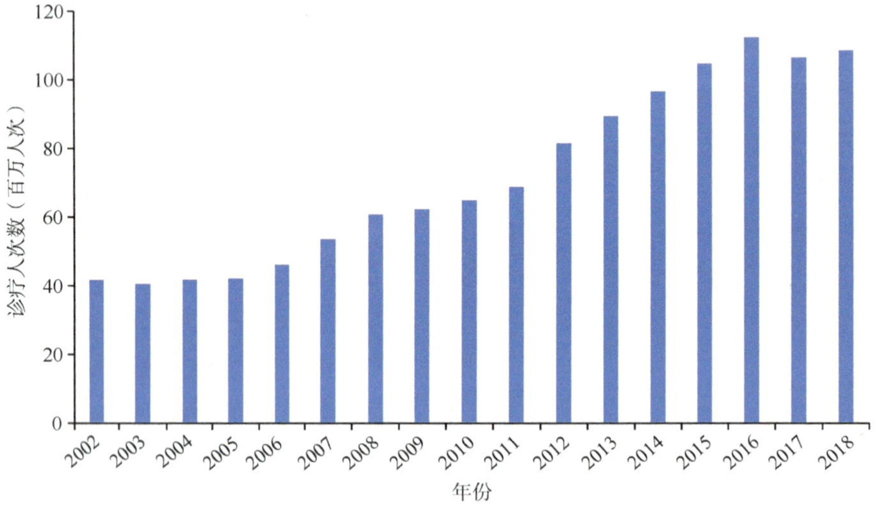

图 7-28　河南 2002 ～ 2018 年乡镇卫生院诊疗人次数

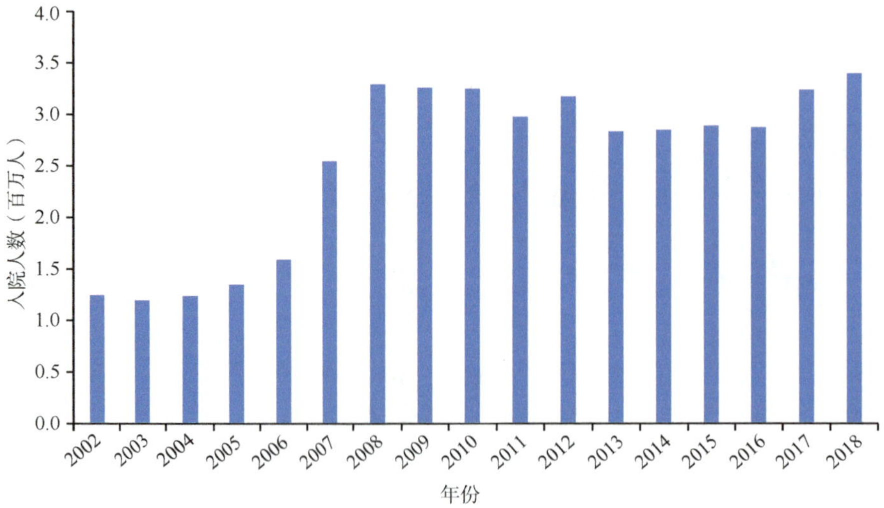

图 7-29　河南 2002 ～ 2018 年乡镇卫生院入院人数

2. 村卫生室　2009～2018 年河南村卫生室诊疗人次数先增加后减少（图 7-30）。

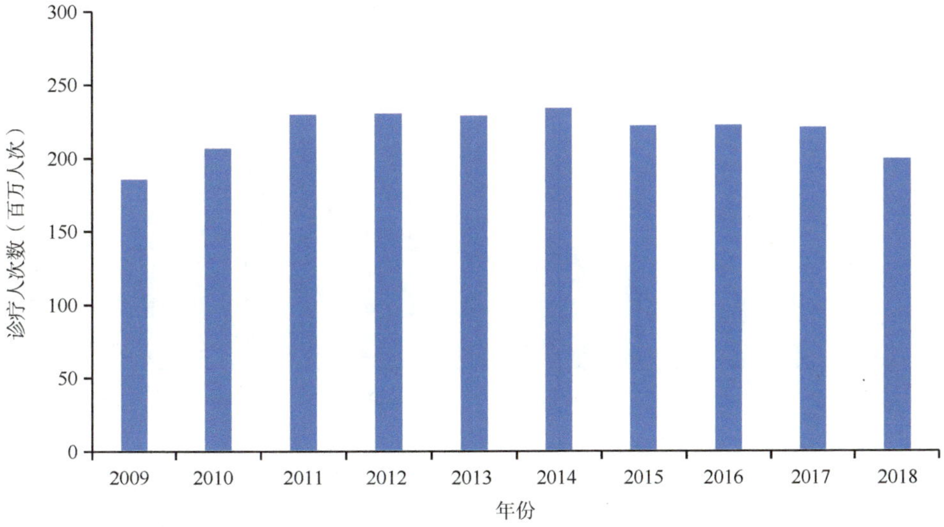

图 7-30　河南 2009～2018 年村卫生室诊疗人次数

四、医院和妇幼保健院诊疗人次数

1. 县和县级市医院　2003～2018 年河南的县和县级市医院诊疗人次数呈逐年上升趋势（图 7-31）。

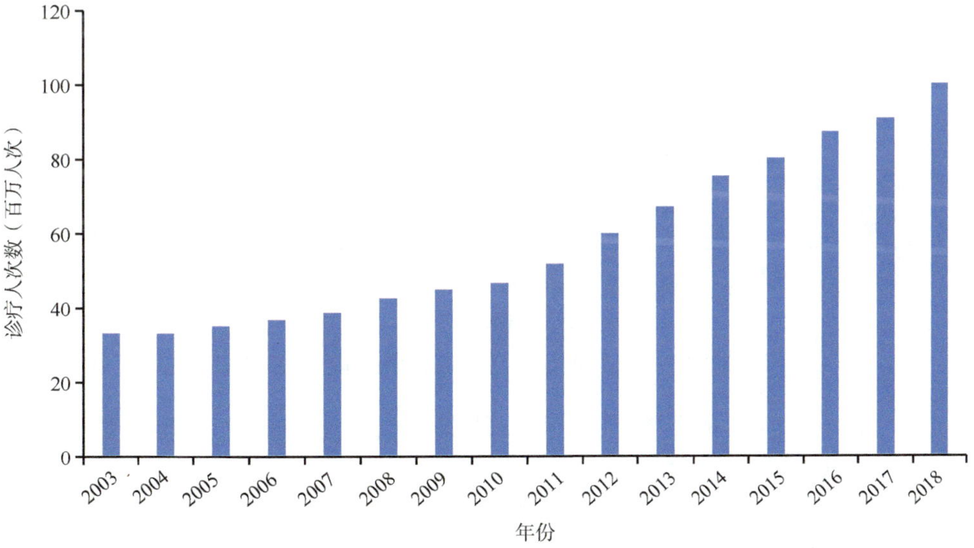

图 7-31　河南 2003～2018 年县和县级市医院诊疗人次数

2003～2018 年河南的县和县级市医院入院人数呈逐年上升趋势（图 7-32）。

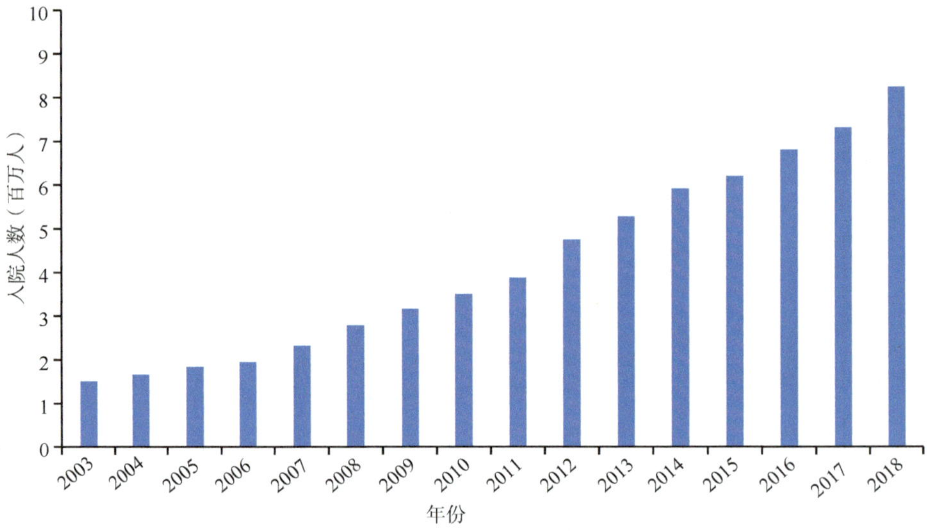

图 7-32 河南 2003 ～ 2018 年县和县级市医院入院人数

2. 县和县级市妇幼保健院（所、站） 2003 ～ 2018 年河南的县和县级市妇幼保健院（所、站）诊疗人次数呈逐年上升趋势（图 7-33）。

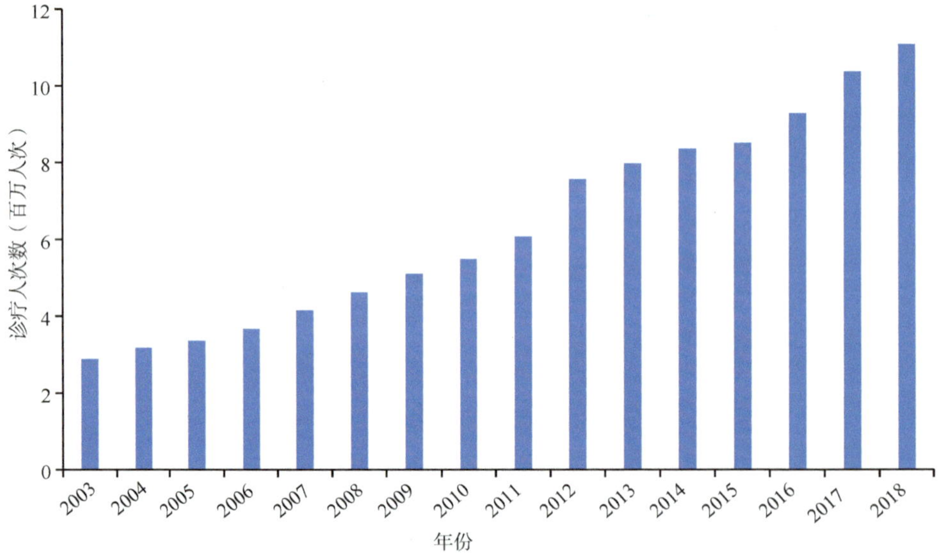

图 7-33 河南 2003 ～ 2018 年县和县级市妇幼保健院（所、站）诊疗人次数

2003 ～ 2014 年河南的县和县级市妇幼保健院（所、站）入院人数逐年增加；2015 ～ 2018 年基本稳定，但略有起伏（图 7-34）。

3. 县和县级市专科疾病防治院（所、站） 2003 ～ 2018 年河南的县和县级市专科疾病防治院（所、站）诊疗人次数起伏较大，但总体呈上升趋势，近几年趋于稳定（图 7-35）。

2003 ～ 2014 年河南的县和县级市专科疾病防治院（所、站）入院人数呈逐年上升趋势；2015 ～ 2018 年基本稳定，但略有起伏（图 7-36）。

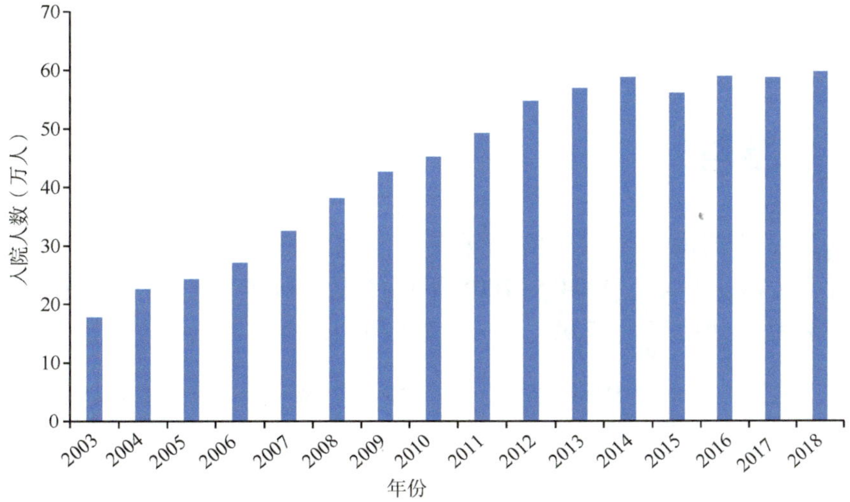

图 7-34　河南 2003 ～ 2018 年县和县级市妇幼保健院（所、站）入院人数

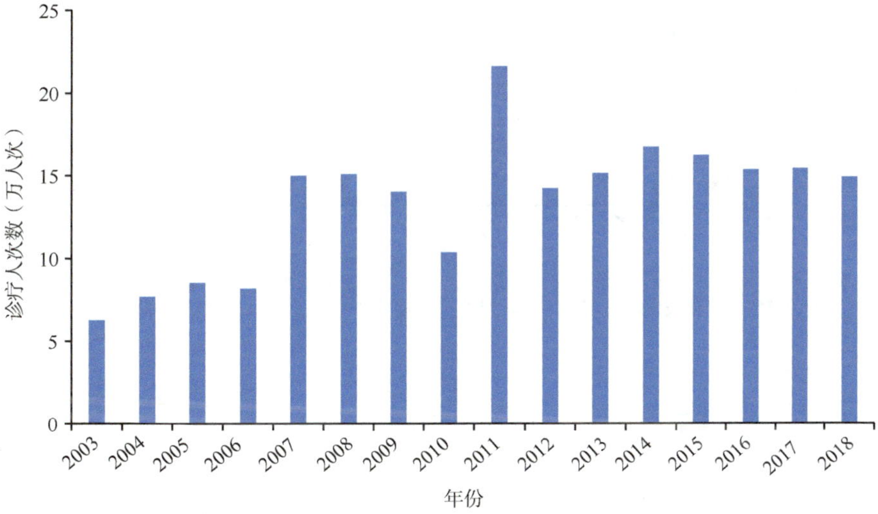

图 7-35　河南 2003 ～ 2018 年县和县级市专科疾病防治院（所、站）诊疗人次数

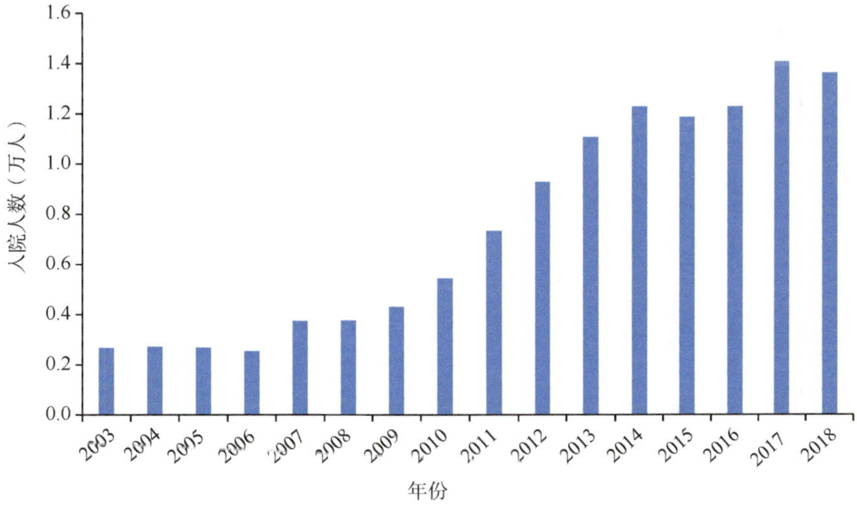

图 7-36　河南 2003 ～ 2018 年县和县级市专科疾病防治院（所、站）入院人数

第五节　河南基层医疗卫生机构服务能力和效率

一、病床使用率

2004 ～ 2008 年河南乡镇卫生院病床使用率逐年增加，此后至 2018 年基本稳定，且高于社区卫生服务中心。2004 ～ 2005 年社区卫生服务中心病床使用率增幅较大，2006 ～ 2018 年病床使用率在 47.0% 上下波动（图 7-37）。

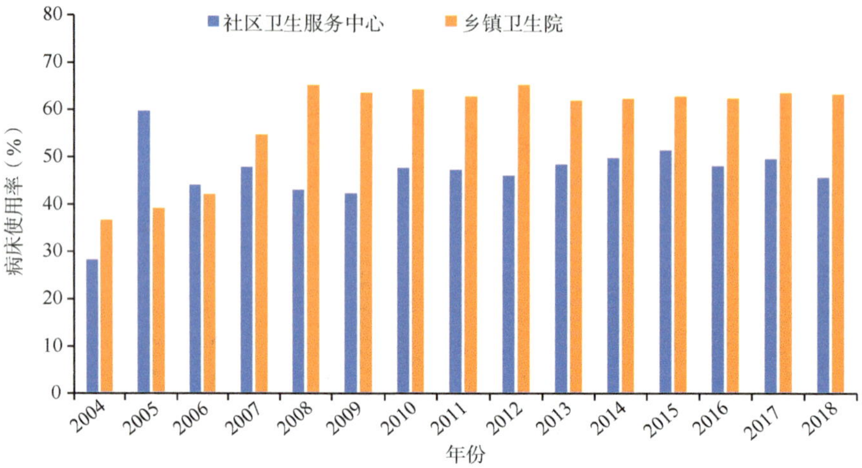

图 7-37　河南 2004 ～ 2018 年社区卫生服务中心和乡镇卫生院病床使用率

二、平均住院日

2004 ～ 2008 年河南社区卫生服务中心平均住院日高于乡镇卫生院，且先增加后减少，2008 年以后基本平稳；乡镇卫生院平均住院日略有起伏，近几年趋于平稳（图 7-38）。

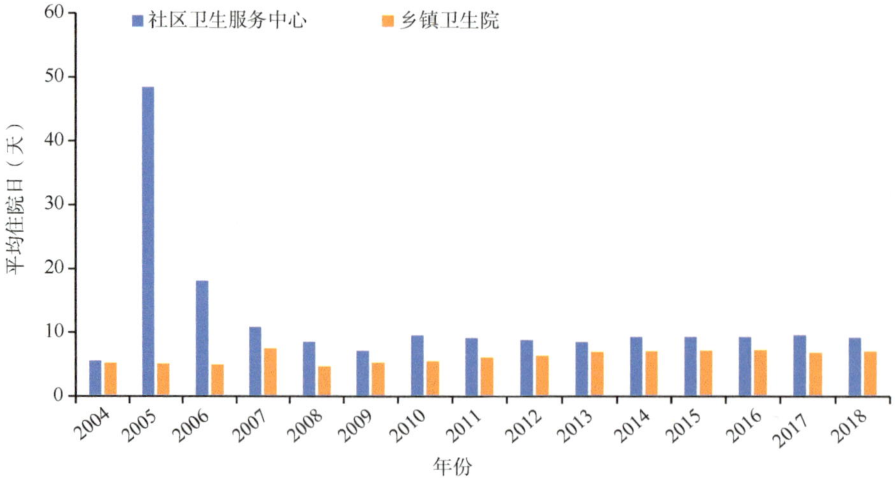

图 7-38　河南 2004 ～ 2018 年社区卫生服务中心和乡镇卫生院平均住院日

三、医师日均担负诊疗人次数

2007 ～ 2018 年河南社区卫生服务站医师日均担负诊疗人次数最多，且波动幅度较大；乡镇卫生院医师日均担负诊疗人次数次之，且有所起伏；社区卫生服务中心医师日均担负诊疗人次数最少，2013 ～ 2018 年基本平稳，但略有起伏（图 7-39）。

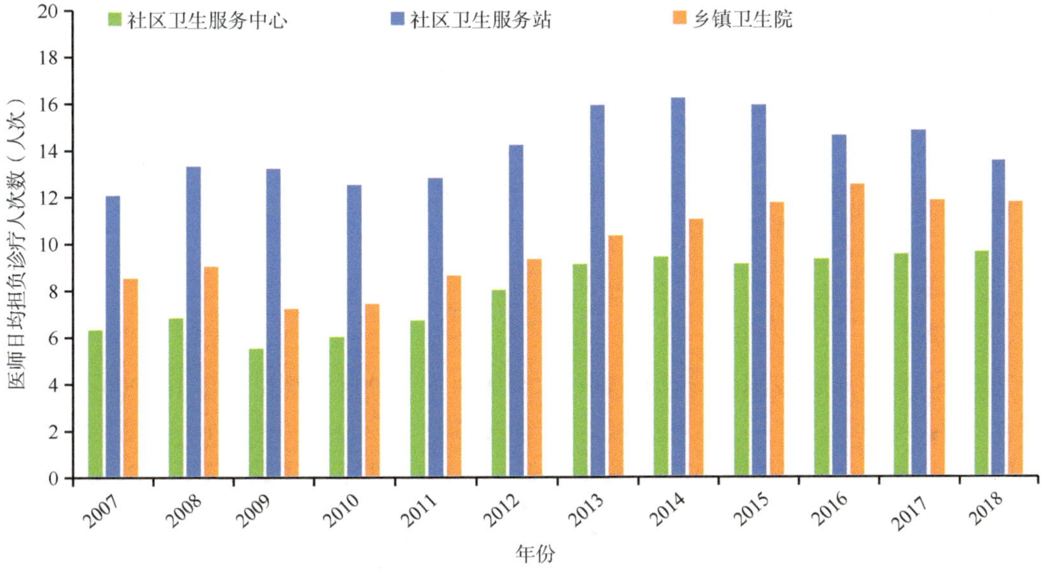

图 7-39　河南 2007 ～ 2018 年社区卫生服务中心（站）和乡镇卫生院医师日均担负诊疗人次数

第八章
妇幼保健服务提供与利用

妇女儿童健康水平代表着一个国家或地区人口的总体健康状况，反映了卫生事业和经济社会发展水平。

本章主要介绍21世纪以来我国和中原地区儿童保健、孕产妇保健和婚前检查等情况。

第一节　儿童保健

2000～2017年，我国低出生体重（出生体重＜2500g）婴儿比重由2000年的2.4%缓降至2004年的2%左右，然后缓慢上升至2017年的2.88%（图8-1）。围生儿死亡率由2000年13.99‰逐渐降至2017年的4.58‰（图8-1），下降了约2/3（67.26%）。

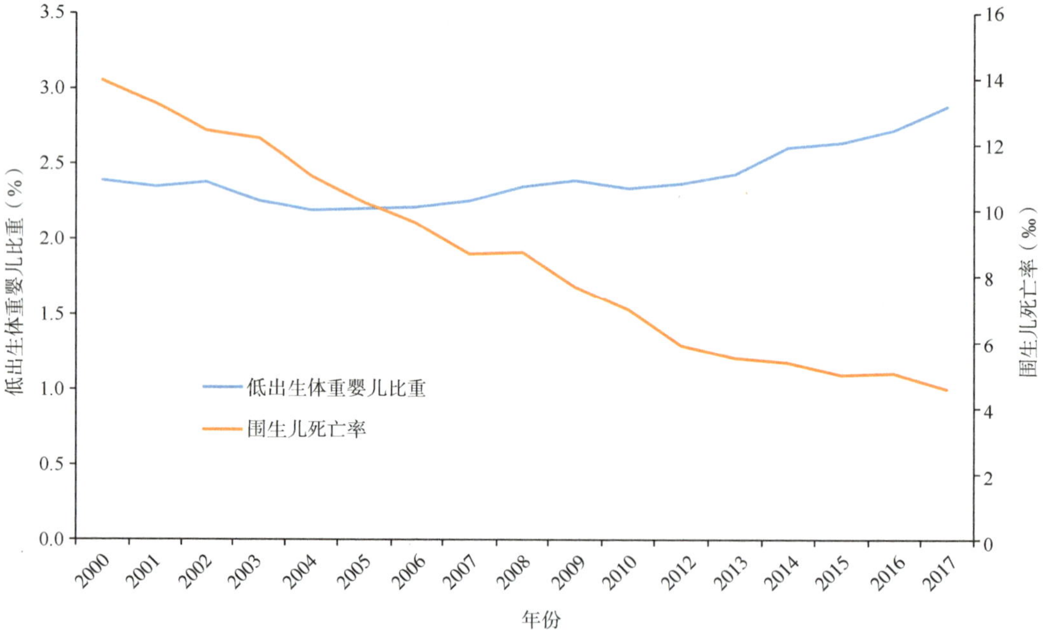

图8-1　2000～2017年我国低出生体重婴儿比重及围生儿死亡率

1990～2009年，河南低出生体重婴儿比重平均为2.2%，位居全国第14（由低到高排名）；2010～2017年，河南排名升至第13，但低出生体重婴儿比重略有升高（2.64%）（图8-2）。

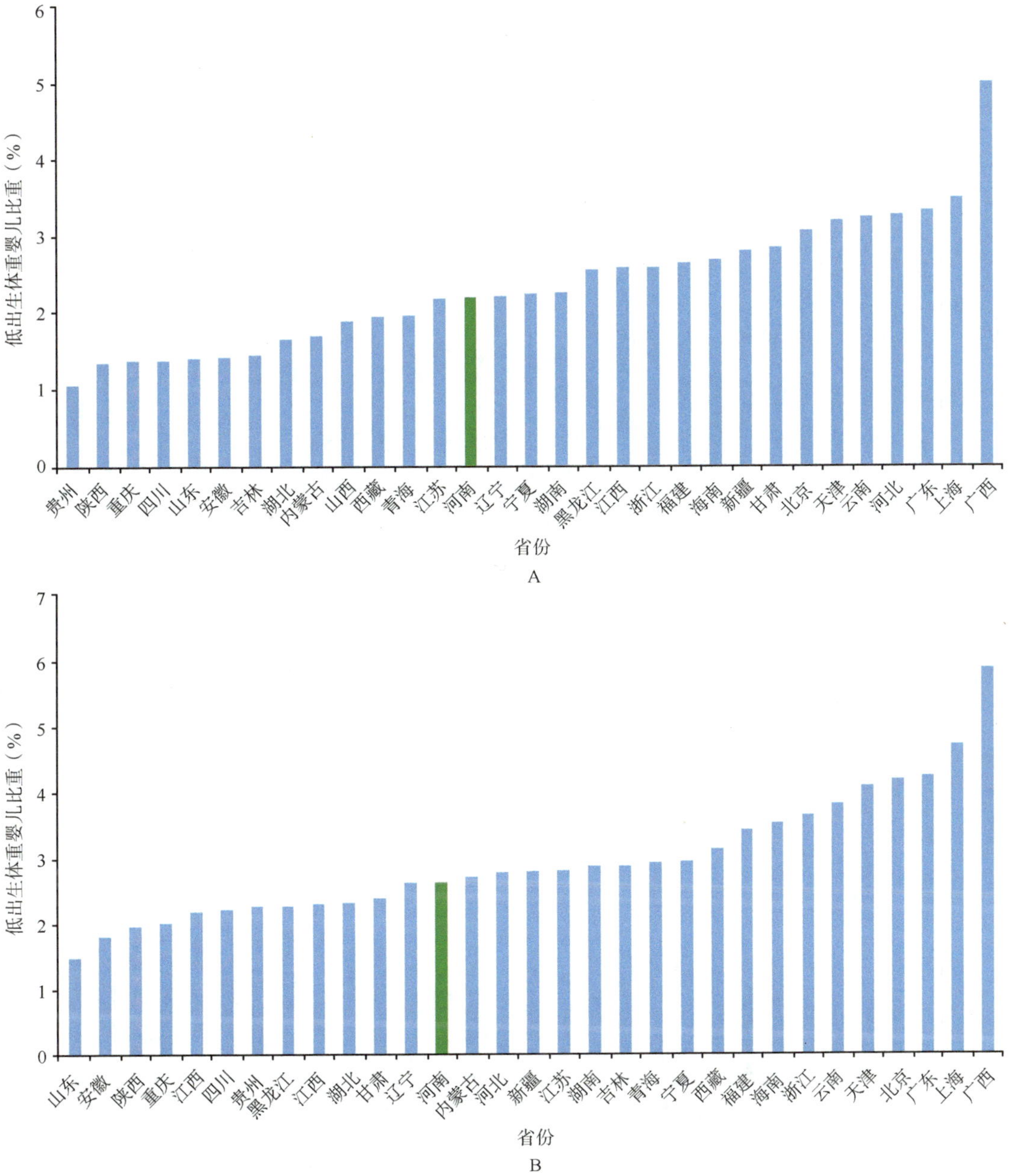

图 8-2　1990～2009 年、2010～2017 年我国各省份低出生体重婴儿比重

A. 1990～2009 年；B. 2010～2017 年

1990～2009 年，河南围生儿死亡率平均为 6.23‰，位居全国第 8（由低到高排名）；2010～2017 年，河南围生儿死亡率平均值降至 3.68‰，位居全国第 7（图 8-3）。

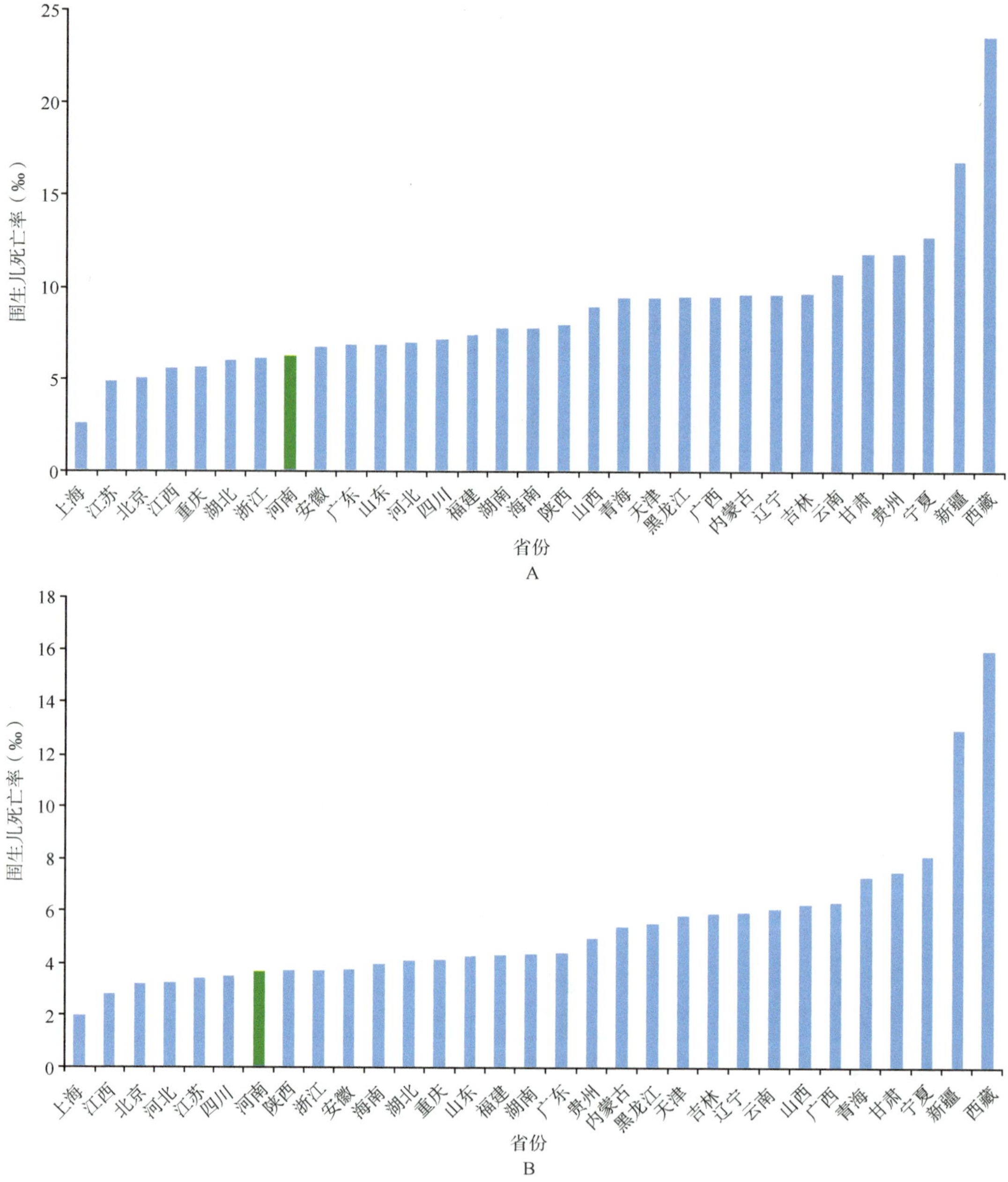

图 8-3 1990 ～ 2009 年、2010 ～ 2017 年我国各省份围生儿死亡率

A. 1990 ～ 2009 年；B. 2010 ～ 2017 年

1990 ～ 2009 年，河南低出生体重婴儿比重在中部六省中位居第 4（由低到高排名）；2010 ～ 2017 年，排名降至第 5（图 8-4）。

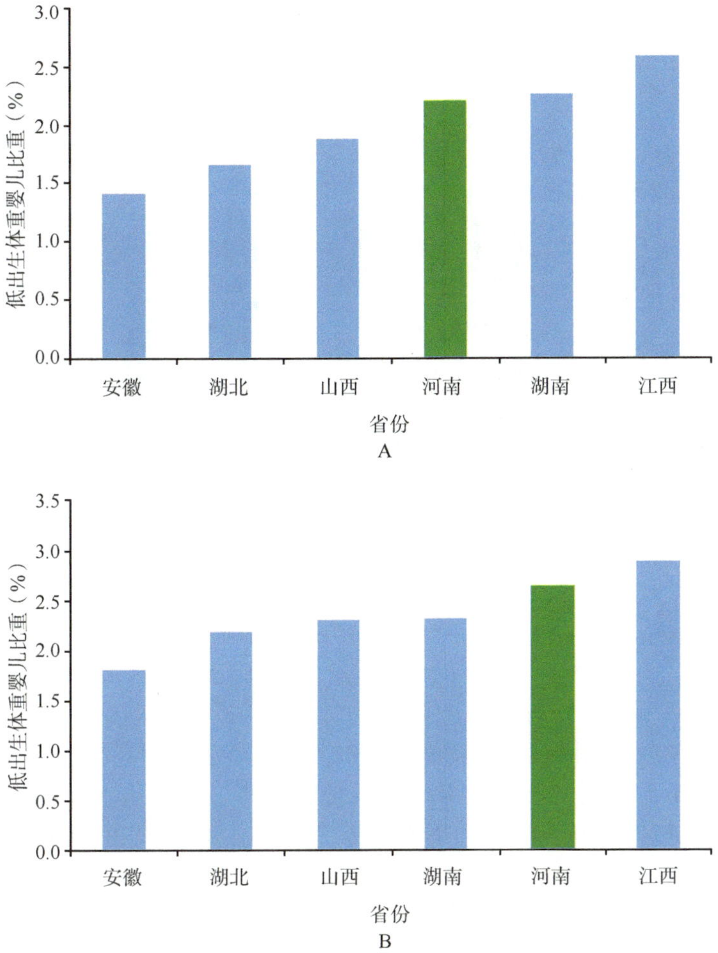

图 8-4 1990～2009 年、2010～2017 年中部六省低出生体重婴儿比重

A. 1990～2009 年；B. 2010～2017 年

1990～2009 年，河南围生儿死亡率在中部六省位居第 3（由低到高排名），2010～2017 年，排名升至第 2（图 8-5）。

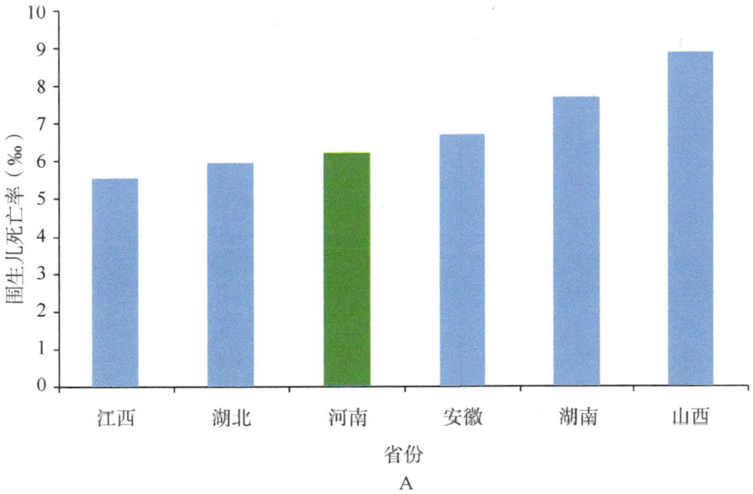

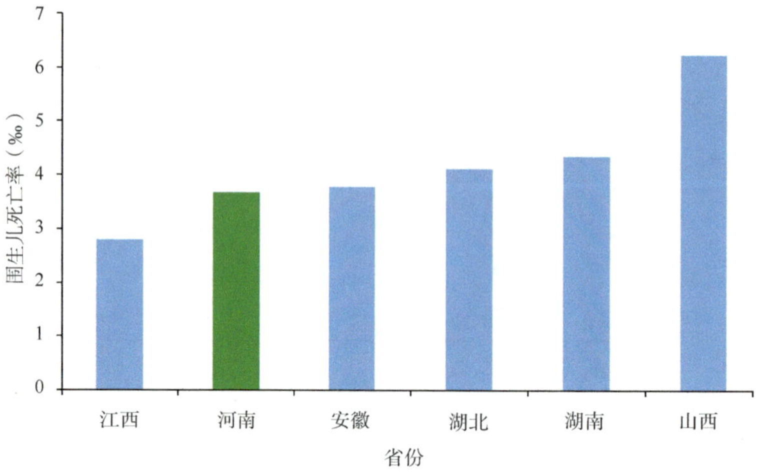

B

图 8-5 1990 ～ 2009 年、2010 ～ 2017 年中部六省围生儿死亡率

A. 1990 ～ 2009 年；B. 2010 ～ 2017 年

第二节 孕产妇保健

2000 ～ 2017 年，我国孕产妇建卡率、系统管理率、产前检查率和住院分娩率平稳上升并持续处于较高水平，2017 年分别为 96.6%、89.6%、96.5% 和 99.9%（图 8-6）。

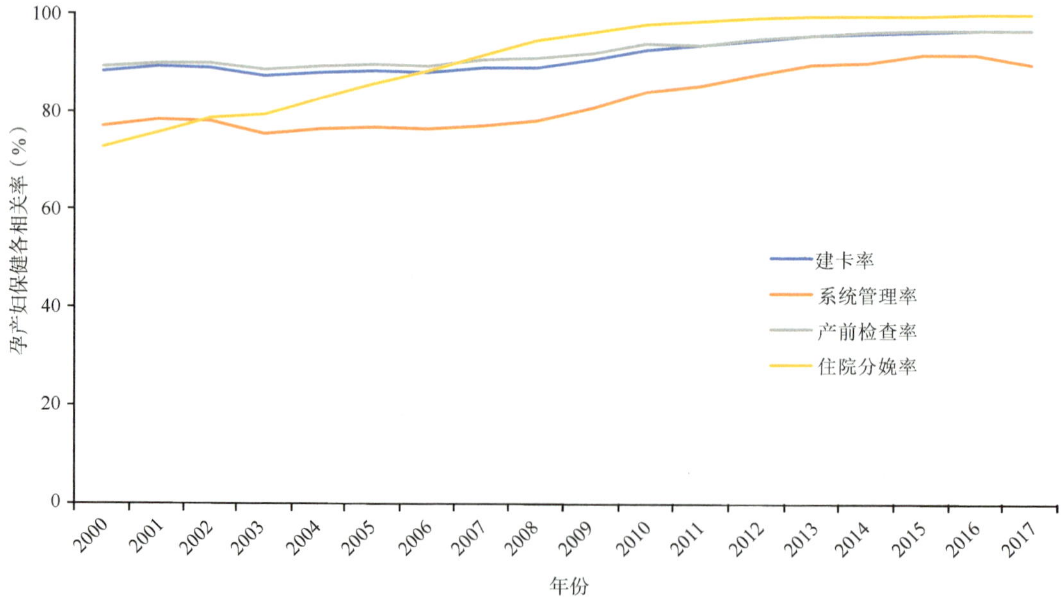

图 8-6 2000 ～ 2017 年我国孕产妇保健情况

2001、2010、2017 年，河南孕产妇产前检查率在全国处于较低水平，3 个年度的排名分别为第 27、第 26、第 29（图 8-7）。

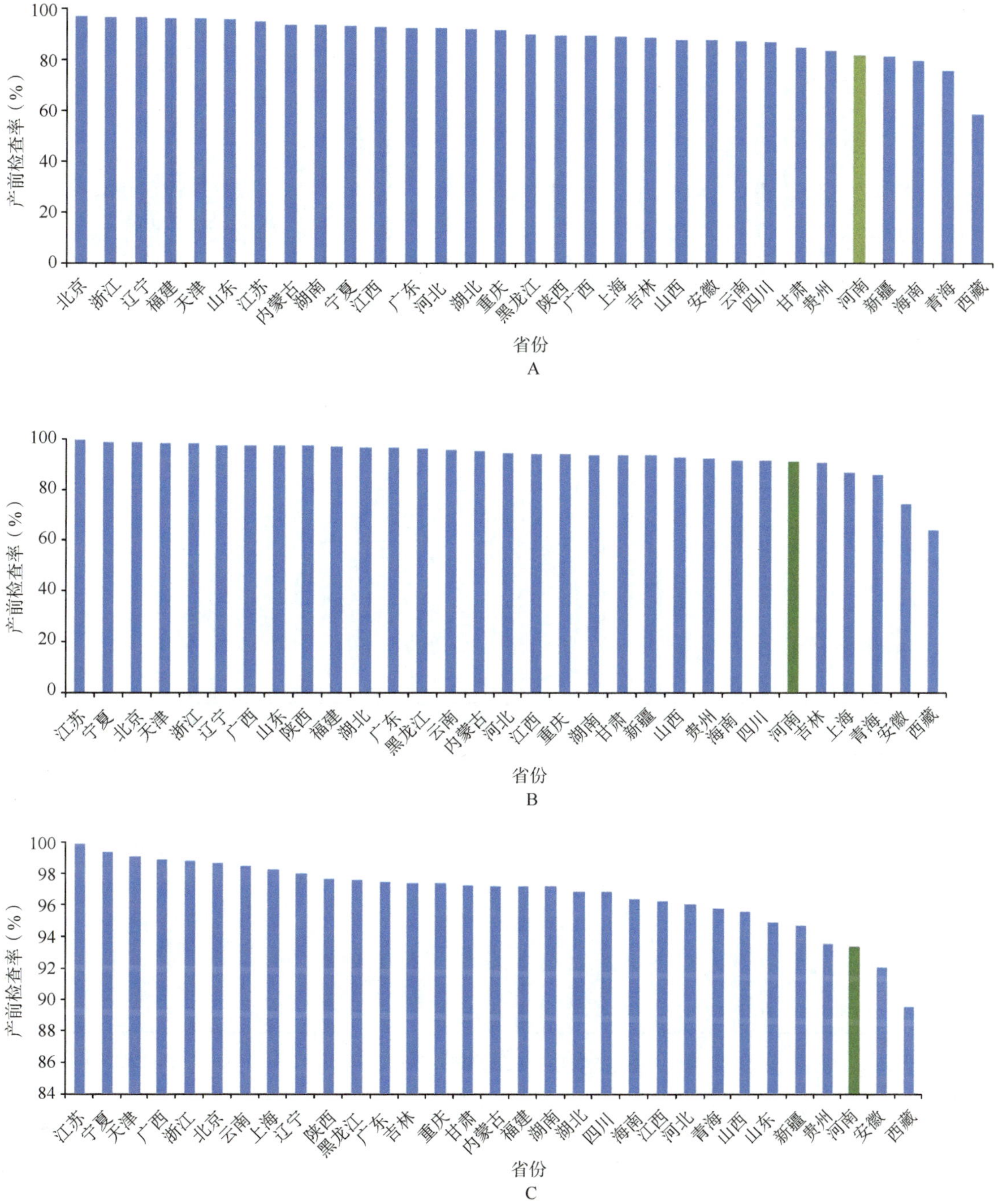

图 8-7　2001、2010、2017 年全国各省份孕产妇产前检查率

A. 2001 年；B. 2010 年；C. 2017 年

2001、2010、2017 年，河南孕产妇住院分娩率在全国处于中等水平，3 个年度的排名分别为第 13、第 19、第 16（图 8-8）。

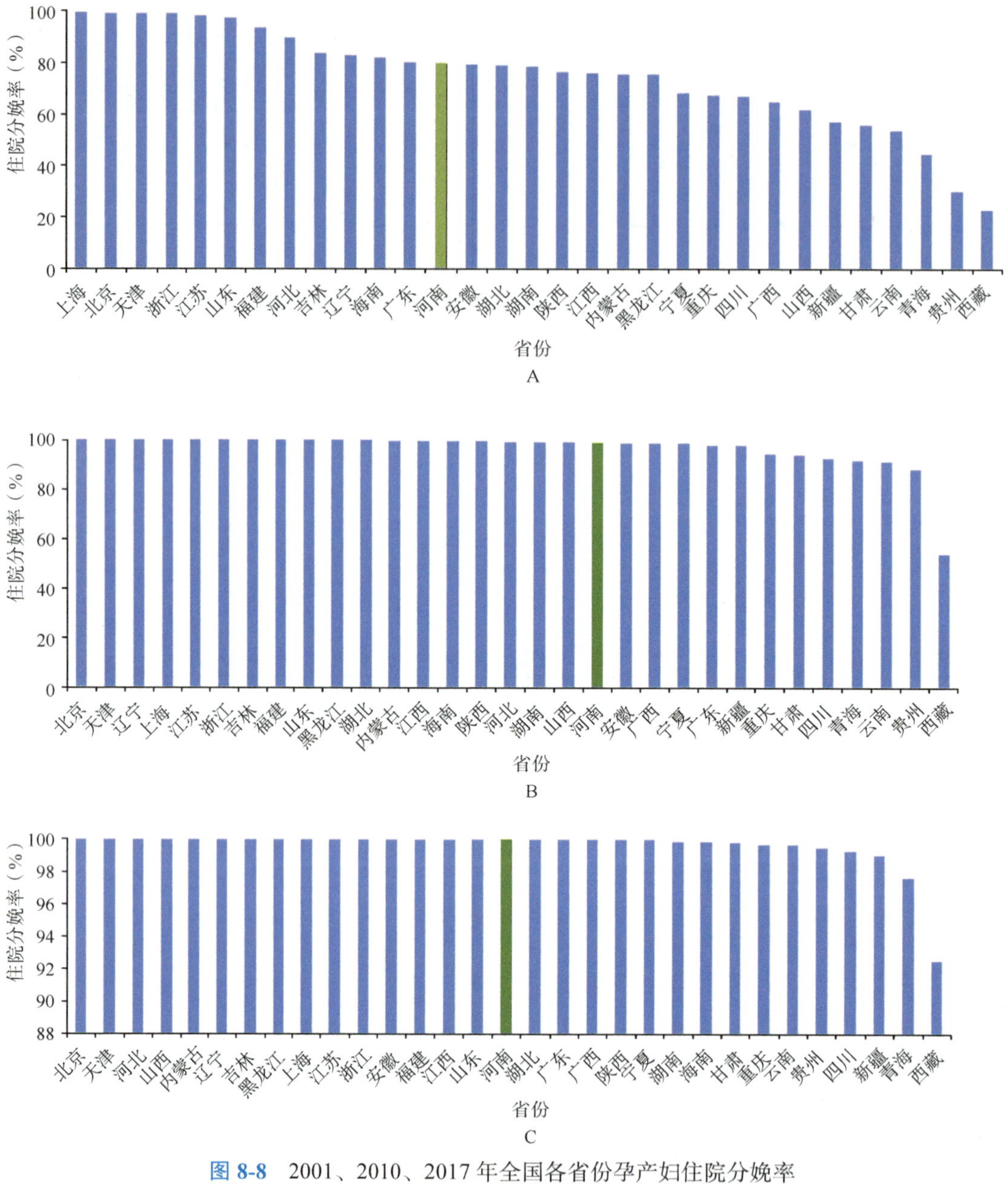

图 8-8 2001、2010、2017 年全国各省份孕产妇住院分娩率

A. 2001 年；B. 2010 年；C. 2017 年

2001、2010、2017 年，河南孕产妇死亡率在全国排名（由低到高排名）明显改善，由第 21 名上升至第 12 名和第 13 名（图 8-9）。

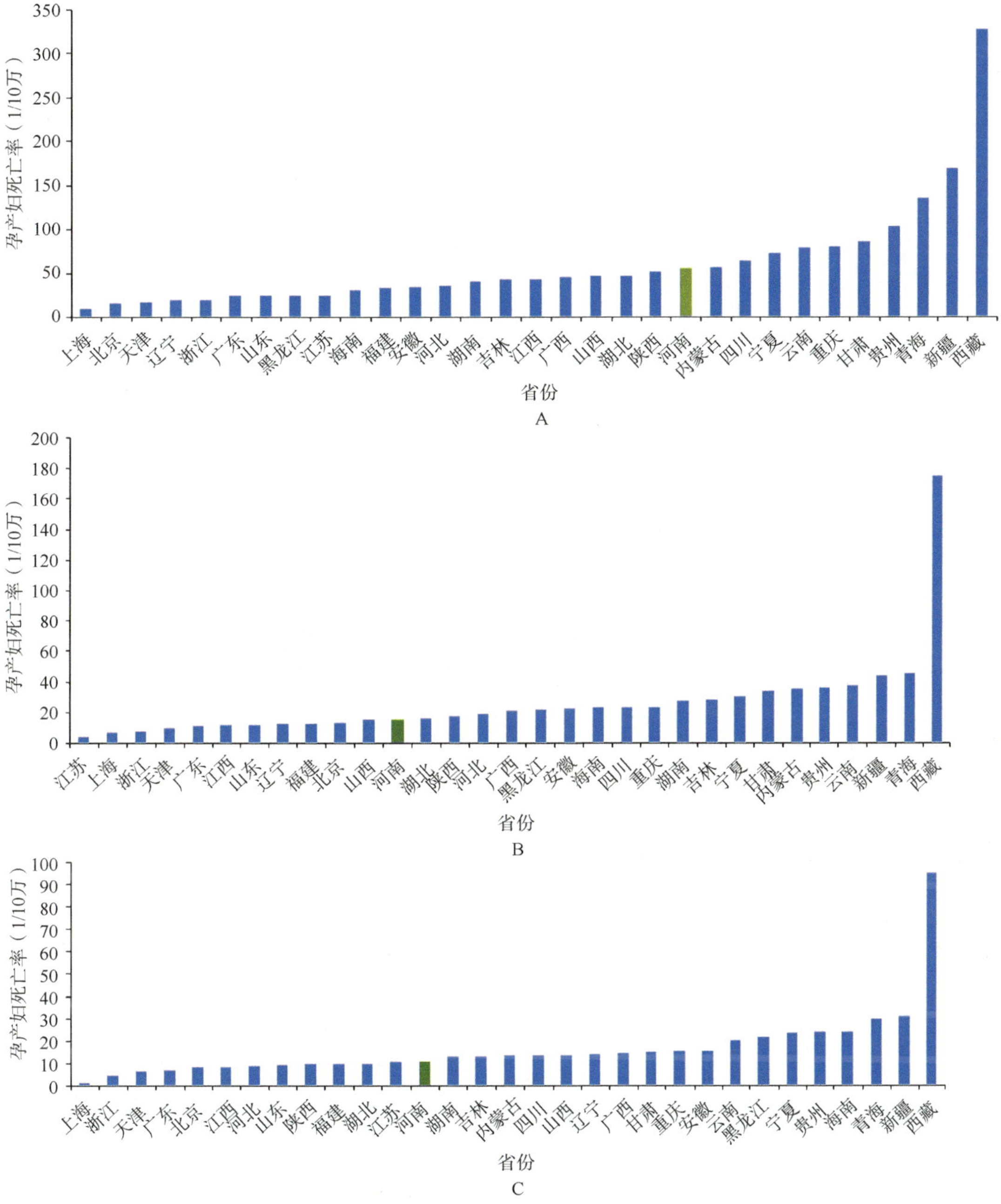

图 8-9　2001、2010、2017 年全国各省份孕产妇死亡率

A. 2001 年；B. 2010 年；C. 2017 年

2001、2010、2017 年，河南孕产妇产前检查率均低于全国平均水平，在中部六省中也处于相对较低水平（图 8-10）。

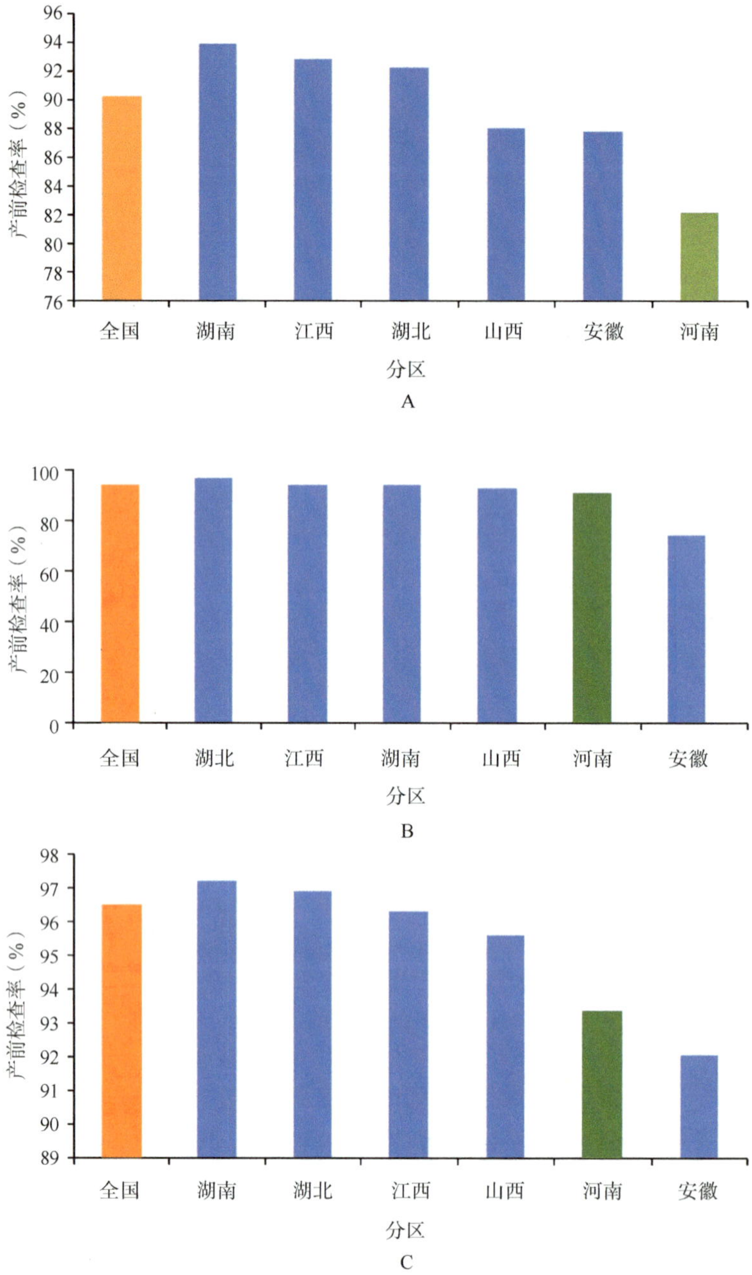

图 8-10 2001、2010、2017 年全国及中部六省孕产妇产前检查率

A. 2001 年；B. 2010 年；C. 2017 年

2001、2010、2017 年，河南孕产妇住院分娩率均高于全国平均水平。2001 年，河南孕产妇住院分娩率为 79.94%，位居中部六省第 1；2010 年，河南孕产妇住院分娩率为 98.9%，在中部六省中与山西并列第 4；2017 年，河南孕产妇住院分娩率达到 100%，在中部六省中与山西、安徽、江西、湖北并列第 1（图 8-11）。

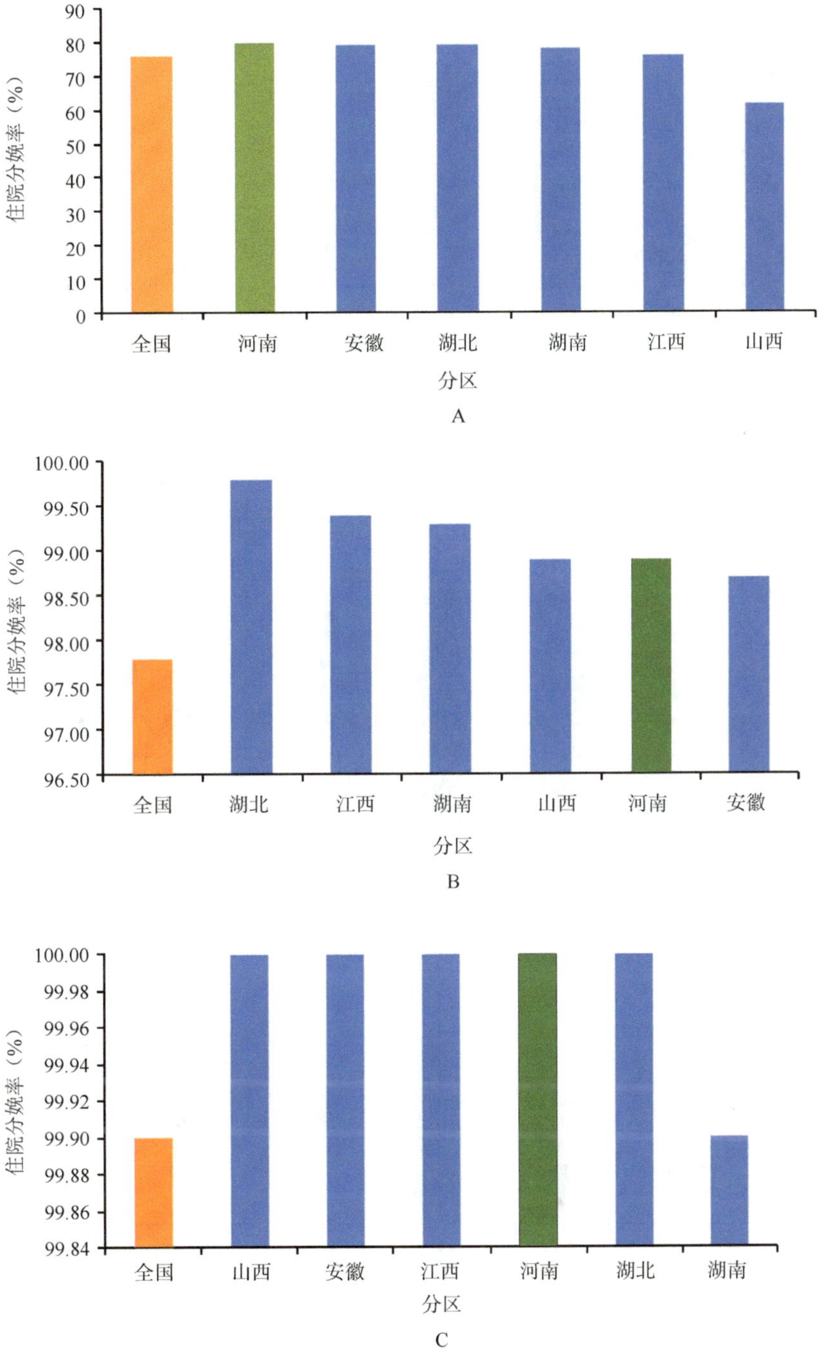

图 8-11　2001、2010、2017 年全国及中部六省孕产妇住院分娩率

A. 2001 年；B. 2010 年；C. 2017 年

2001、2010、2017 年，河南孕产妇死亡率在中部六省中排名分别为第 6、第 3、第 3（由低到高排名）（图 8-12）。

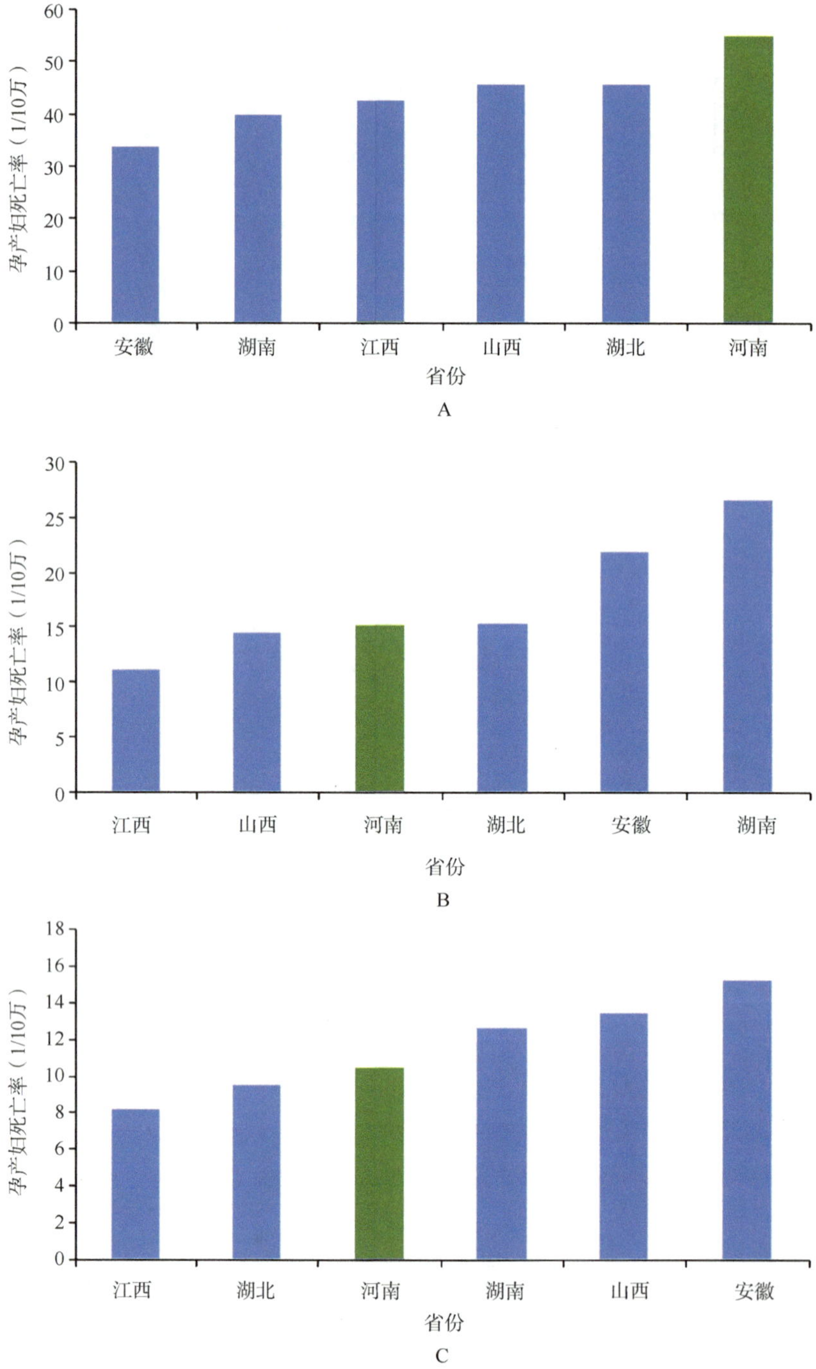

图 8-12　2001、2010、2017 年中部六省孕产妇死亡率

A. 2001 年；B. 2010 年；C. 2017 年

2001 ～ 2017 年河南孕产妇产前检查率、住院分娩率由 80% 左右升高至 90% 以上，且持续维持在较高水平（图 8-13）。孕产妇死亡率由 2001 年的约 55/10 万，到 2011 年降至 10/10 万左右，之后基本稳定在该水平（图 8-14）。

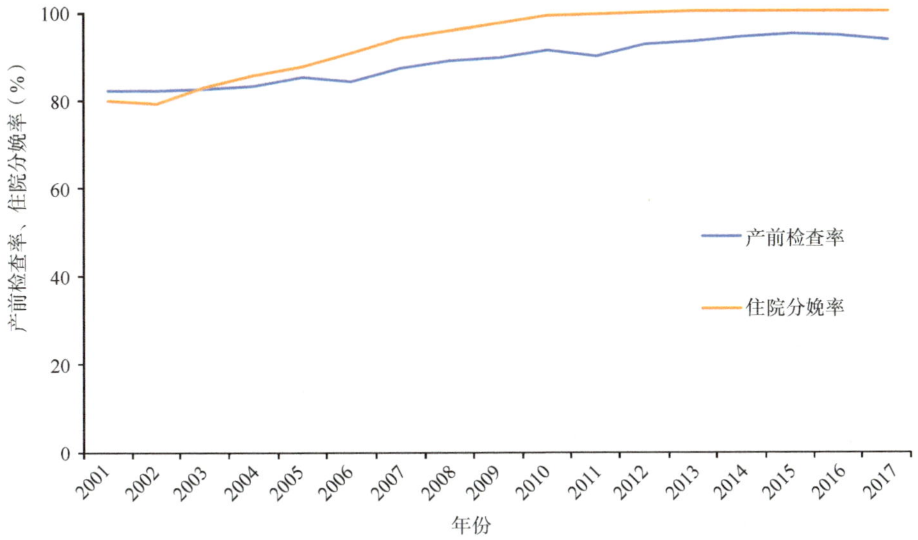

图 8-13　2001 ～ 2017 年河南孕产妇产前检查率、住院分娩率

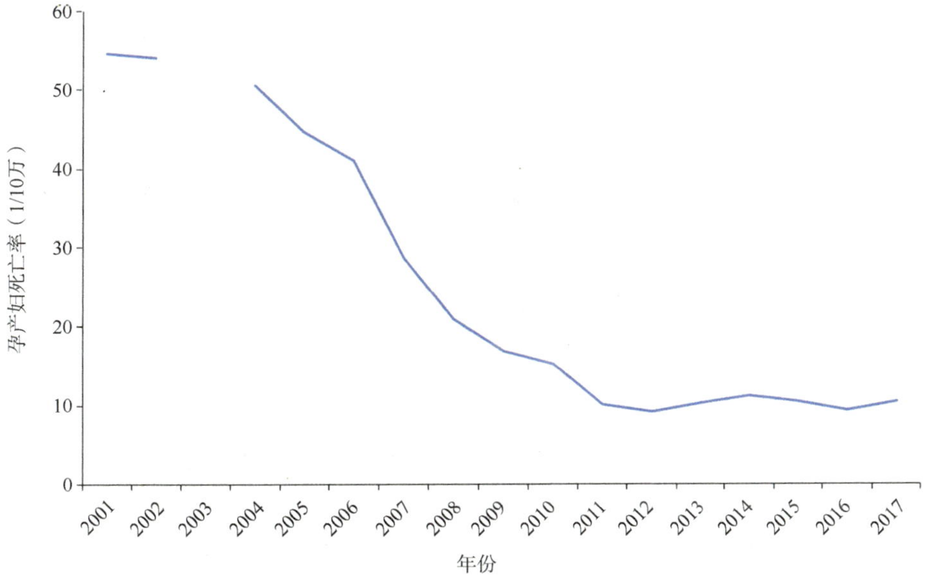

图 8-14　2001 ～ 2017 年河南孕产妇死亡率

注：2003 年数据缺失

第三节　婚前检查覆盖率

2000 ～ 2017 年，我国适龄人群婚前检查率呈现出先降后升的变化趋势。2004 年，婚前检查率由前一年的 53.4% 锐降至 2.7%（可能与国家关于婚前检查的立法变化有关），2017 年基本恢复到 2000 年的水平（61.4% vs. 64.6%）（图 8-15）。

2000 ～ 2009 年，河南平均婚前检查率为 5.2%，居全国第 22 位。2010 ～ 2017 年，河南平均婚前检查率为 74.2%，上升至全国第 11 位（图 8-16、图 8-17）。

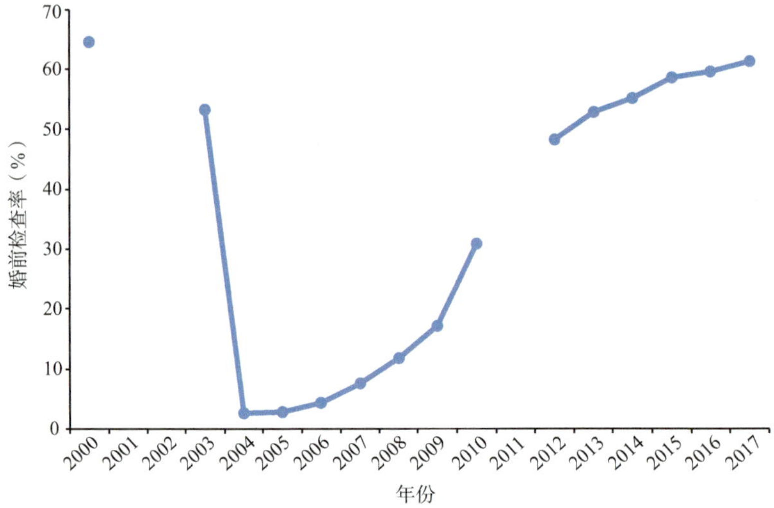

图 8-15　2000 ～ 2017 年全国各省份适龄人群婚前检查率

注：2001 年、2002 年和 2011 年数据缺失

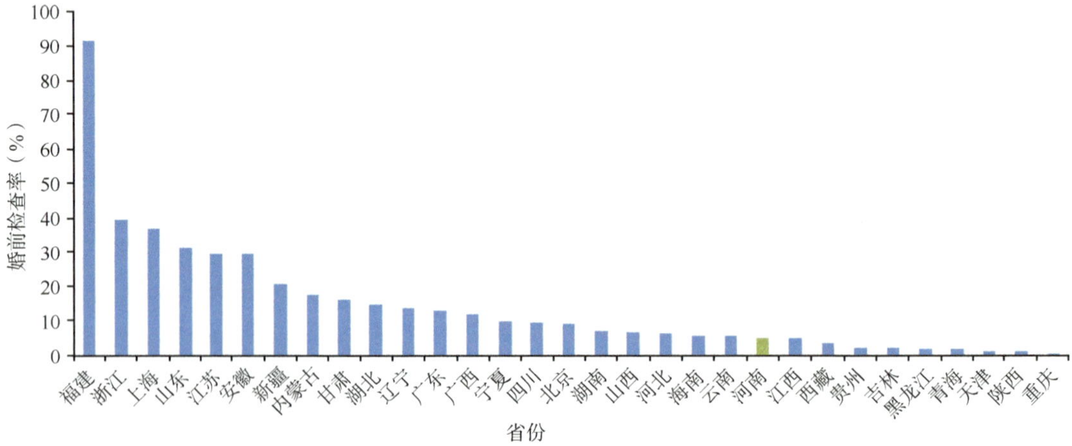

图 8-16　2000 ～ 2009 年全国各省份平均婚前检查率

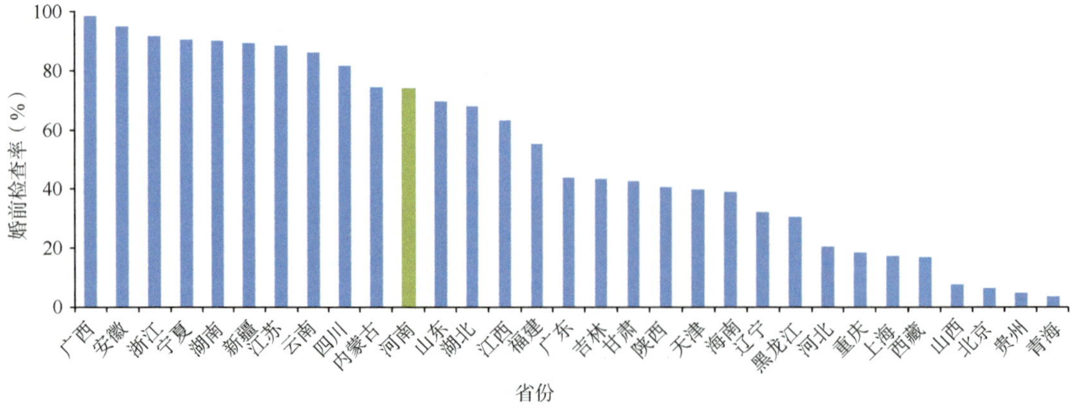

图 8-17　2010 ～ 2017 年全国各省份平均婚前检查率

中部六省中，河南 2000 ～ 2009 年平均婚前检查率位居第 5，略高于江西。2010 ～

2017 年，河南平均婚前检查率在中部六省中排名升至第 3（图 8-18、图 8-19）。

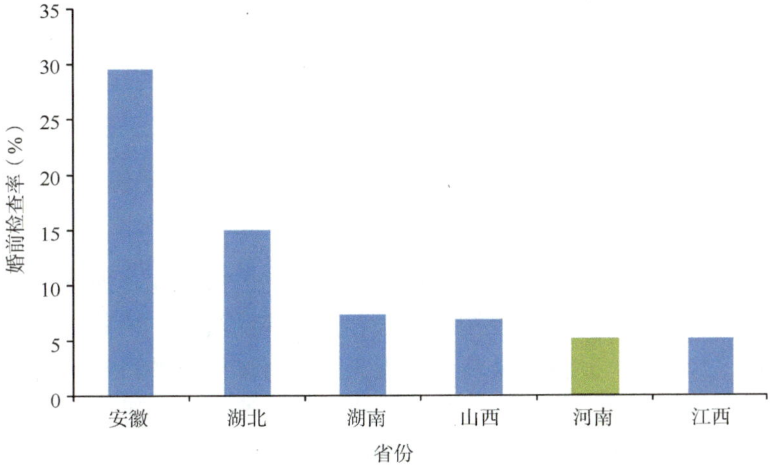

图 8-18　2000～2009 年中部六省平均婚前检查率

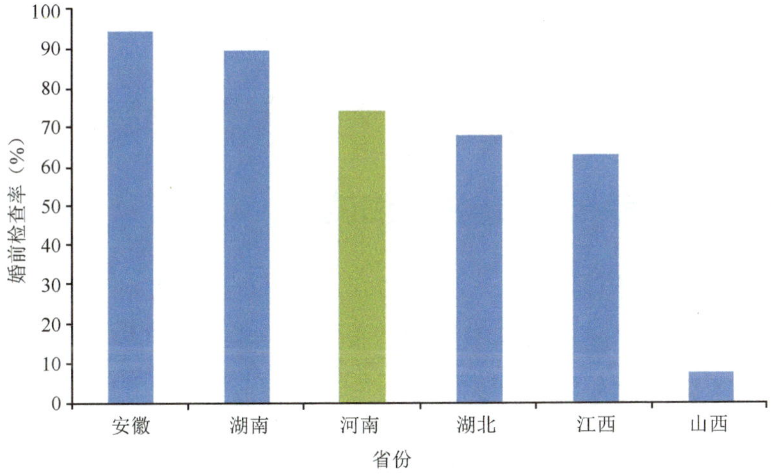

图 8-19　2010～2017 年中部六省平均婚前检查率

第九章
疾病防控与公共卫生

公共卫生是关系到一个国家或地区人民大众健康的公共事业，强调通过社会有关方面的共同努力，改善环境卫生，预防控制传染病和其他疾病流行，培养良好卫生习惯和文明生活方式，提供医疗服务，达到预防疾病、促进人民身体健康的目的。公共卫生不仅包括对传染病的预防和控制，也包括对慢性非传染性疾病的预防与控制；此外，对食品、药品、生产环境、公共场所等的卫生监督管理，以及相关的卫生宣传、健康教育等，都属于公共卫生的范畴。

本章主要介绍21世纪以来我国和中原地区法定传染病、新型冠状病毒肺炎、慢性病（尤其是高血压、恶性肿瘤）、职业病、地方病等的防控情况。

第一节　法定传染病发病率、死亡率

一、传统法定传染病疫情和救治能力

2000～2017年，我国法定甲、乙类传染病中位年发病率为232.87/10万（最低182.25/10万，最高268.31/10万）（图9-1）。法定甲、乙类传染病死亡率基本呈逐年上升趋势，从2000年的0.36/10万（最低点）逐渐升高到2017年的1.42/10万（最高点）（图9-1）。

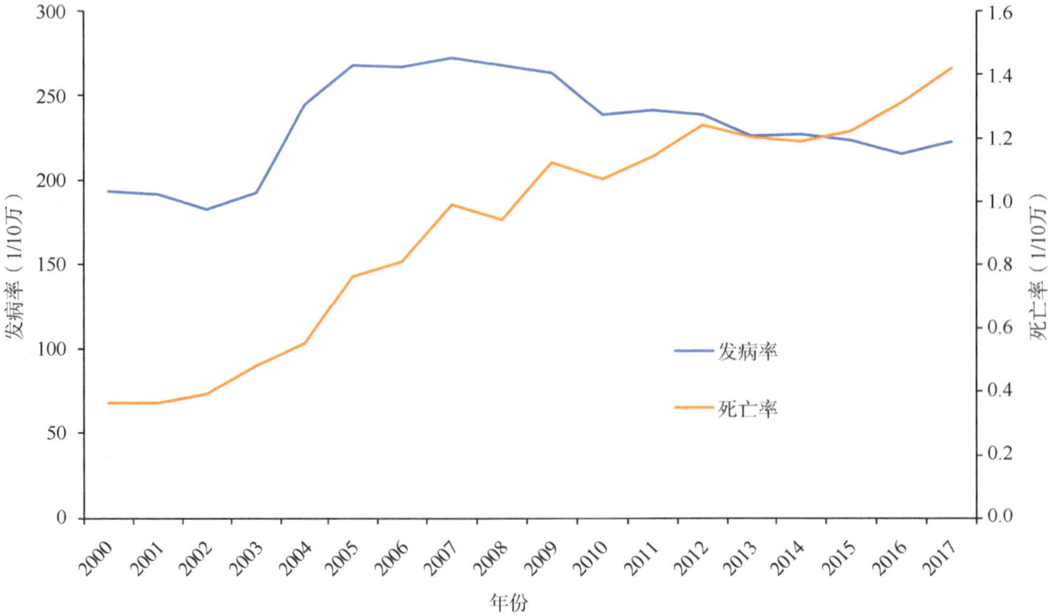

图9-1　2000～2017年我国法定甲、乙类传染病发病率、死亡率

2001、2010、2017年，河南的法定甲、乙类传染病发病率在全国排名（由低到高排名）分别为第10、第23、第10（图9-2）。

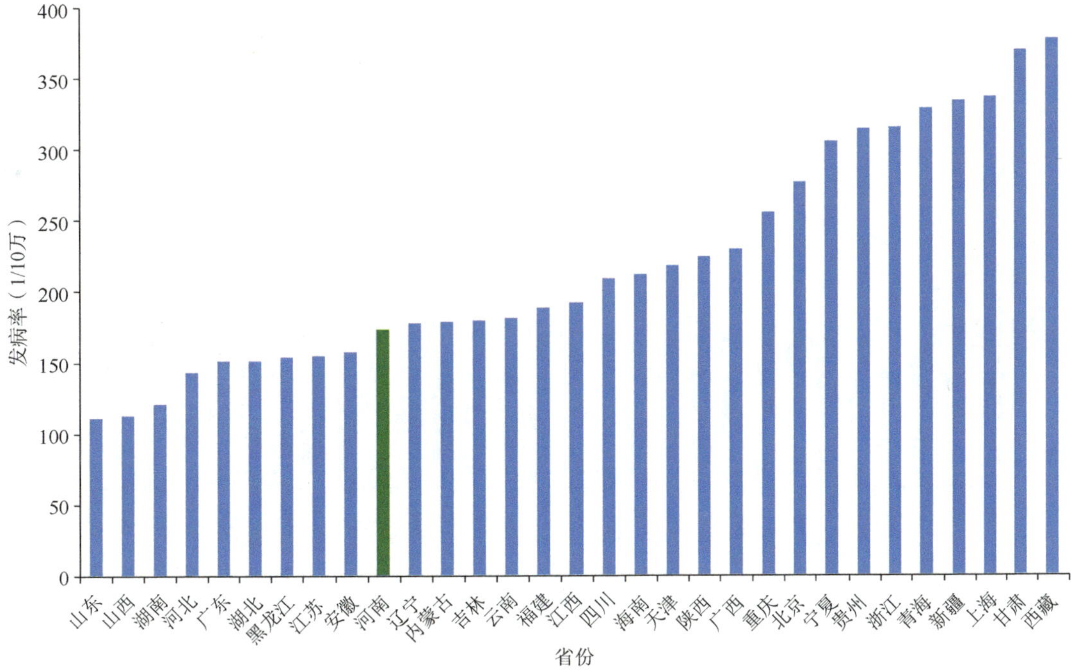

A

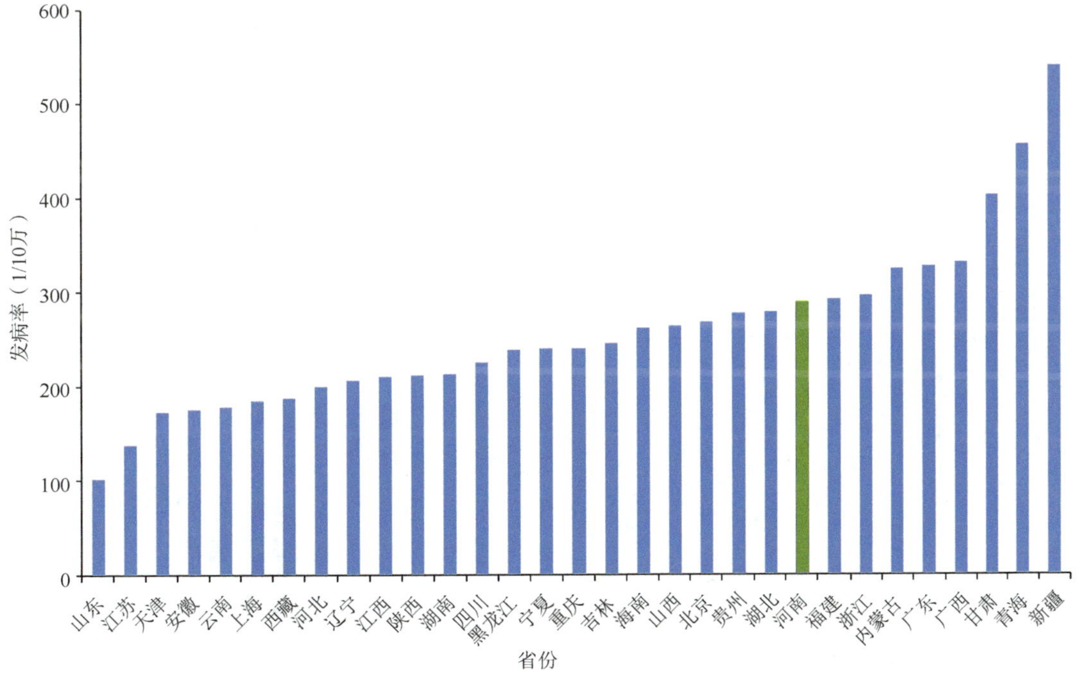

B

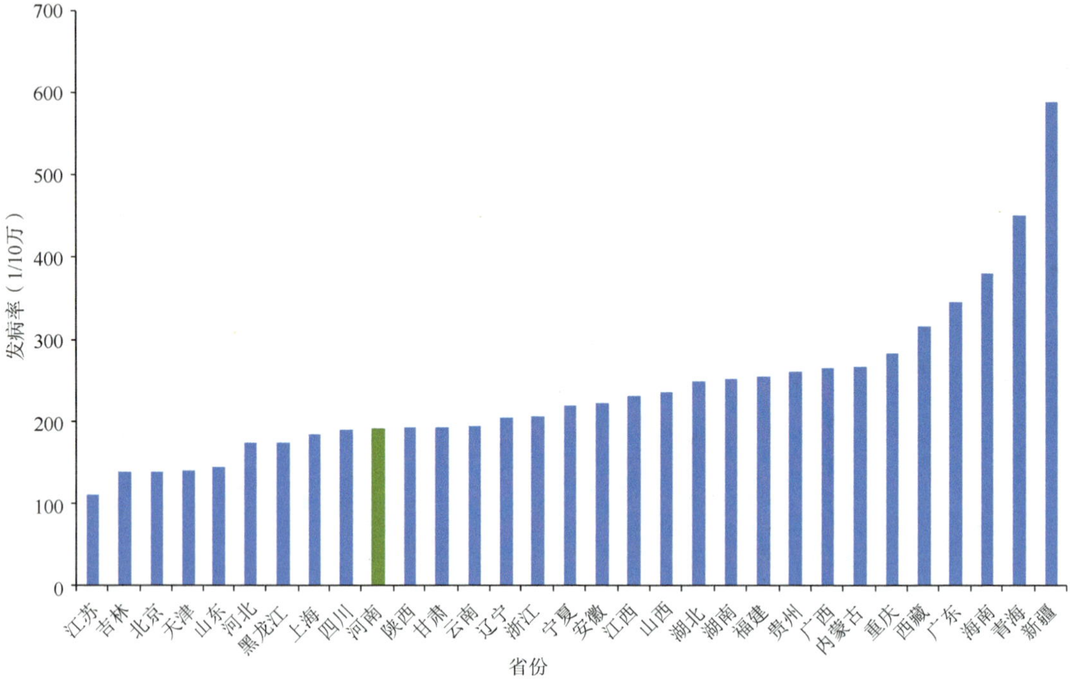

C

图 9-2 2001、2010、2017 年全国各省份法定甲、乙类传染病发病率

A. 2001 年；B. 2010 年；C. 2017 年

2001、2010、2017 年，河南的法定甲、乙类传染病死亡率在全国排名（由低到高排名）分别为第 1、第 27、第 24（图 9-3）。

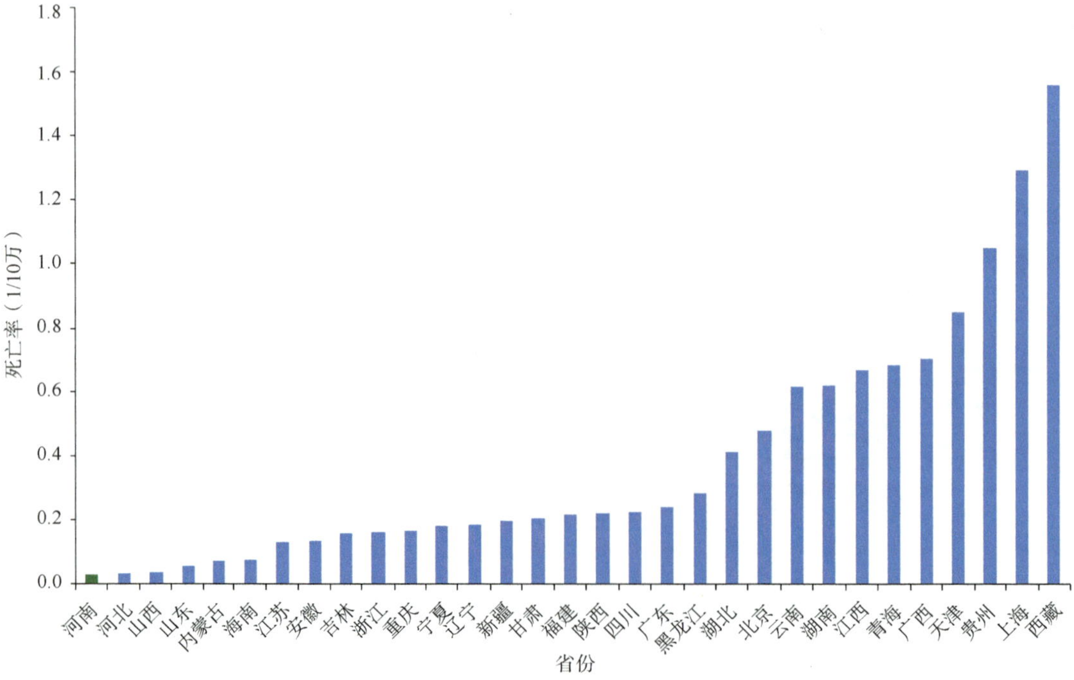

A

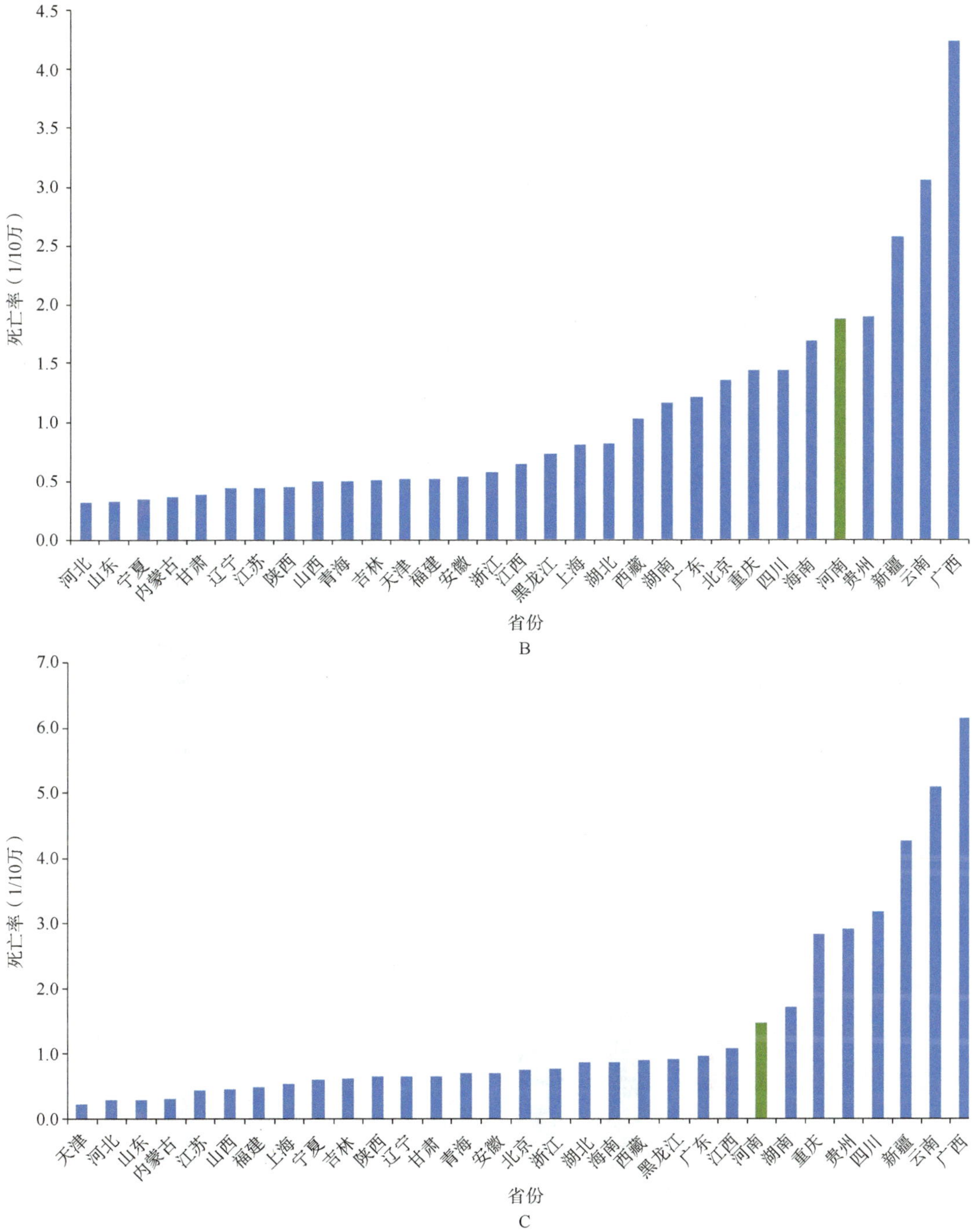

图 9-3　2001、2010、2017 年我国各省份法定甲、乙类传染病死亡率

A. 2001 年；B. 2010 年；C. 2017 年

2001、2010、2017 年，河南的法定甲、乙类传染病发病率在中部六省中的排名（由低到高排名）分别为第 5、第 6、第 1（图 9-4）。

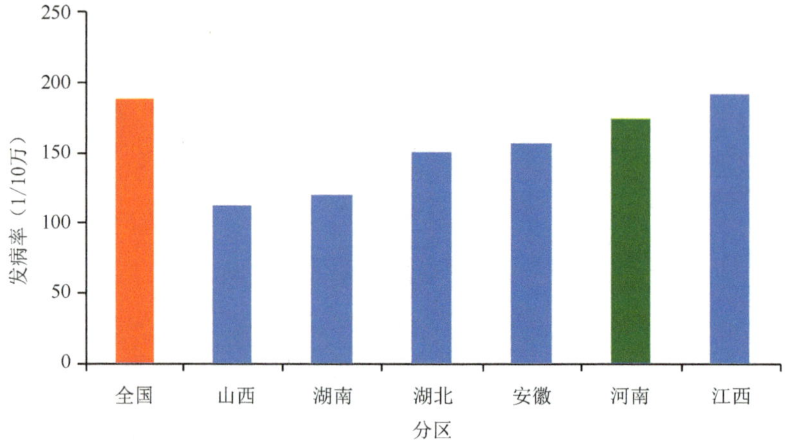

A

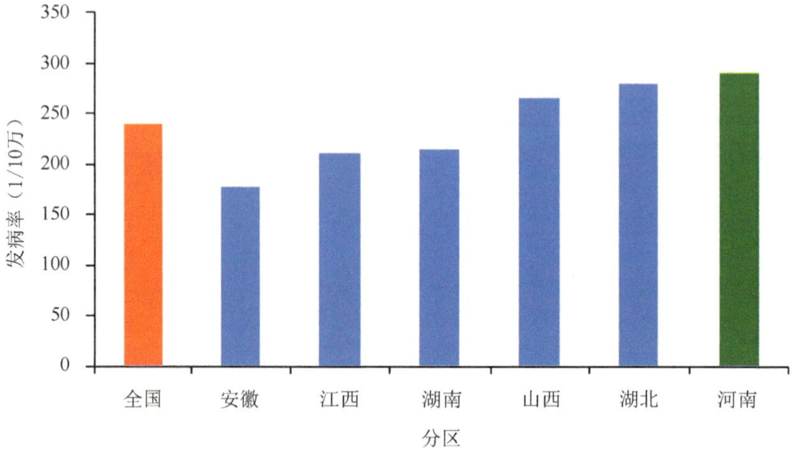

B

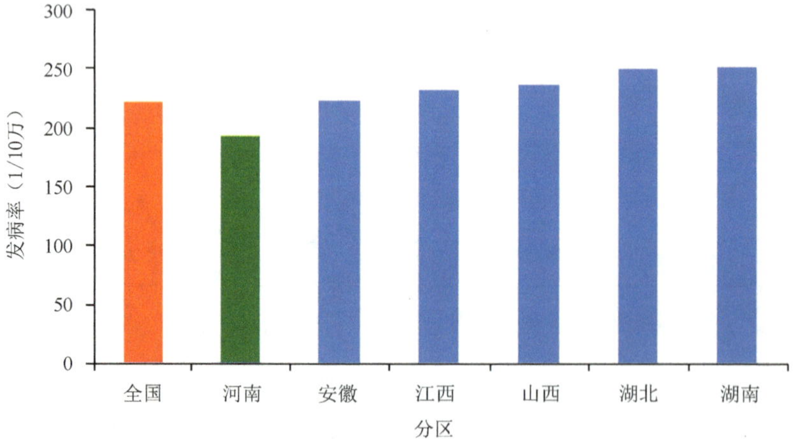

C

图 9-4 2001、2010、2017 年全国及中部六省法定甲、乙类传染病发病率

A. 2001 年；B. 2010 年；C. 2017 年

2001、2010、2017 年，中部六省中，河南的法定甲、乙类传染病死亡率排名（由低到高排名）分别为第 1、第 6、第 5（图 9-5）。

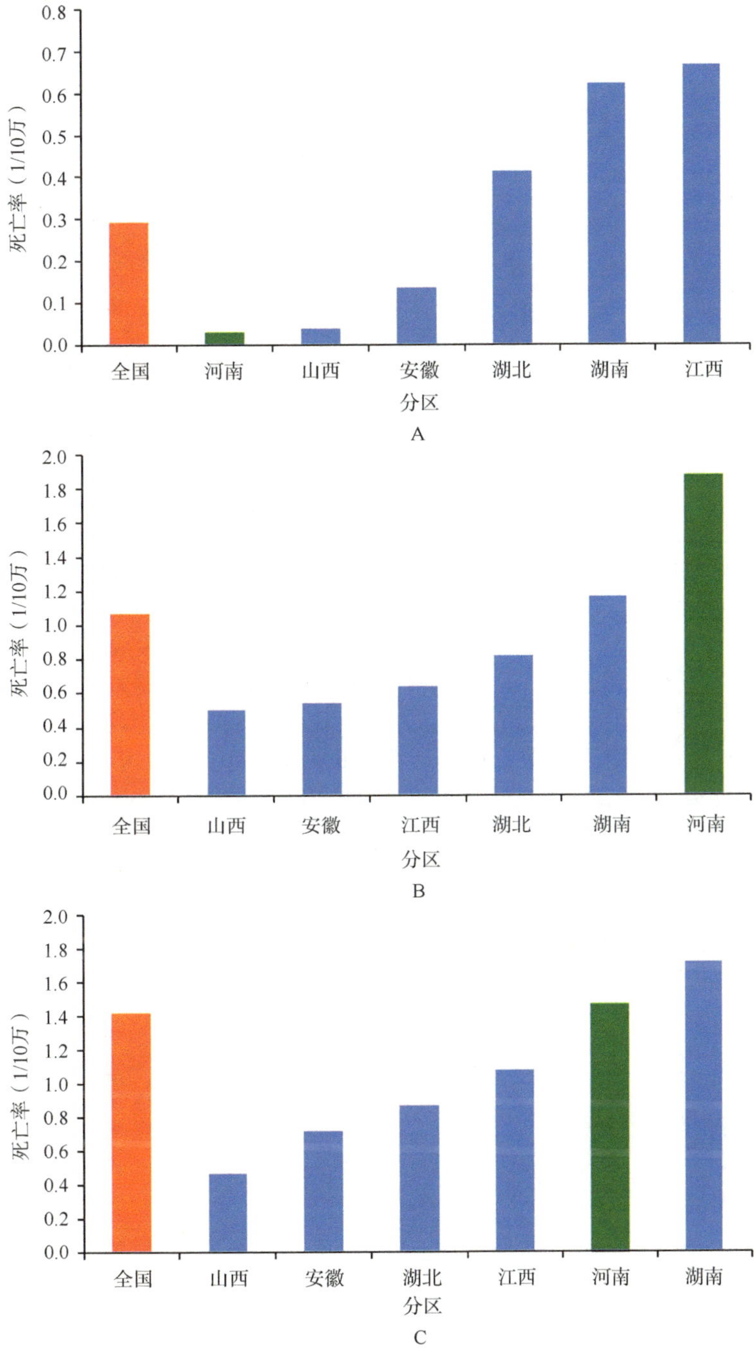

图 9-5　2001、2010、2017 年全国及中部六省法定甲、乙类传染病死亡率

A. 2001 年；B. 2010 年；C. 2017 年

2001 ～ 2017 年，河南法定甲、乙类传染病的发病率经历了两个高发时期，分别是 2006 ～ 2009 年与 2011 ～ 2012 年。2002 年发病率最低（168.86/10 万），2007 年最高（354.29/10 万）（图 9-6）。

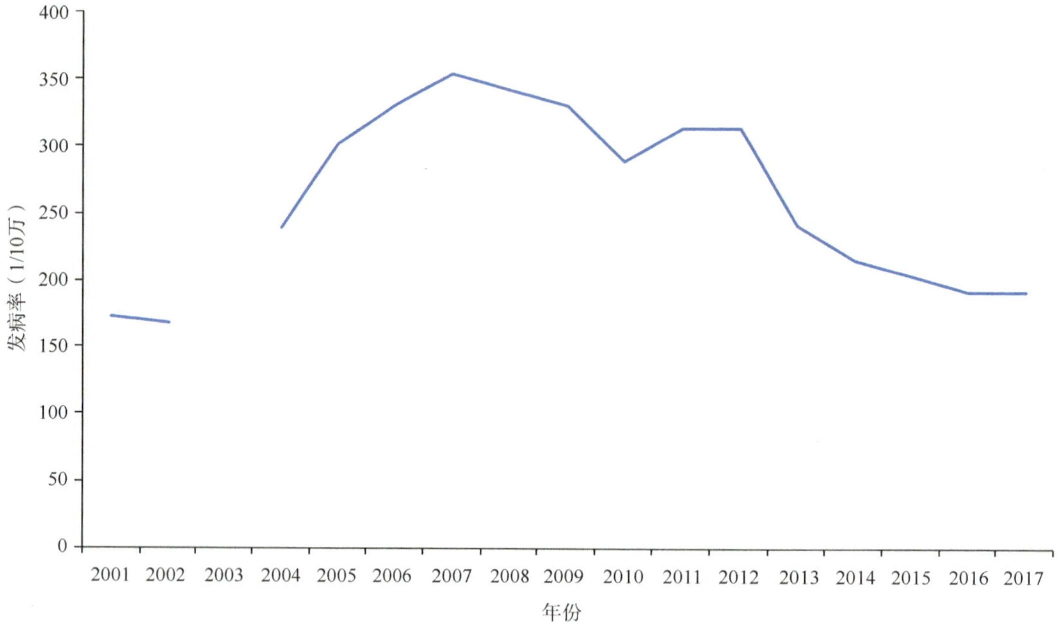

图 9-6 2001 ～ 2017 年河南法定甲、乙类传染病发病率

注：2003 年数据缺失

2001 ～ 2017 年，河南法定甲、乙类传染病的死亡率由 2001 年的 0.03/10 万逐渐升高，在 2009 年达到高峰，为 2.42/10 万，之后有波动，至 2017 降至 1.47/10 万（图 9-7）。

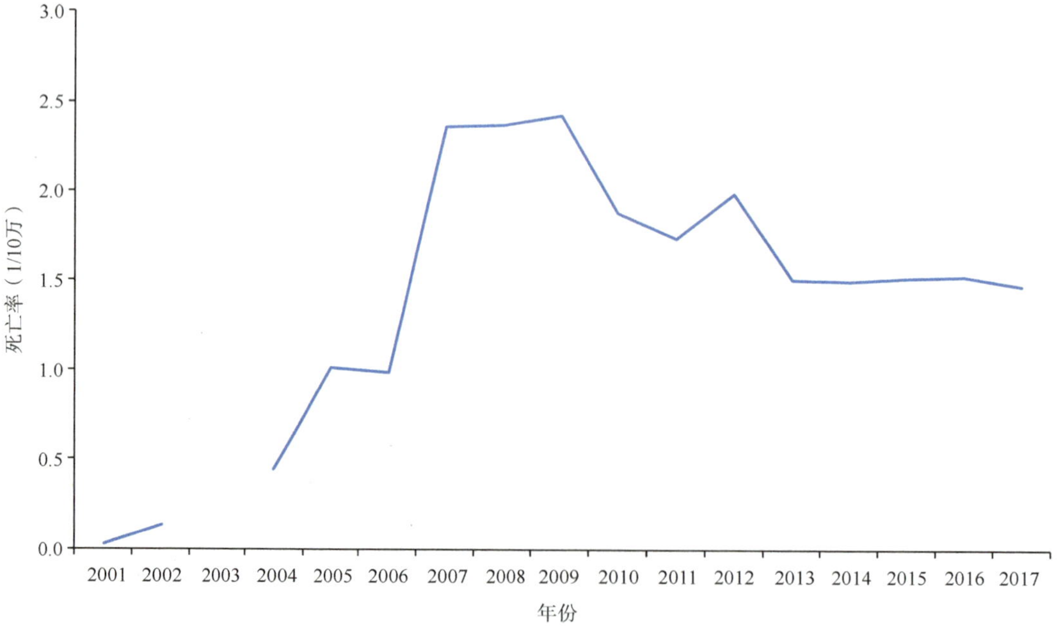

图 9-7 2001 ～ 2017 年河南法定甲、乙类传染病死亡率

注：2003 年数据缺失

2001～2014年，河南法定甲、乙类传染病的病死率有波动，由最低位2001年的0.017%，升高至2009年的峰值0.73%，之后小幅下降后又回升，至2014年达0.69%（图9-8）。

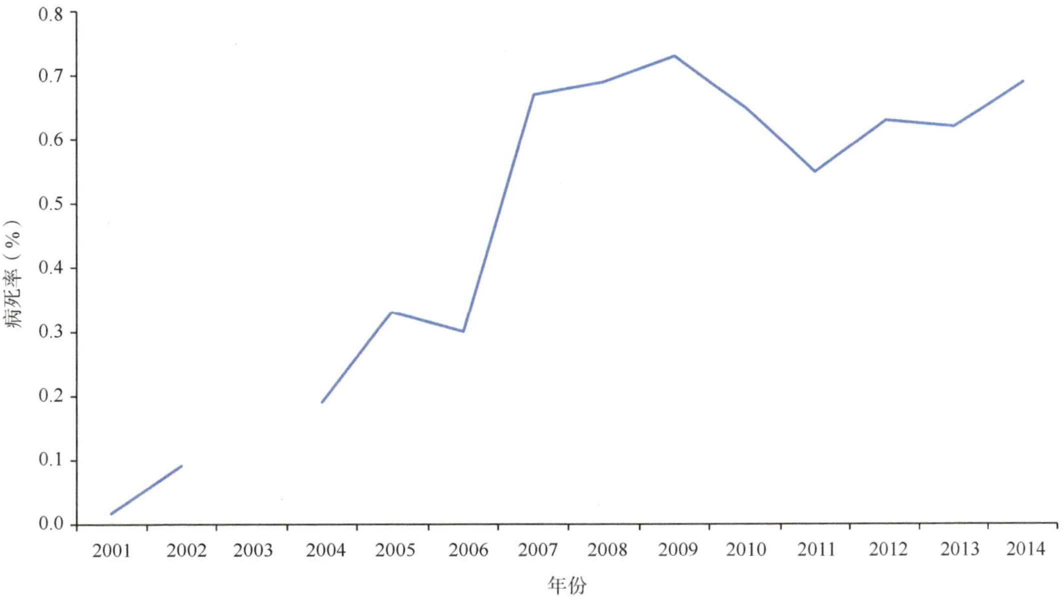

图9-8　2001～2014年河南法定甲、乙类传染病病死率

注：2003年数据缺失

二、新型冠状病毒肺炎疫情

2019年12月，湖北出现“不明原因肺炎”（后确定疾病名称为“新型冠状病毒肺炎”，COVID-19）病例。1月21日，经国务院批准，国家卫生健康委员会将新型冠状病毒肺炎纳入《中华人民共和国传染病防治法》规定的乙类传染病，并采取甲类传染病的预防、控制措施。同时，将新型冠状病毒肺炎纳入《中华人民共和国国境卫生检疫法》规定的检疫传染病管理。世界卫生组织2020年1月30日宣布，新型冠状病毒肺炎疫情为国际关注的突发公共卫生事件。2020年3月12日，世界卫生组织正式宣布新型冠状病毒肺炎为“全球大流行”。

疫情发生后，迅速波及至全国所有省份。截至2020年7月31日，全国（除港、澳、台地区）累计报告确诊病例84 337例（其中湖北68 135例，占80.8%），累计死亡病例4634例（其中湖北4512例，占97.4%）。

河南2020年1月21日报告首例新型冠状病毒肺炎确诊病例。截至2020年7月31日，全省累计报告本土新型冠状病毒肺炎确诊病例1273例（2020年3月28日报告最后1例本土确诊病例），累计死亡病例22例（图9-9）。

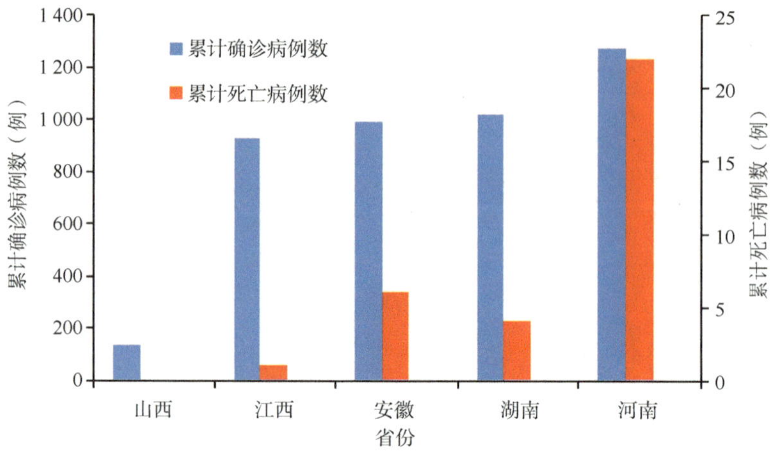

图 9-9　中部五个省份（未包括湖北）新型冠状病毒肺炎累计确诊病例数和累计死亡病例数（截至 2020 年 7 月 31 日）

第二节　慢　性　病

根据 2003、2008、2013 年国家卫生服务调查结果，我国城市和农村居民慢性病患病率均呈快速上升趋势；女性高于男性；慢性病患病率随年龄增长而升高。患病率排在前 5 位的分别是循环系统疾病，消化系统疾病，肌肉、骨骼和结缔组织疾病，呼吸系统疾病，内分泌、营养和代谢疾病（表 9-1）。

表 9-1　2003、2008、2013 年我国居民慢性病患病率统计　　（单位：‰）

指标	合计			城市			农村		
	2003 年	2008 年	2013 年	2003 年	2008 年	2013 年	2003 年	2008 年	2013 年
慢性病患病率									
按人数计算	123.3	157.4	245.2	177.3	205.3	263.2	104.7	140.4	227.2
按例数计算	151.1	199.9	330.7	239.6	282.8	366.7	120.5	170.5	294.7
分性别慢性病患病率									
男性	133.5	177.3	310.0	215.4	266.2	355.2	106.4	147.0	266.2
女性	169.0	222.5	350.5	262.7	298.6	377.4	135.3	194.4	322.7
年龄别慢性病患病率									
0～4 岁	6.3	6.4		5.3	7.9		6.5	6.1	
5～14 岁	9.6	8.7		8.7	7.0		9.7	9.0	
15～24 岁	18.0	20.2	14.4	14.5	15.1	17.0	18.9	21.7	12.2
25～34 岁	58.3	51.3	38.3	48.9	35.6	38.4	61.6	57.5	38.2
35～44 岁	117.1	121.7	115.0	118.6	105.0	111.6	116.5	127.3	118.4
45～54 岁	219.5	259.5	235.4	261.7	272.7	241.6	203.1	254.0	230.0
55～64 岁	362.1	419.9	389.0	497.1	522.5	410.5	302.6	379.7	367.8
65 岁及以上	538.8	645.4	539.9	777.1	851.8	589.8	391.7	523.9	481.7

续表

指标	合计			城市			农村		
	2003 年	2008 年	2013 年	2003 年	2008 年	2013 年	2003 年	2008 年	2013 年
疾病别慢性病患病率									
传染病	2.7	2.7	2.3	2.4	1.7	2.2	2.8	3.1	2.3
寄生虫病	0.1	0.1	0.4	0.2	0.1	0.3	0.1	0.1	0.4
恶性肿瘤	1.3	2.0	2.9	2.5	3.3	3.5	0.8	1.5	2.3
良性肿瘤	0.8	1.2	1.1	1.1	1.8	1.2	0.6	1.0	1.0
内分泌、营养和代谢疾病	7.5	12.9	39.1	20.3	31.4	54.6	3.1	6.3	23.6
糖尿病	5.6	10.7	35.1	16.3	27.5	48.9	1.9	4.8	21.3
血液、造血器官疾病	1.9	2.0	2.1	1.6	1.6	1.9	2.0	2.2	2.2
精神病	1.9	2.1	3.0	2.4	2.3	3.1	1.8	2.0	3.0
神经系统疾病	3.9	4.2	4.3	4.6	4.0	4.5	3.7	4.2	4.2
眼及附属器疾病	2.8	2.7	2.8	4.6	4.0	3.0	2.1	2.2	2.5
耳和乳突疾病	0.6	0.5	0.3	0.9	0.5	0.3	0.5	0.5	0.3
循环系统疾病	50.0	85.5	180.3	105.8	153.3	203.7	30.8	61.5	156.8
心脏病	14.3	17.6	22.1	32.8	34.4	25.9	7.9	11.7	18.3
高血压	26.2	54.9	142.5	54.7	100.8	161.8	16.4	38.5	123.1
脑血管病	6.6	9.7	12.2	13.0	13.6	12.1	4.4	8.3	12.3
呼吸系统疾病	15.5	14.7	15.6	19.1	15.7	15.8	14.2	14.3	15.5
老慢支	7.5	6.9	7.2	8.2	6.6	6.2	7.3	7.1	8.1
消化系统疾病	25.5	24.5	24.9	28.2	21.9	23.7	24.6	25.5	26.1
急性胃炎	10.3	10.7	12.0	9.8	7.9	10.8	10.5	11.7	13.2
肝硬化	1.2	1.2	1.3	1.4	1.5	1.5	1.1	1.0	1.1
胆囊疾病	5.7	5.1	5.0	8.5	5.0	4.9	4.7	5.2	5.1
泌尿生殖系统疾病	8.4	9.3	10.3	10.1	9.4	10.5	7.8	9.3	10.1
妊娠、分娩病及产褥期并发症	0.1	0.0	0.0	0.1	0.0	0.0	0.1	0.0	0.0
皮肤皮下组织疾病	1.3	1.3	1.3	1.8	1.3	1.3	1.2	1.3	1.3
肌肉、骨骼和结缔组织疾病	23.1	31.0	37.3	29.8	27.4	34.3	20.8	32.3	40.3
类风湿关节炎	8.6	10.2	9.7	8.4	7.2	8.0	8.7	11.3	11.4
先天异常	0.4	0.4	0.4	0.4	0.5	0.3	0.5	0.4	0.5
围生期疾病	0.0	0.0	0.0	0.0			0.0	0.1	0.0
损伤和中毒	2.1	1.4	1.3	2.4	1.4	1.4	2.0	1.4	1.2
其他	0.3	0.3	1.0	0.2	0.2	1.1	0.3	0.3	1.0

注：资料来源为国家卫生服务调查（2003、2008、2013 年；其中，2013 年系 15 岁以上慢性病患病率）。

第三节 高 血 压

根据2002、2012年全国居民营养与健康监测数据，我国居民高血压患病率2012年较2002年明显升高（25.2% vs. 18.8%），且城市高于农村，男性高于女性。各年龄亚组中，19～44岁组男性显著高于女性，45～59岁组性别差异不明显，60岁及以上组女性高于男性（表9-2）。

与2002年相比，2012年中国居民高血压治疗率明显提高（41.1% vs. 24.7%）。城市居民高血压治疗率高于农村。各年龄组中，女性高血压治疗率均高于男性（表9-3）。

表9-2 2002、2012年我国居民高血压患病率 （单位：%）

分组	2002年			2012年		
	合计	城市	农村	合计	城市	农村
合计	18.8	19.3	18.6	25.2	26.8	23.5
男性	20.2	21.8	19.6	26.2	28.1	24.2
女性	18.0	17.9	18.0	24.1	25.4	22.8
19～44岁小计	9.1	9.4	9.0	10.6	11.3	10.0
男性	12.7	14.5	12.0	13.6	14.6	12.7
女性	6.7	6.1	6.9	7.3	7.6	6.9
45～59岁小计	29.3	32.8	28.0	35.7	36.6	34.7
男性	28.6	33.1	26.9	35.9	37.9	33.6
女性	30.0	32.6	29.1	35.5	35.2	35.9
60岁及以上小计	49.1	54.4	47.2	58.9	60.6	57.0
男性	48.1	54.0	46.0	56.5	57.6	55.3
女性	50.2	54.9	48.4	61.2	63.4	58.7

注：资料来源为2002、2012年中国居民营养与健康监测。

表9-3 2002、2012年我国居民高血压治疗率 （单位：%）

分组	2002年			2012年		
	合计	城市	农村	合计	城市	农村
合计	24.7	35.1	17.4	41.1	47.9	33.4
男性	21.6	31.2	14.7	37.4	44.7	29.3
女性	27.7	38.8	19.8	44.2	50.7	36.9
19～44岁小计	9.1	11.8	7.9	16.9	20.2	14.2
男性	6.9	9.7	5.4	14.1	17.2	11.4
女性	12.0	15.0	10.8	20.5	24.4	17.6

续表

分组	2002年			2012年		
	合计	城市	农村	合计	城市	农村
45～59岁小计	25.0	34.1	19.4	38.0	43.7	32.1
男性	20.6	28.6	15.7	33.7	40.6	26.2
女性	28.5	38.5	22.3	41.5	46.2	36.6
60岁及以上小计	32.2	43.1	21.3	48.8	55.8	39.9
男性	31.0	41.5	20.7	46.7	54.0	37.8
女性	33.3	44.7	21.9	50.7	57.3	41.8

注：资料来源为2002、2012年中国居民营养与健康监测。

第四节　恶性肿瘤

根据1973～1975、1990～1992、2004～2005年我国恶性肿瘤死亡抽样回顾调查结果，在上述主要年份，死亡率前十（或九）位的恶性肿瘤见表9-4。肺癌、肝癌、胃癌、食管癌、结直肠癌在最近的两次抽样调查中均排在前5位。

表9-4　1973～1975、1990～1992、2004～2005年我国前十（或九）位恶性肿瘤死亡率

（单位：1/10万）

排序	2004～2005年		1990～1992年		1973～1975年	
	疾病	死亡率	疾病	死亡率	疾病	死亡率
1	肺癌	30.83	胃癌	25.16	胃癌	19.54
2	肝癌	26.26	肝癌	20.37	食管癌	18.83
3	胃癌	24.71	肺癌	17.54	肝癌	12.54
4	食管癌	15.21	食管癌	17.38	肺癌	7.09
5	结直肠癌	7.25	结直肠癌	5.30	子宫颈癌	5.23
6	白血病	3.84	白血病	3.64	结直肠癌	4.60
7	脑瘤	3.13	子宫颈癌	1.89	白血病	2.72
8	女性乳腺癌	2.90	鼻咽癌	1.74	鼻咽癌	2.32
9	胰腺癌	2.62	女性乳腺癌	1.72	女性乳腺癌	1.65
10	骨癌	1.70	—	—	—	—
合计	恶性肿瘤	134.8	恶性肿瘤	108.26	恶性肿瘤	83.65

注：资料来源为1973～1975、1990～1992、2004～2005年中国恶性肿瘤死亡抽样回顾调查。

第五节 职 业 病

2001 年，全国 30 个省份共报告职业病 13 215 例，其中尘肺新发病例 10 505 例，占 79.49%，新发病例数为诸职业病之首。河南 2001 年报告职业病 497 例，为全国职业病第 8 高发省份（图 9-10）；其中尘肺新发病例 334 例，占 67.20%。河南为中部六省职业病第 2 高发省份，仅次于湖南（图 9-11）。

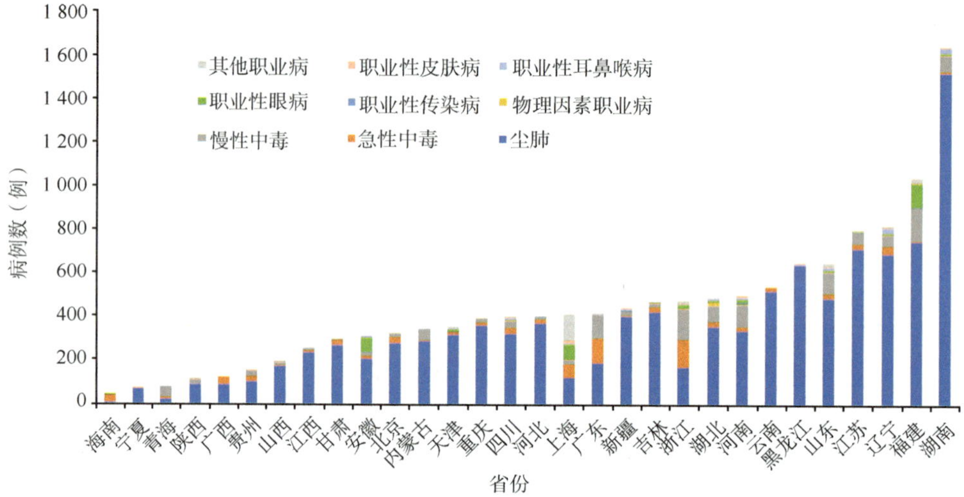

图 9-10 2001 年全国 30 个省份职业病新发病例数

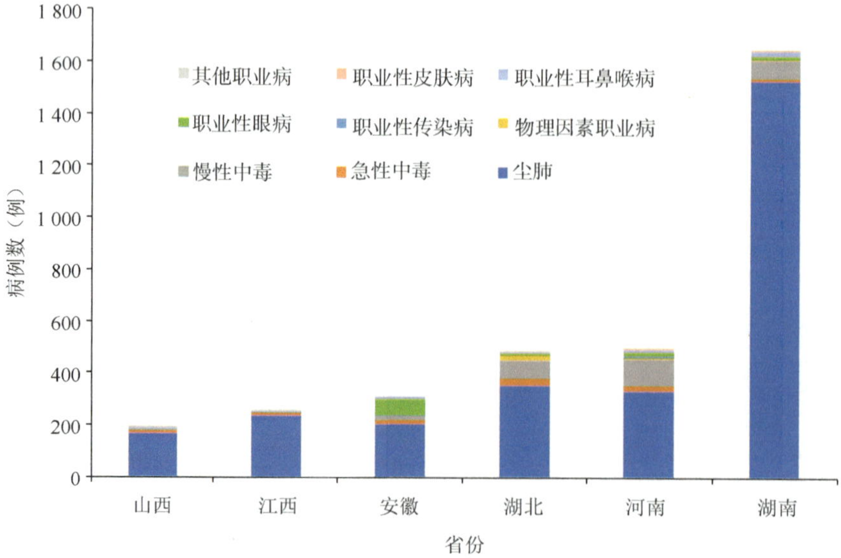

图 9-11 2001 年中部六省职业病新发病例数

第六节　大骨节病

根据我国地方病防治工作调查结果，2001 年，全国共有大骨节病病区（县）352 个，其中 187 个病区（县）达到控制标准；全国临床 I 度以上现症大骨节病患者 808 690 人。河南有大骨节病病区（县）5 个，2001 年均已实现控制目标；河南临床 I 度以上现症大骨节病患者 10 842 人，占同期全国现症患者的 1.3%。

2017 年，全国的 379 个病区（县）中，42 个病区（县）实现控制目标，329 个病区（县）实现消除大骨节病目标；全国临床 I 度以上现症大骨节病患者 535 878 人。河南的所有 5 个病区（县），2017 年全部已达到大骨节病消除标准；河南临床 I 度以上现症大骨节病患者 12 356 人，占同期全国现症患者的 2.3%。

2001、2010、2017 年，河南的临床 I 度以上现症大骨节病患者数在全国有病例报告的省份中排名分别为第 5、第 6、第 7（按现症患者人数由少到多排名）（图 9-12）。

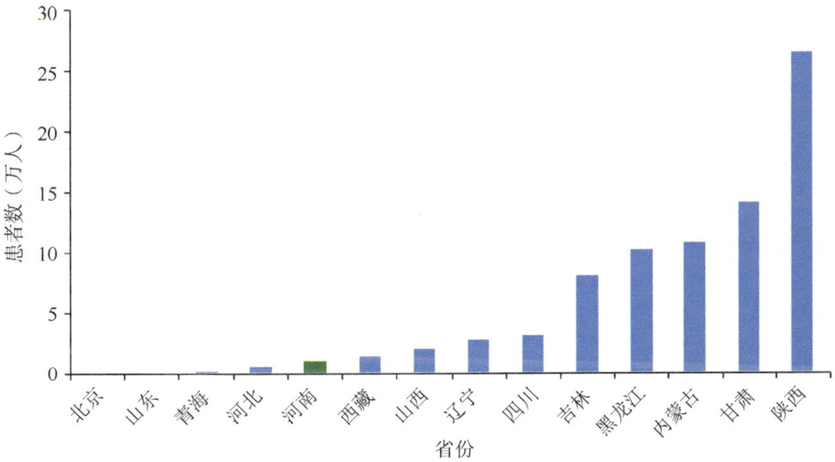

A

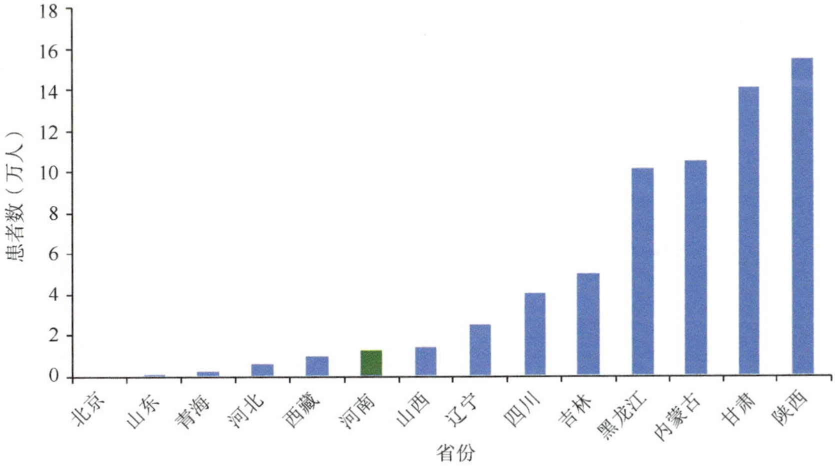

B

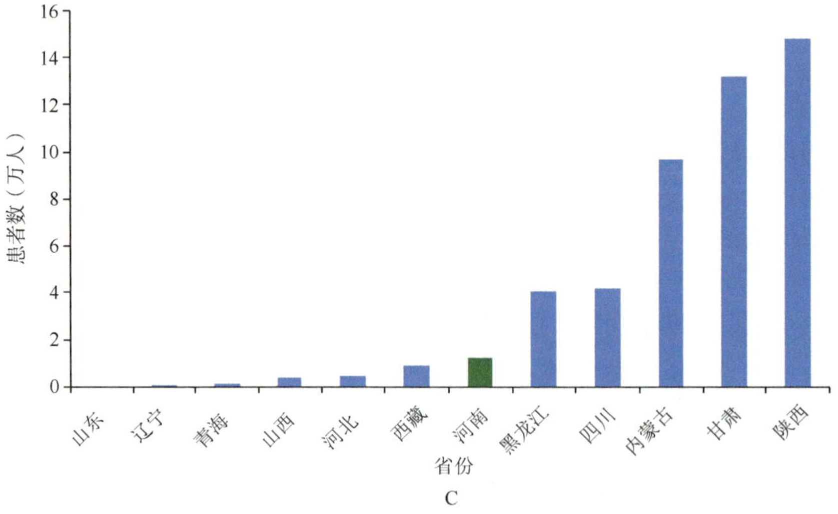

图 9-12　2001、2010、2017 年我国部分省份大骨节病（临床 I 度以上）患者分布

A. 2001 年；B. 2010 年；C. 2017 年

2001 ～ 2017 年，河南历年现症临床 I 度以上大骨节病患者数在 10 842 ～ 12 667 人（图 9-13），占全国该病现症患者数的比重由 2001 年的 1.3% 上升至 2017 年的 2.3%。河南虽然不是大骨节病的主要病区，仍应加强对大骨节病的监测和防控力度。

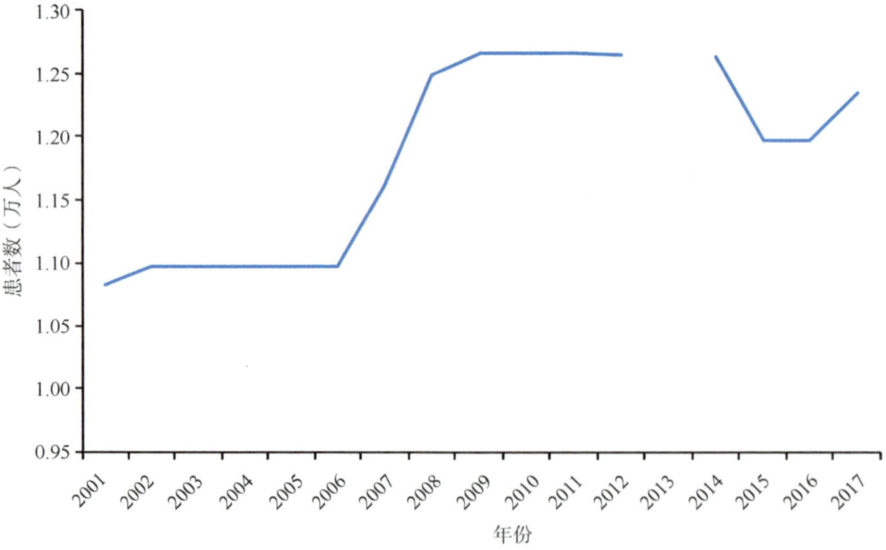

图 9-13　2001 ～ 2017 年河南大骨节病（临床 I 度以上）现症患者分布

注：2013 年数据缺失

第七节　碘缺乏病

碘缺乏病主要包括甲状腺肿和克汀病两种类型。前者按照病情轻重分为甲状腺肿和 II 度甲状腺肿。

2001 年，河南现症甲状腺肿患者 171 313 人，Ⅱ度甲状腺肿患者 14 118 人，克汀病患者 9354 人，分别占全国同类疾病患者的 2.0%、2.0% 和 7.9%。

2017 年，河南现症甲状腺肿患者 54 070 人，Ⅱ度甲状腺肿患者 3109 人，克汀病患者 1229 人，分别占全国同类疾病患者的 1.2%、1.5% 和 1.5%；较 2001 年同类现症患者数明显减少。

2001、2010、2017 年，在全国有病例的 28 个省份中，河南现症甲状腺肿患者数分别位居第 16、第 10、第 12（按现症患者数由少到多排序）（图 9-14）。

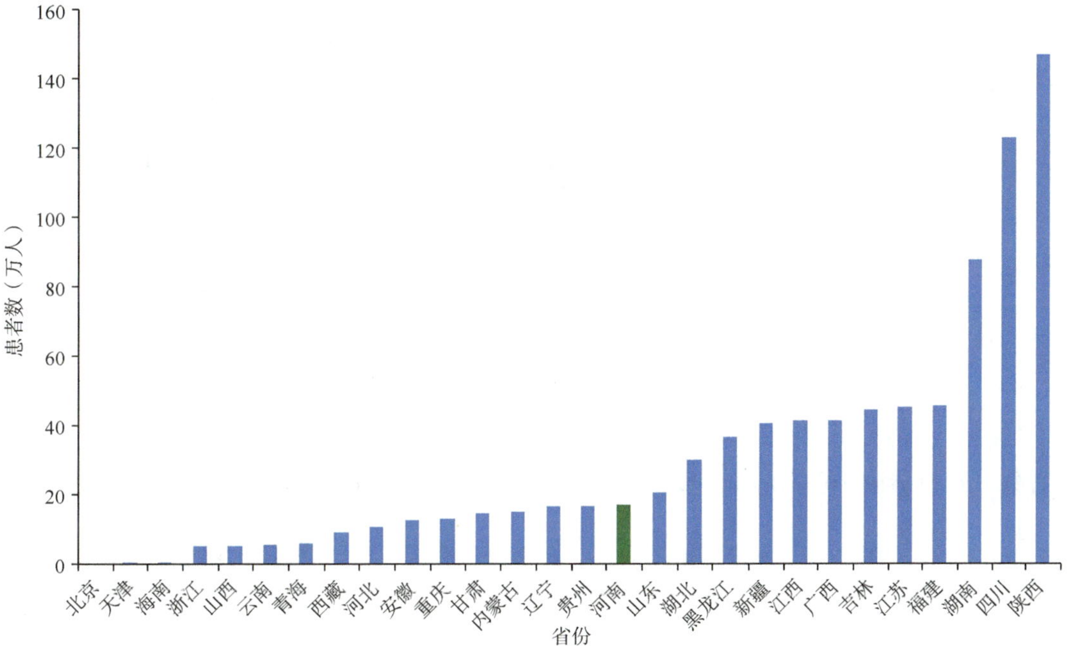

A

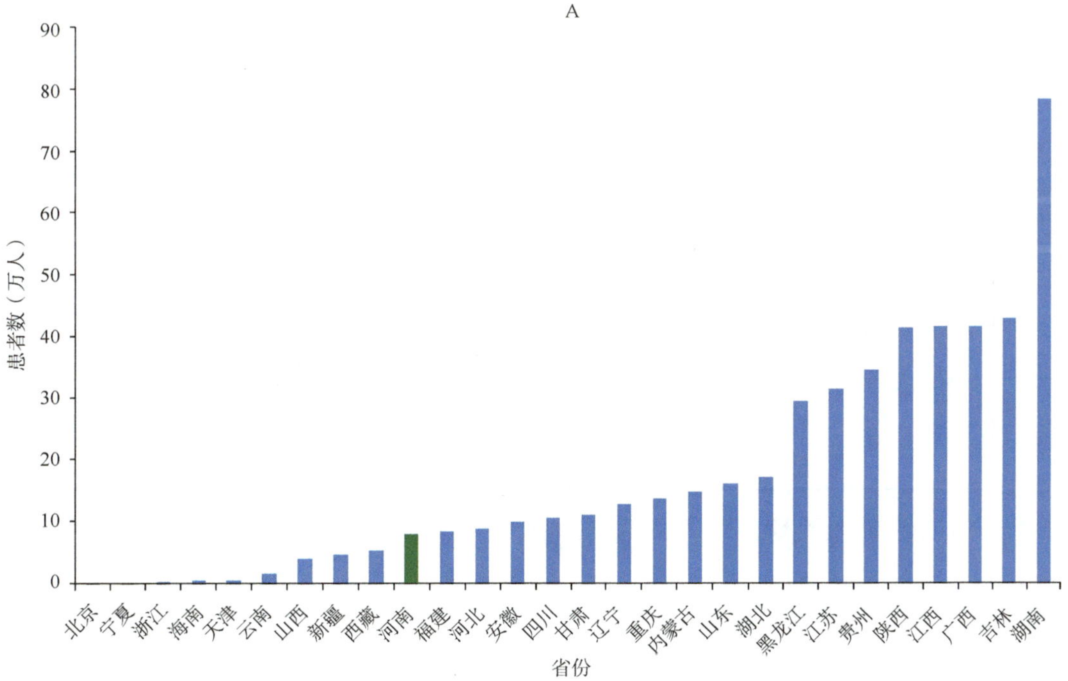

B

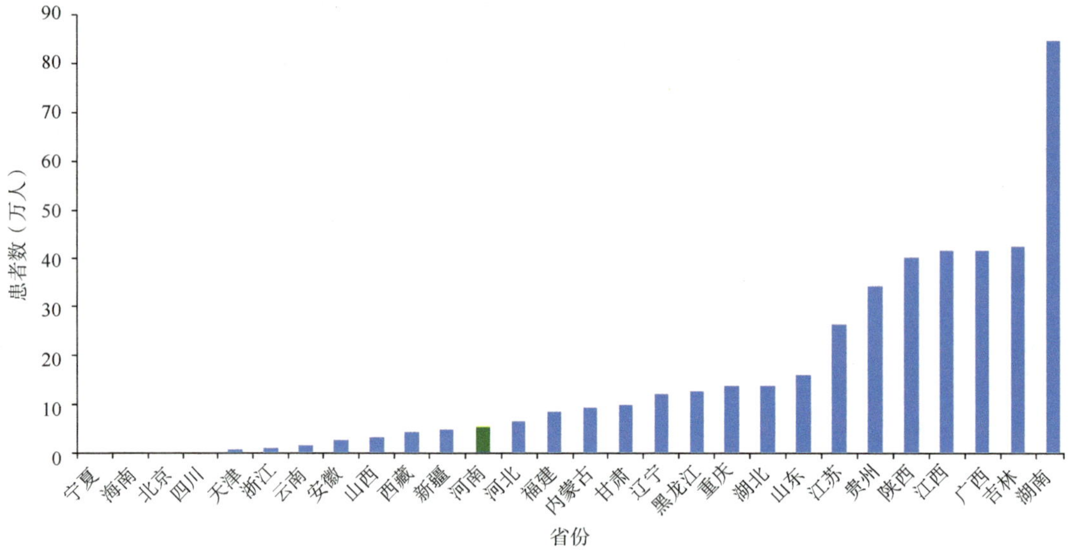

C

图 9-14 2001、2010、2017 年我国现症甲状腺肿患者地区分布

A. 2001 年；B. 2010 年；C. 2017 年

2001、2010、2017 年，在全国有病例的 22 ～ 25 个省份中，河南现症 II 度甲状腺肿患者数分别位居第 16、第 14、第 9（按现症患者数由少到多排序）（图 9-15）。

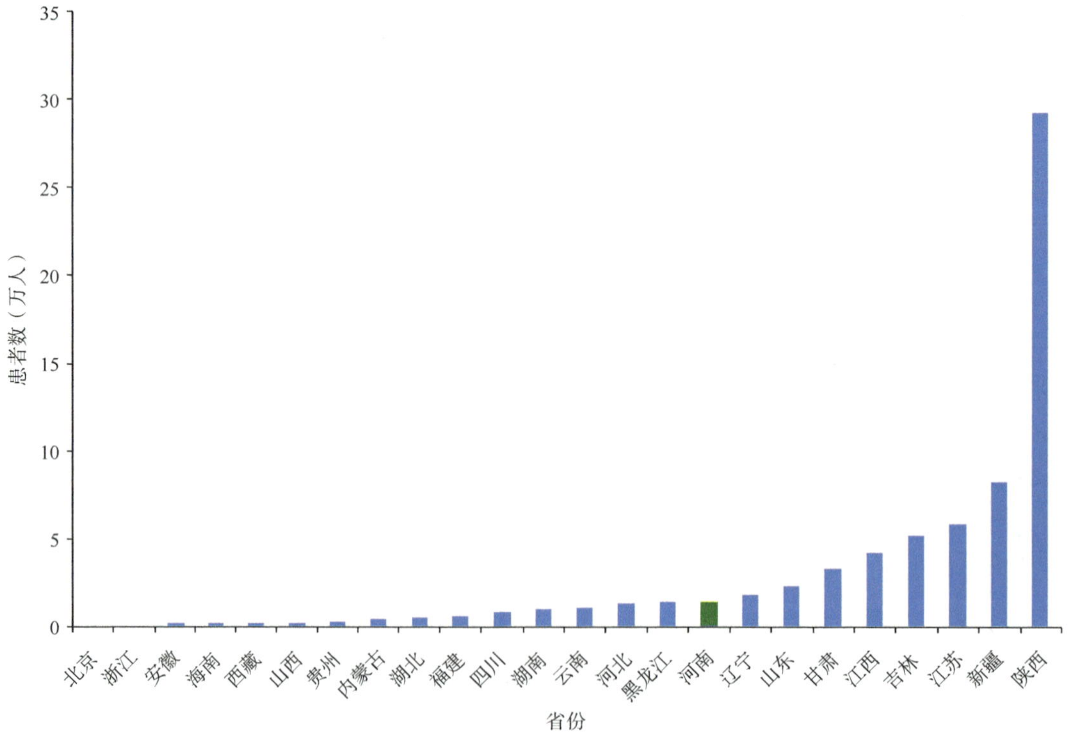

A

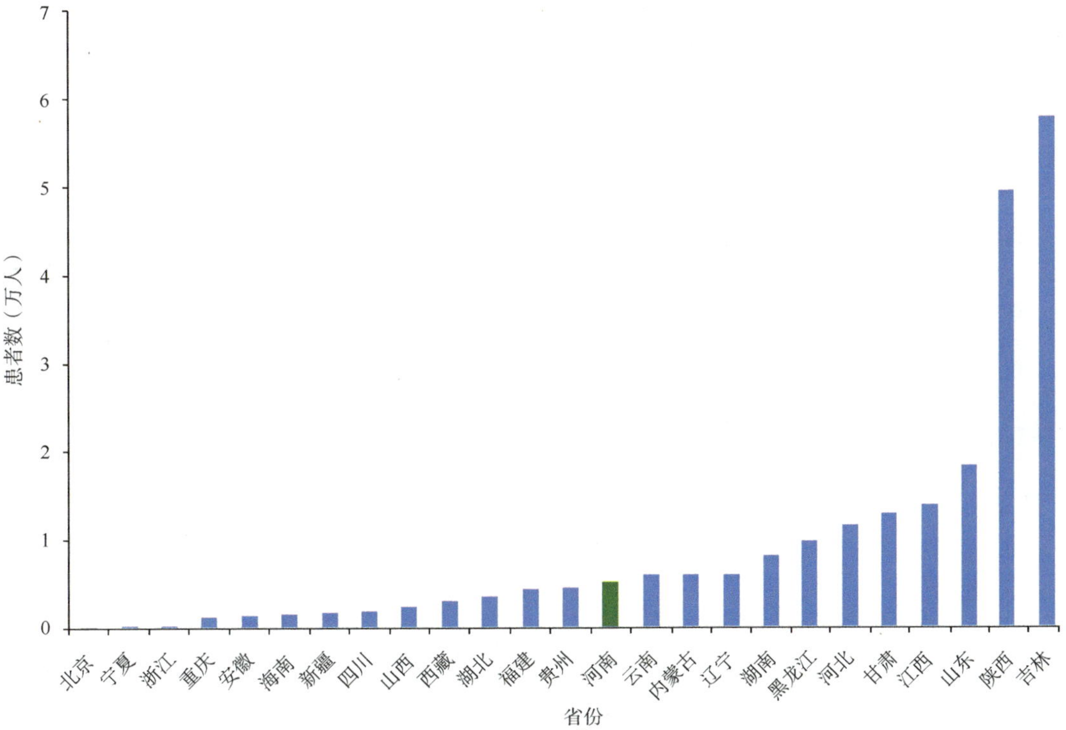

B

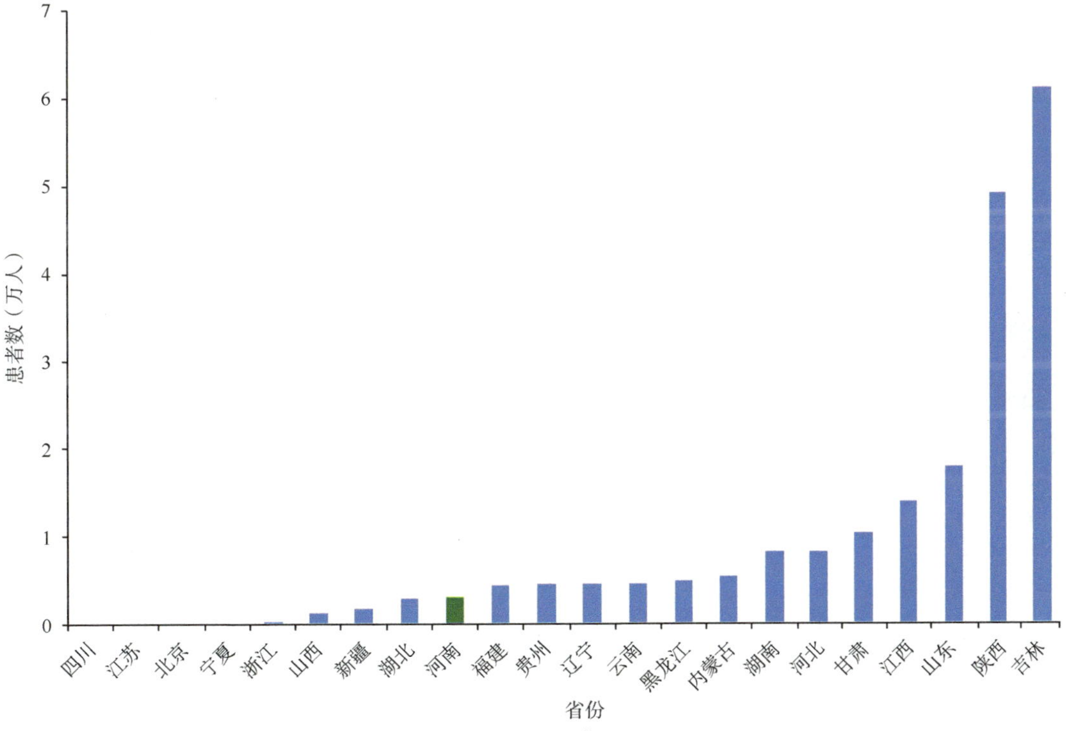

C

图 9-15　2001、2010、2017 年我国现症Ⅱ度甲状腺肿患者地区分布

A. 2001 年；B. 2010 年；C. 2017 年

2001、2010、2017 年，在全国有病例的省份中，河南现症克汀病患者数分别位居全国第 21、第 16、第 11（按现症患者数由少到多排序）（图 9-16）。

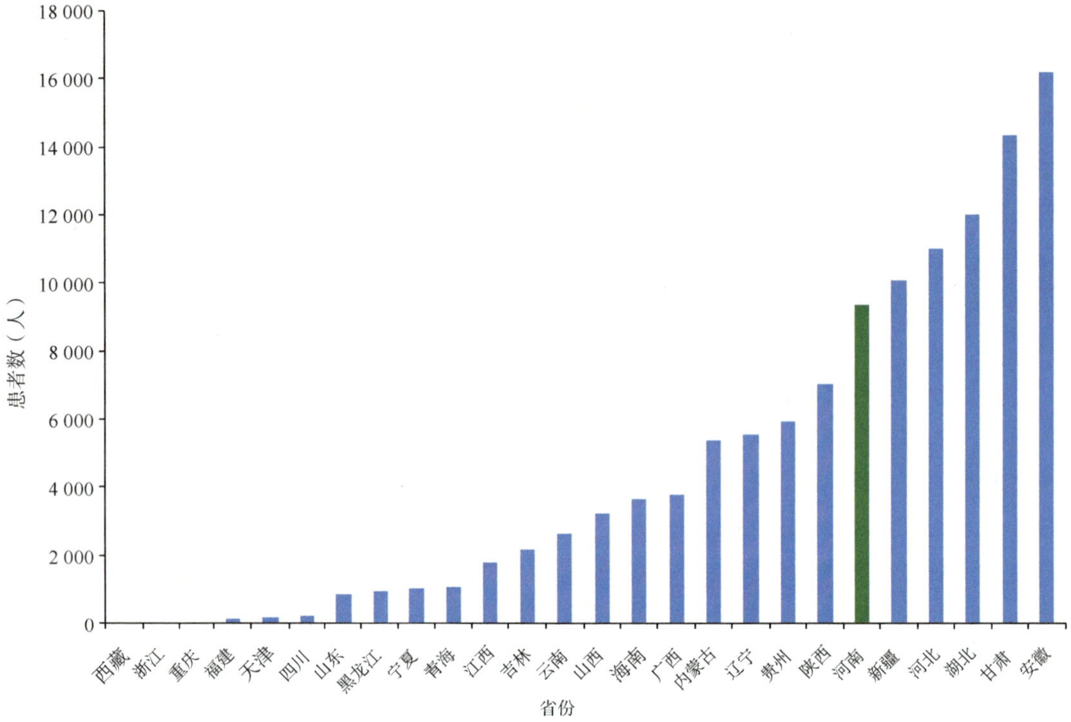

A

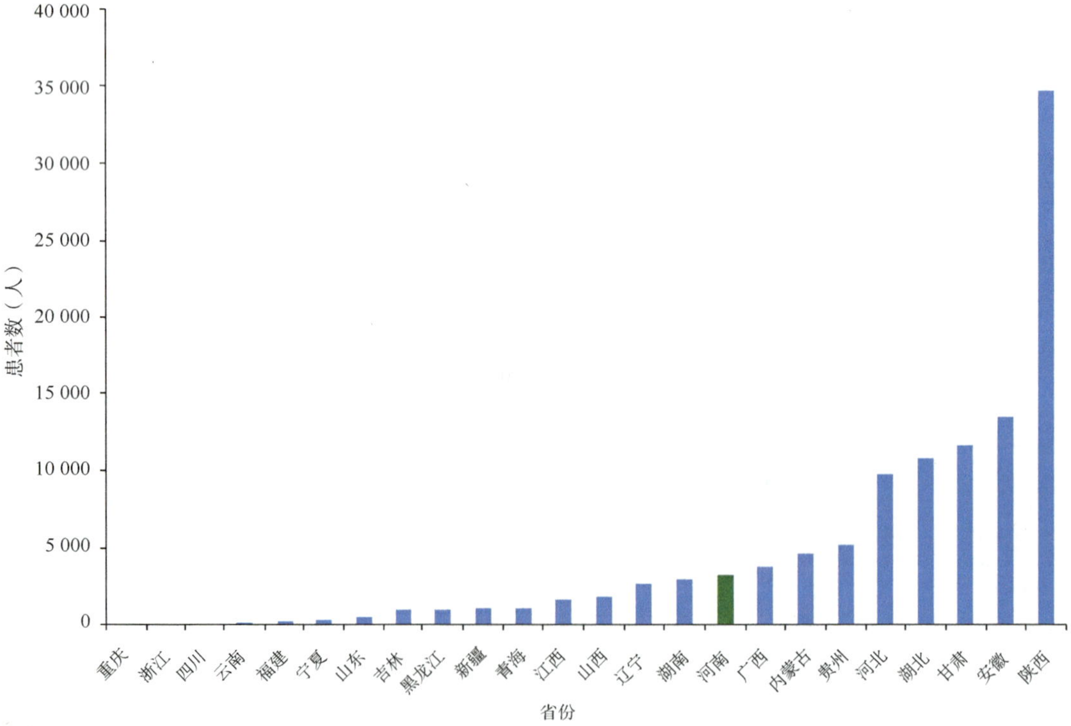

B

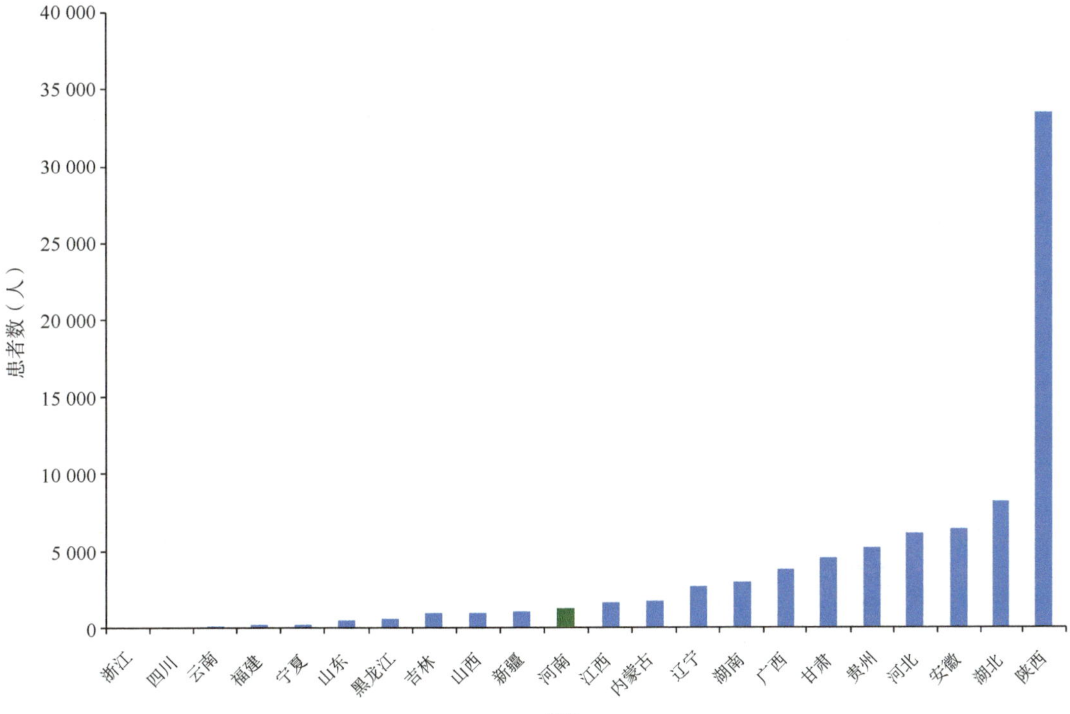

C

图 9-16　2001、2010、2017 年我国现症克汀病患者地区分布

A. 2001 年；B. 2010 年；C. 2017 年

2001 ～ 2017 年，河南现症甲状腺肿、II 度甲状腺肿、克汀病患者数基本呈逐年减少趋势（图 9-17、图 9-18）。与 2001 年相比，2017 年各同类现症患者数分别减少了 68.4%、78.0%、86.9%。

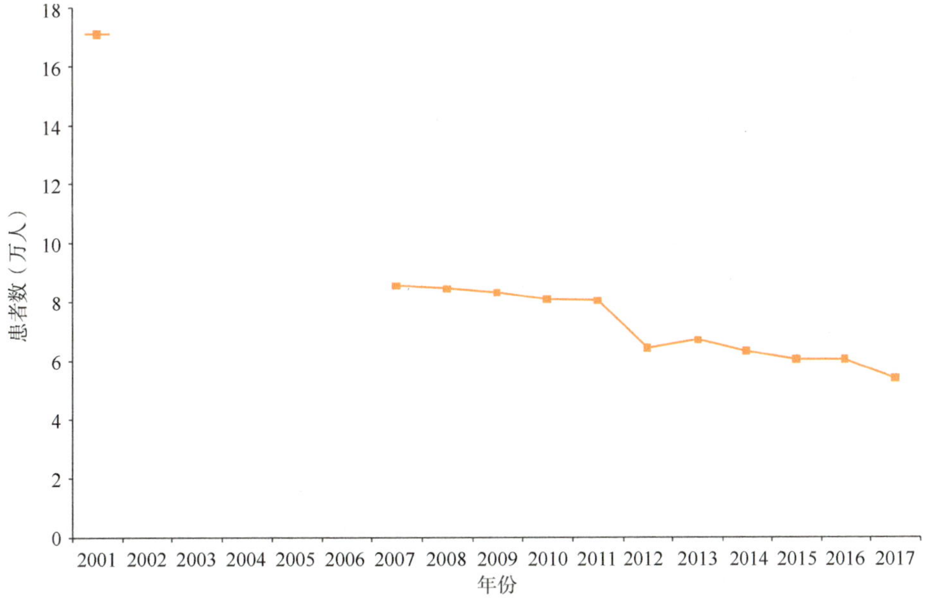

图 9-17　2001 ～ 2017 年河南现症甲状腺肿患者数

注：2002 ～ 2006 年数据缺失

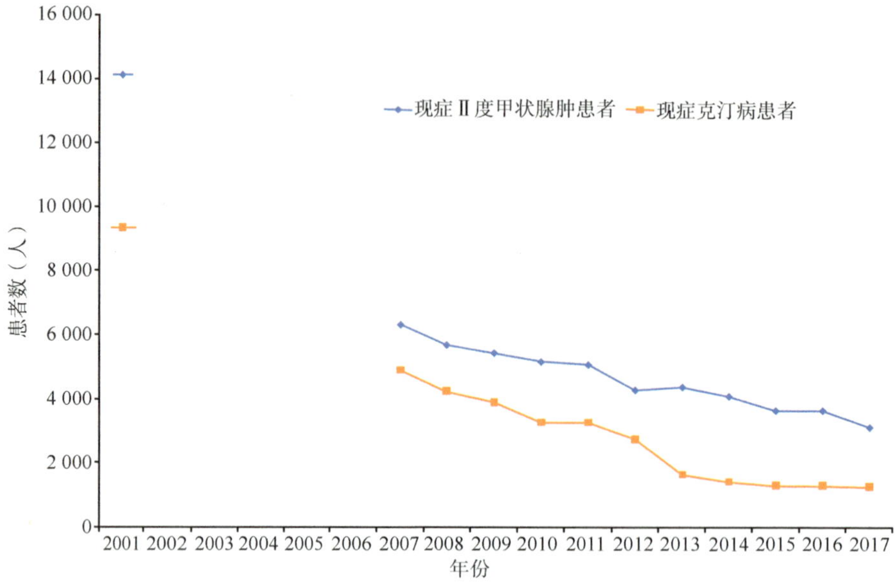

图 9-18　2001 ～ 2017 年河南现症Ⅱ度甲状腺肿患者数和现症克汀病患者数

注：2002 ～ 2006 年数据缺失

第八节　克　山　病

克山病主要包括潜在型克山病和慢性克山病两种类型。

2001 年，河南现症潜在型克山病患者 397 人，慢性克山病患者 37 人，分别占全国的 1.3%、0.3%。

2017 年，河南现症潜在型克山病患者 476 人，慢性克山病患者 52 人，分别占全国的 1.7%、0.6%。

2001、2010、2017 年，在全国有病例的省份中，河南现症潜在型克山病患者数分别位居第 6、第 7、第 8（按现症患者数由少到多排序）（图 9-19）。

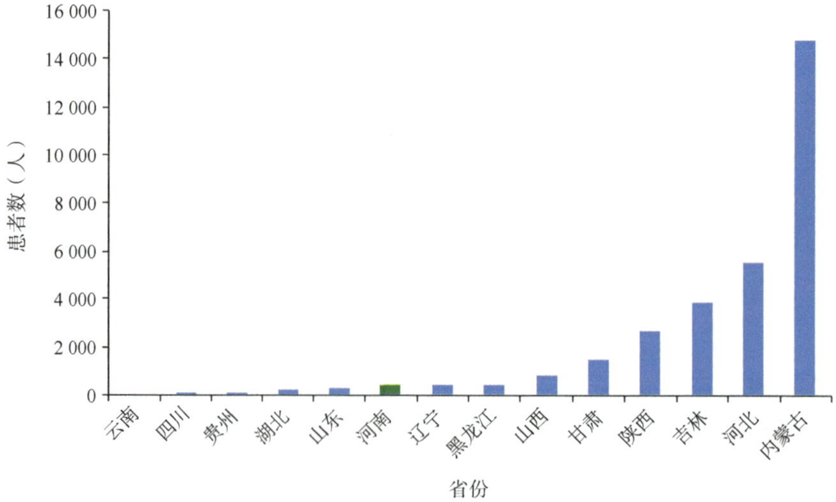

A

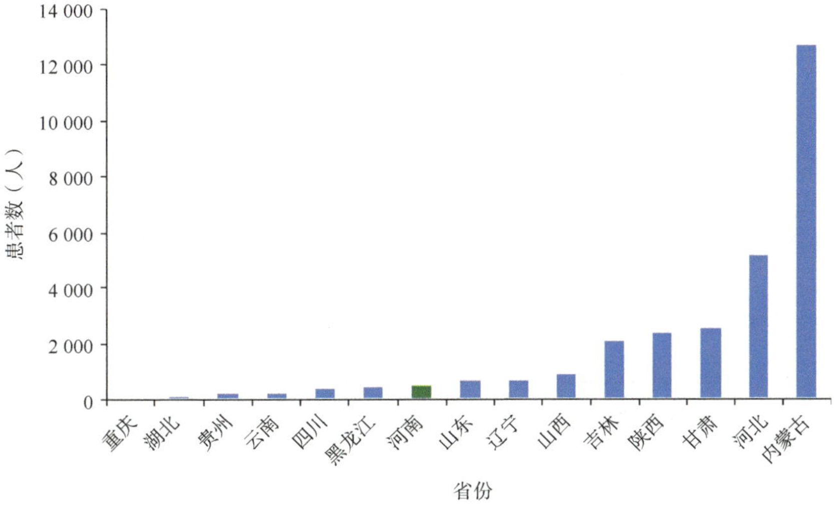

B

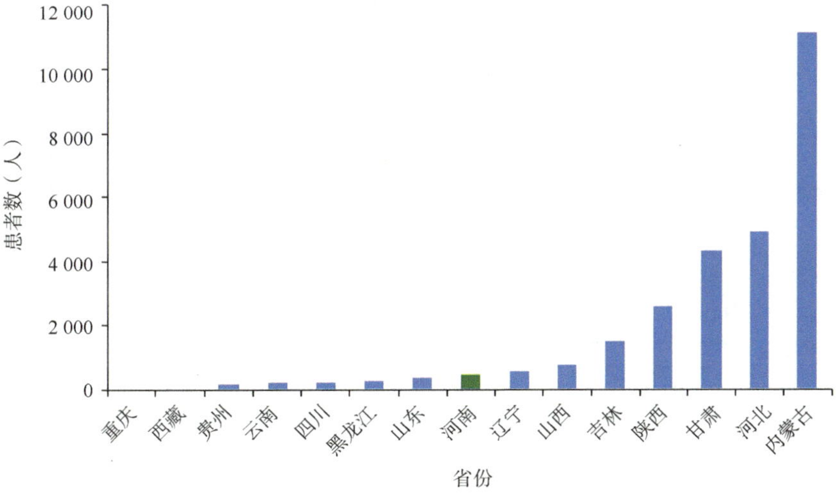

C

图 9-19　2001、2010、2017 年我国现症潜在型克山病患者地区分布

A. 2001 年；B. 2010 年；C. 2017 年

2001、2010、2017 年，在全国有病例的省份中，河南现症慢性克山病患者数分别位居第 5、第 6、第 4（按现症患者数由少到多排序）（图 9-20）。

2001 ～ 2017 年，河南历年现症潜在型、慢性克山病患者数大致呈增加趋势（图 9-21）；现症潜在型克山病患者数从 2001 年的 397 例缓慢增长至 2012 年的 476 例，之后稳定在这一水平；现症慢性克山病患者数，2004 年为最低水平——25 例，之后缓慢增长至 2014 年达峰值 60 例，2017 年略降至 52 例。与 2001 年相比，2017 年河南两类现症患者数分别增加了 19.9%、40.5%。

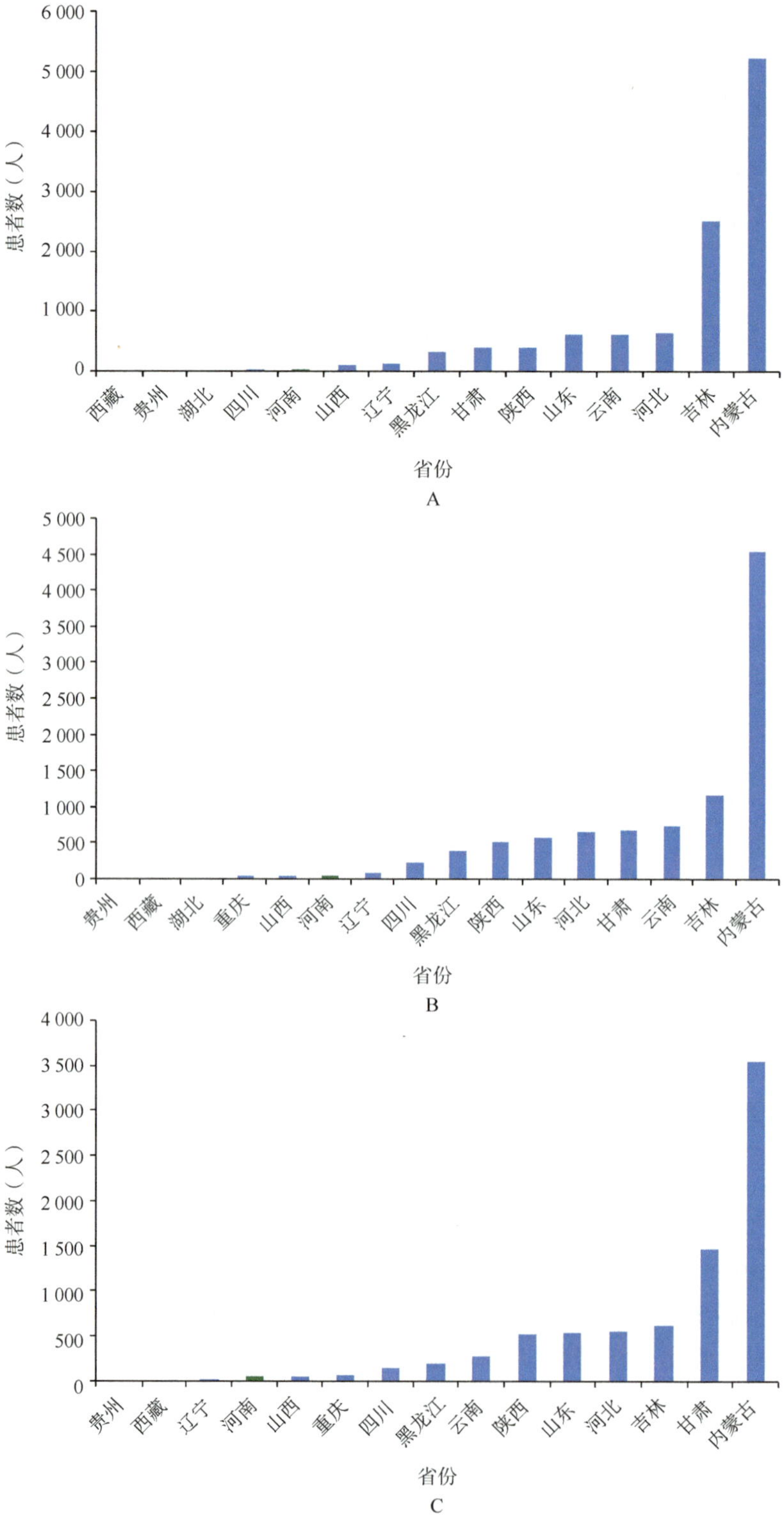

图 9-20 2001、2010、2017 年我国现症慢性克山病患者地区分布

A. 2001 年；B. 2010 年；C. 2017 年

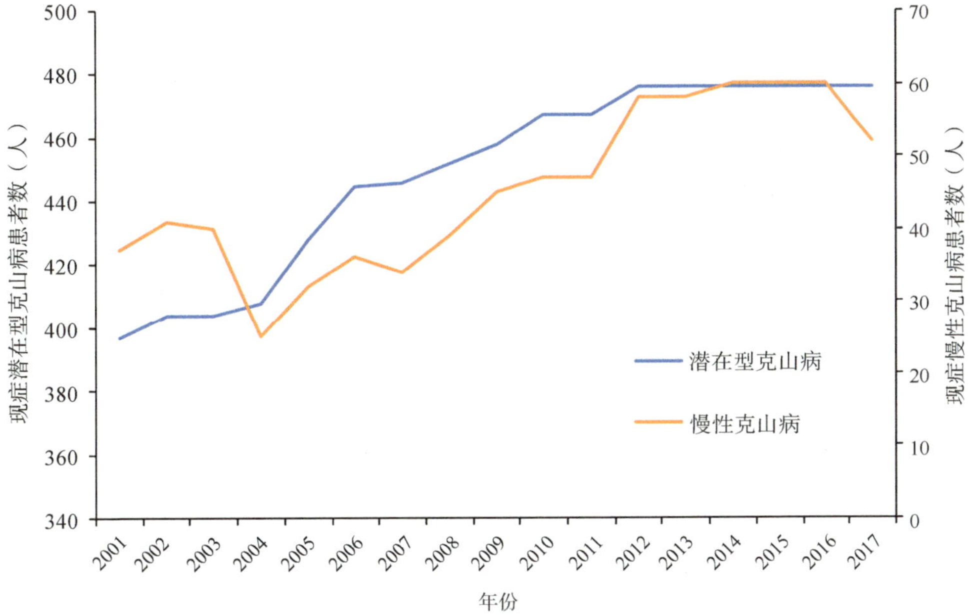

图 9-21　2001 ～ 2017 年河南现症潜在型、慢性克山病患者数

第九节　地方性氟中毒

根据氟的环境来源，地方性氟中毒病区分为燃煤污染型和水型。地方性氟中毒按照致损靶器官不同，分为氟斑牙和氟骨症两种类型。

一、燃煤污染型地方性氟中毒

2001 年，全国共有燃煤污染型地方性氟中毒病区（县）201 个，其中 24 个病区（县）实现基本控制目标。河南的 12 个病区（县）均未达到基本控制目标。2001 年，全国累计改炉改灶 1 795 667 户，河南累计改炉改灶 17 023 户。全国燃煤污染型病区共有现症氟斑牙患者 18 138 780 人，氟骨症患者 1 594 799 人。河南现症氟斑牙患者和氟骨症患者分别为 334 567 人和 340 人，分别占全国同期同类现症患者数的 1.8% 和 0.02%。

2017 年，全国共有燃煤污染型地方性氟中毒病区（县）171 个，其中 70 个病区（县）实现基本控制目标，76 个病区（县）实现消除目标。河南仅剩的 3 个病区（县）全部实现消除目标。2017 年，全国累计改炉改灶 8 403 400 户，河南累计改炉改灶 40 230 户。全国燃煤污染型病区共有现症氟斑牙患者 13 776 001 人，氟骨症患者 1 737 356 人。河南现症氟斑牙患者 60 340 人，占全国同期同类疾病现症患者数的 0.4%。与 2001 年相比，2017 年河南燃煤污染型地方性氟中毒病区现症氟斑牙患者数减少 82.0%。

2001、2010、2017 年，在调查的燃煤污染型地方性氟中毒病区省份中，河南现症氟斑牙患者数分别排名第 7、第 4、第 3（按现症患者数由少到多排序）（图 9-22）。

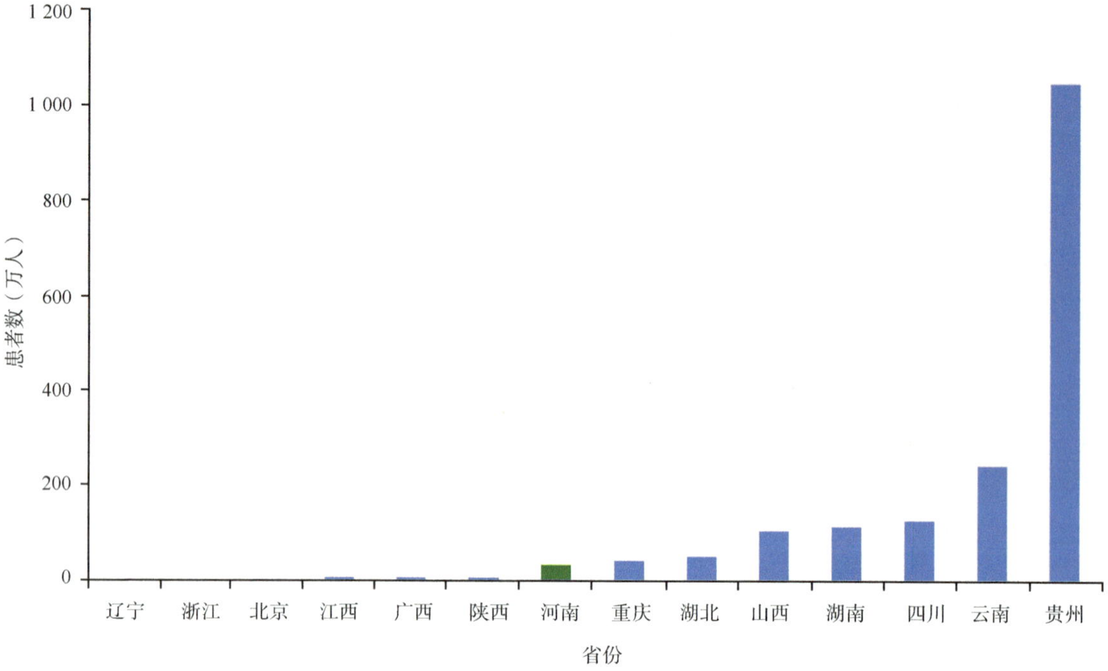

A

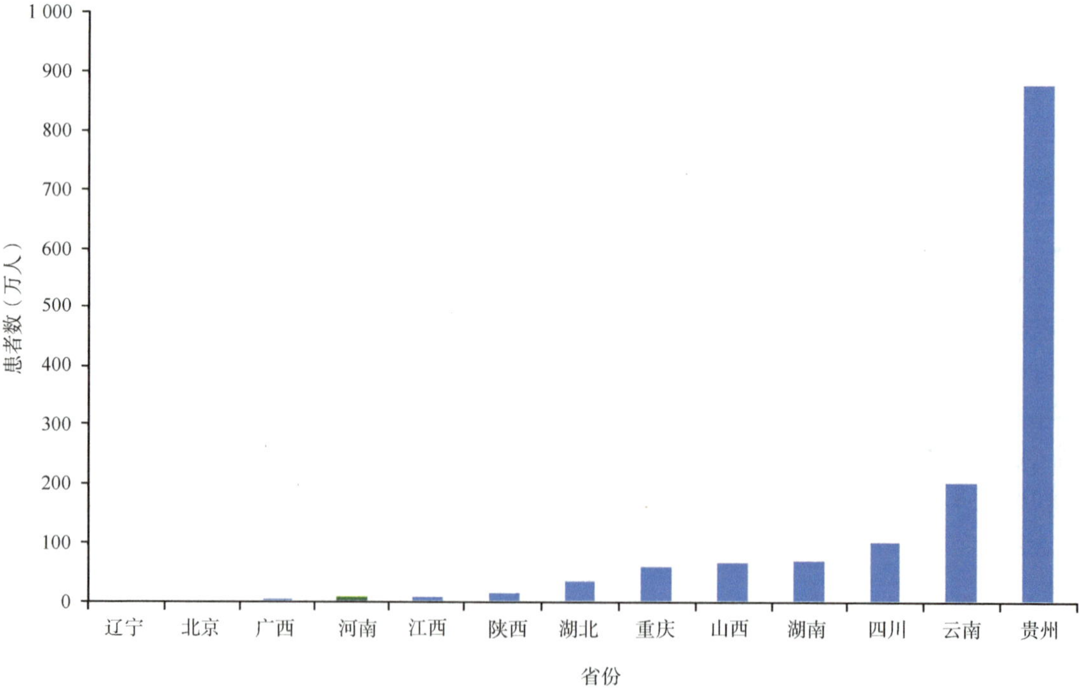

B

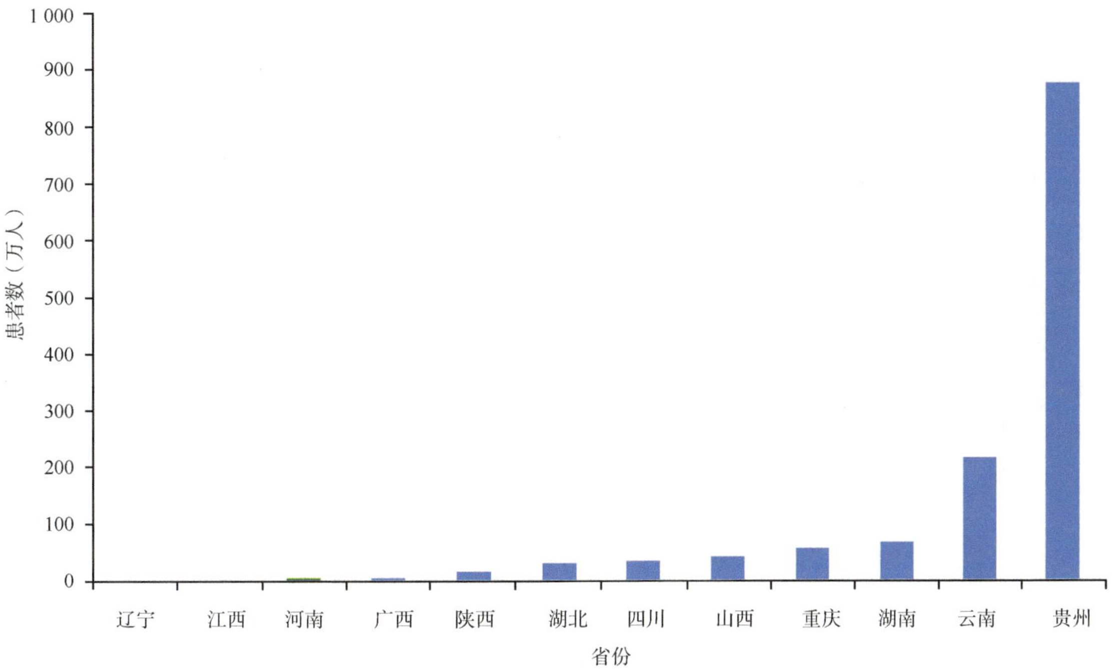

C

图 9-22　2001、2010、2017 年我国燃煤污染型地方性氟中毒病区现症氟斑牙患者地区分布

A. 2001 年；B. 2010 年；C. 2017 年

2001、2006 年，在调查的燃煤污染型地方性氟中毒病区省份中，河南现症氟骨症患者数分别排名第 4、第 3（按现症患者数由少到多排序）（图 9-23）。2007 年起，中国卫生健康年鉴未报告河南燃煤污染型地方性氟中毒病区氟骨症现症患者数。

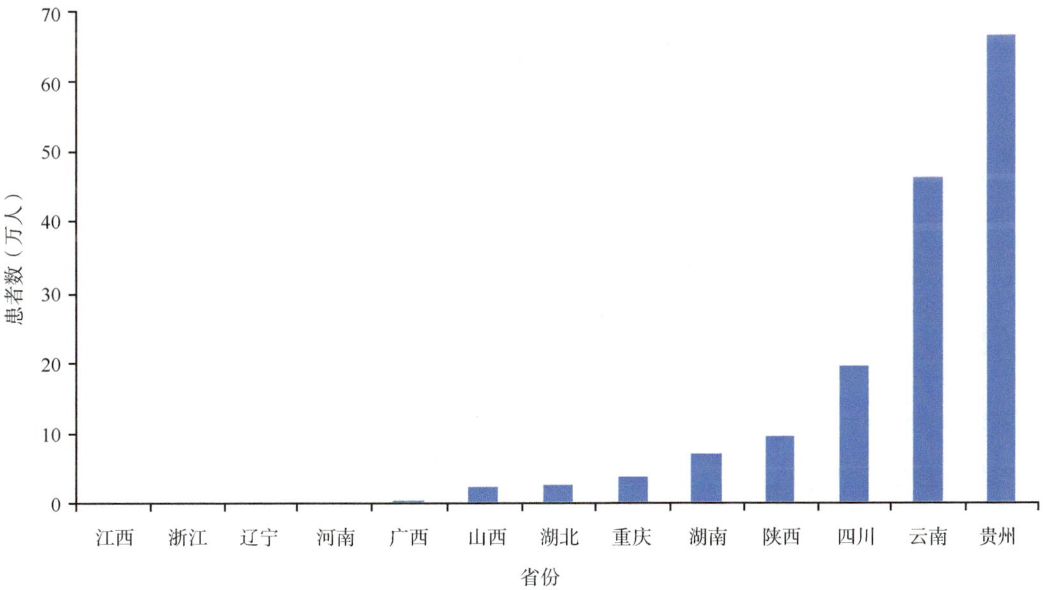

A

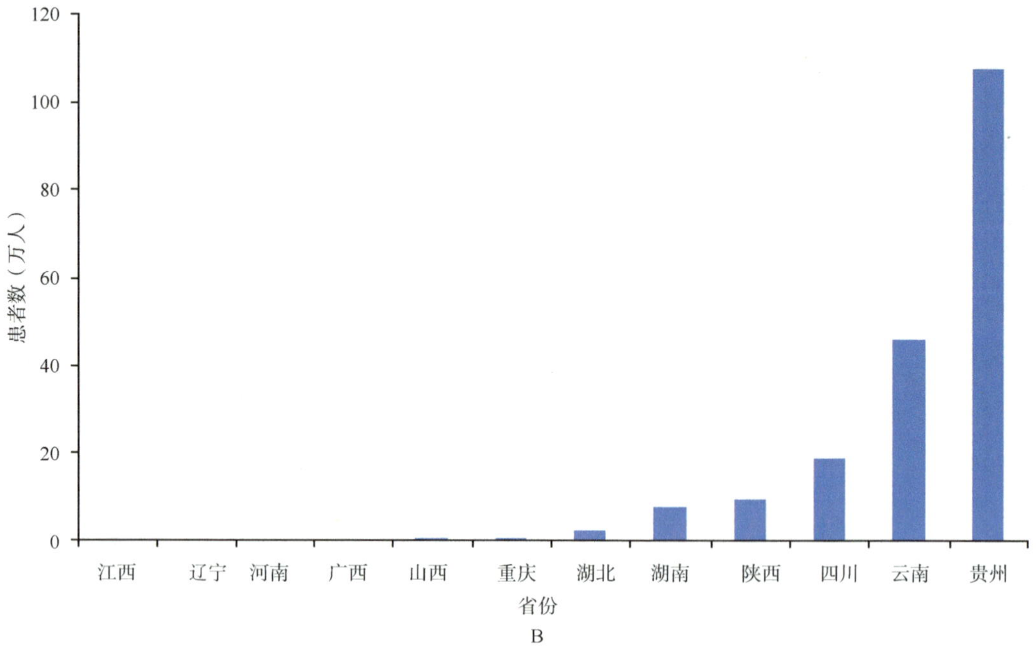

图 9-23　2001、2006 年我国燃煤污染型地方性氟中毒病区现症氟骨症患者地区分布

A. 2001 年；B. 2006 年

2001 ～ 2017 年，河南现症氟斑牙患者数明显减少（图 9-24）；2001 ～ 2002 年为现症患者快速减少时期；到 2012 年，现症氟斑牙患者基本稳定在 10 万左右；之后缓慢下降至 2017 年的 60 340 人。与 2001 年相比，2017 年现症氟斑牙患者数减少了 82.0%。

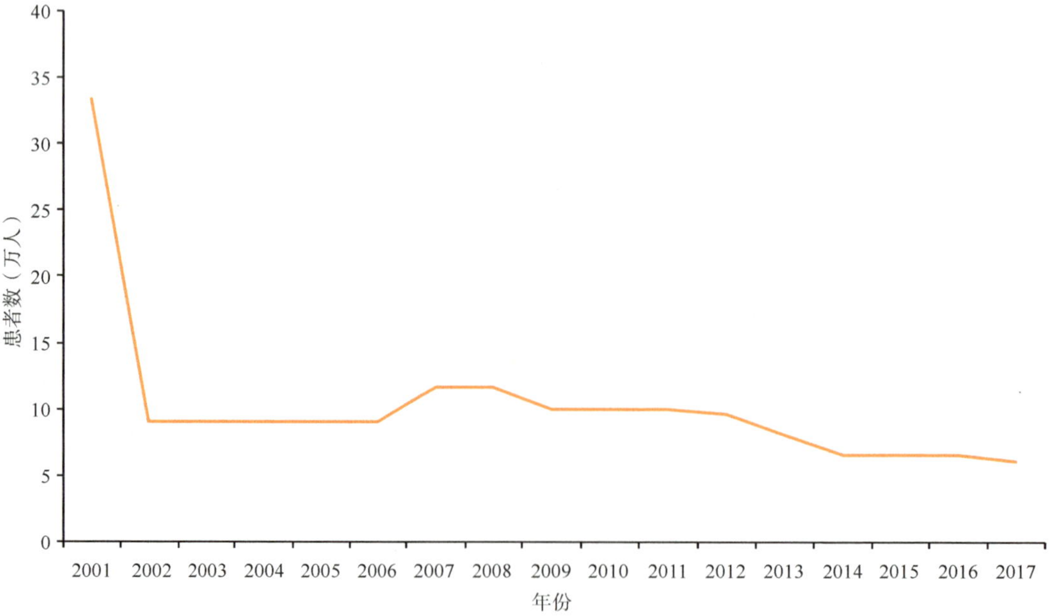

图 9-24　2001 ～ 2017 年河南燃煤污染型地方性氟中毒病区现症氟斑牙患者数

二、水型地方性氟中毒

2001 年，全国共有水型地方性氟中毒病区（县）1096 个，其中 204 个病区（县）实现基本控制目标。河南 113 个病区（县）均未达到基本控制目标。全国水型病区共有现症氟斑牙患者 22 123 627 人，氟骨症患者 1 341 385 人。河南现症氟斑牙患者和氟骨症患者分别为 3 817 345 人和 50 035 人，分别占同期全国同类现症患者数的 17.3% 和 3.7%。

2017 年，全国共有水型地方性氟中毒病区（县）1039 个，其中 620 个病区（县）实现基本控制目标。河南 111 个病区（县）中 91 个达到基本控制目标。河南 96.2%（17 319/18 001）的病区已实施降氟改水，同期全国 91.8%（70 985/77 292）的病区实施了降氟改水。全国水型地方性氟中毒病区共有现症氟斑牙患者 13 333 194 人，氟骨症患者 1 085 512 人。河南现症氟斑牙患者和氟骨症患者分别为 1 968 566 人和 20 424 人，分别占同期全国同类现症患者数的 14.8% 和 1.9%。

2001、2010、2017 年，在调查的水型地方性氟中毒病区省份中，河南现症氟斑牙患者数分别排名第 28、第 28、第 24（按现症患者数由少到多排序）（图 9-25）。

2001、2010、2017 年，在调查的水型地方性氟中毒病区省份中，河南现症氟骨症患者数分别排名第 20、第 20、第 17（按现症患者数由少到多排序）（图 9-26）。

2001 ～ 2017 年，河南水型地方性氟中毒病区现症氟斑牙和氟骨症患者数呈现相似的变化趋势（图 9-27）。与 2001 年相比，河南水型地方性氟中毒病区 2017 年现症氟斑牙和氟骨症患者数分别减少 48.4% 和 59.2%。

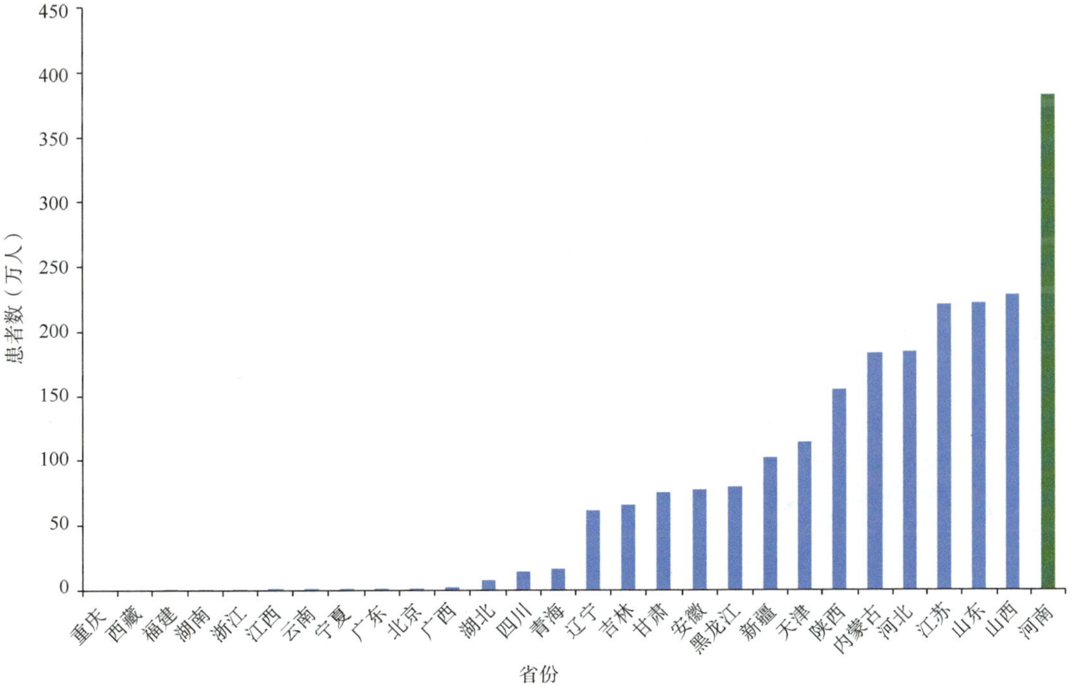

A

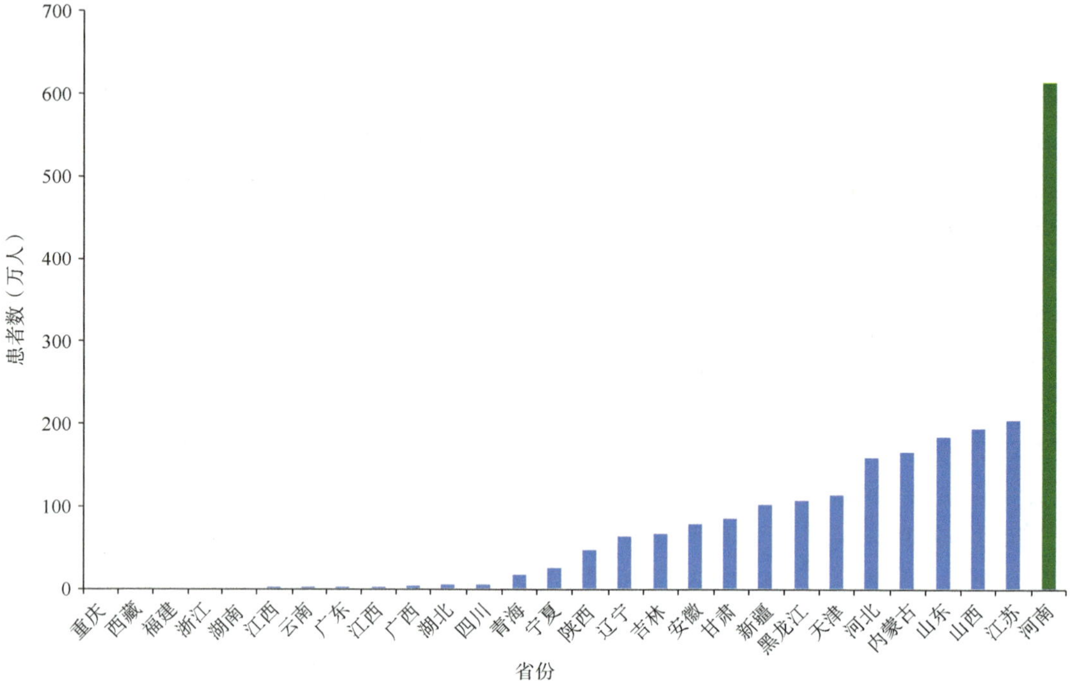

B

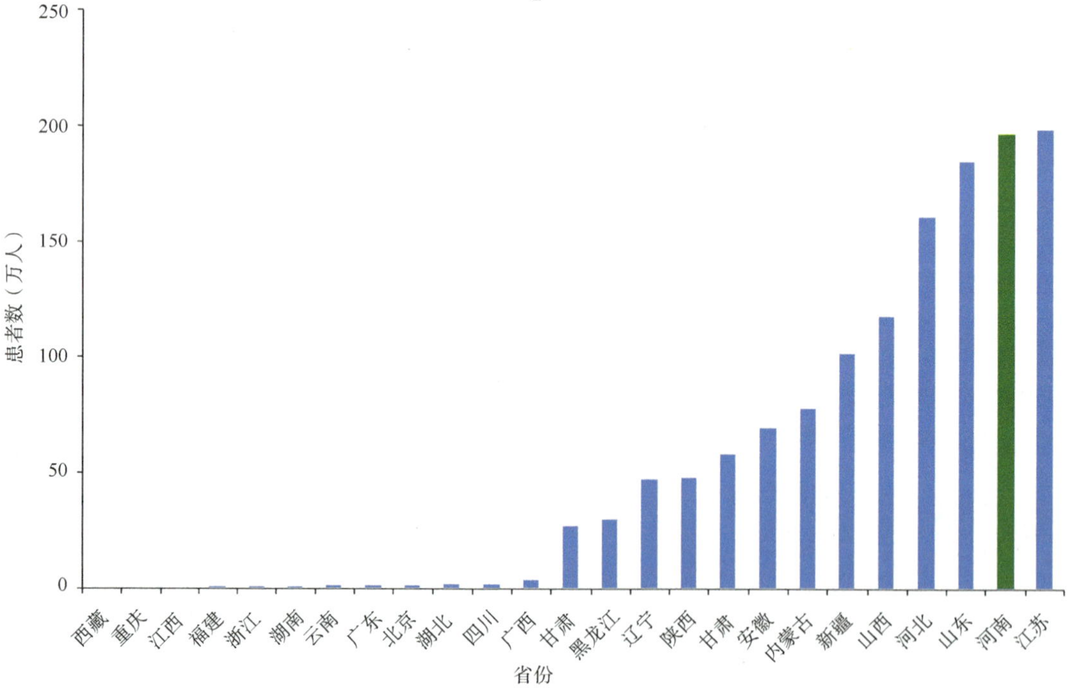

C

图 9-25 2001、2010、2017 年我国水型地方性氟中毒病区现症氟斑牙患者地区分布

A. 2001 年；B. 2010 年；C. 2017 年

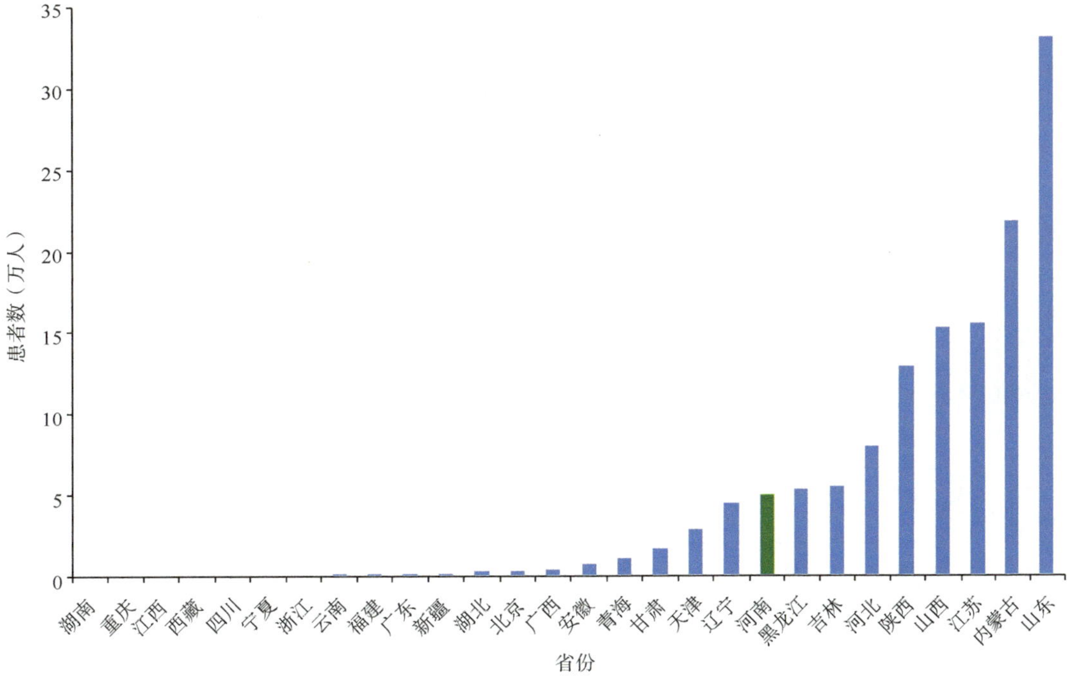
患者数（万人）
35
30
25
20
15
10
5
0
湖南
重庆
江西
西藏
四川
宁夏
浙江
云南
福建
广东
新疆
湖北
北京
广西
安徽
青海
甘肃
天津
辽宁
河南
黑龙江
吉林
河北
陕西
山西
江苏
内蒙古
山东
省份

A

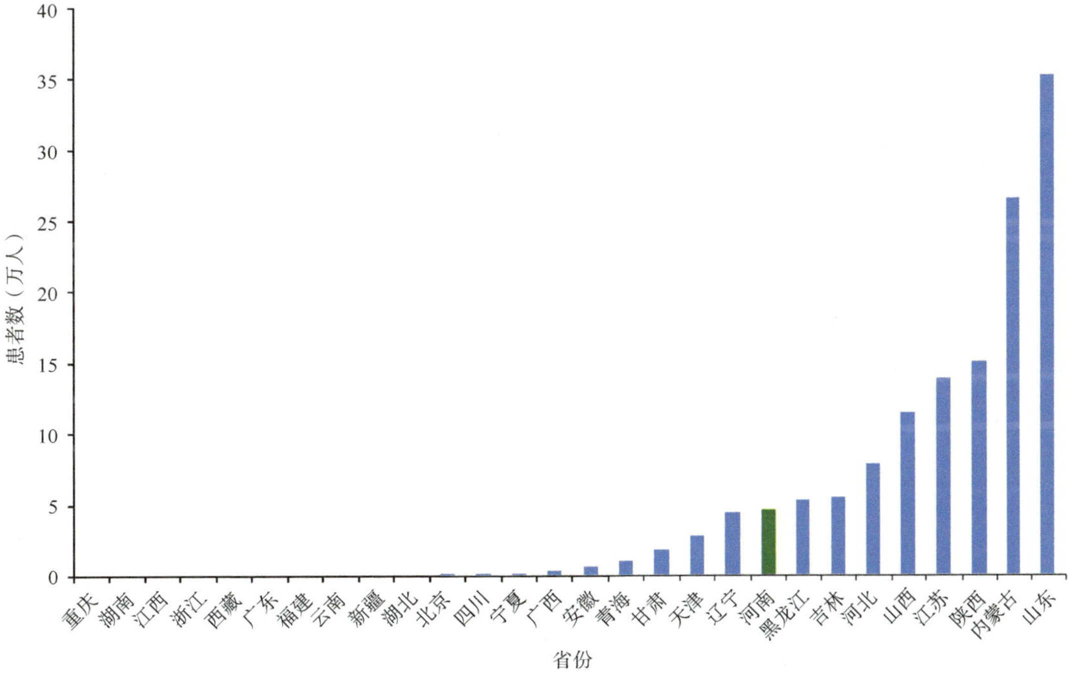
患者数（万人）
40
35
30
25
20
15
10
5
0
重庆
湖南
江西
浙江
西藏
广东
福建
云南
新疆
湖北
北京
四川
宁夏
广西
安徽
青海
甘肃
天津
辽宁
河南
黑龙江
吉林
河北
山西
江苏
陕西
内蒙古
山东
省份

B

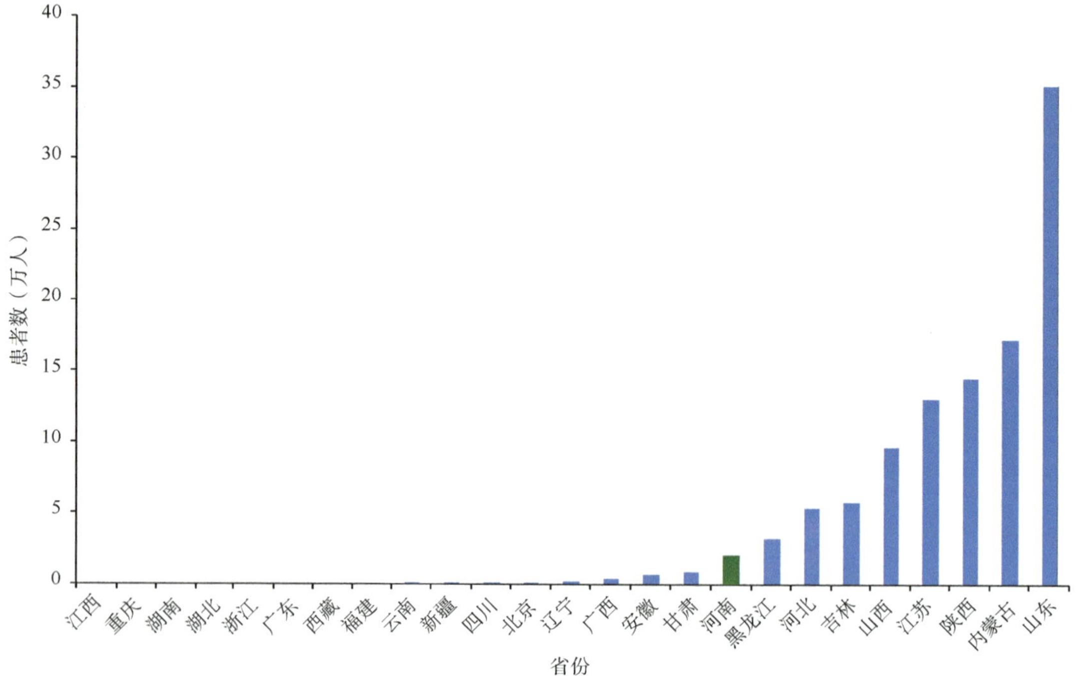

C

图 9-26 2001、2010、2017 年我国水型地方性氟中毒病区现症氟骨症患者地区分布

A. 2001 年；B. 2010 年；C. 2017 年

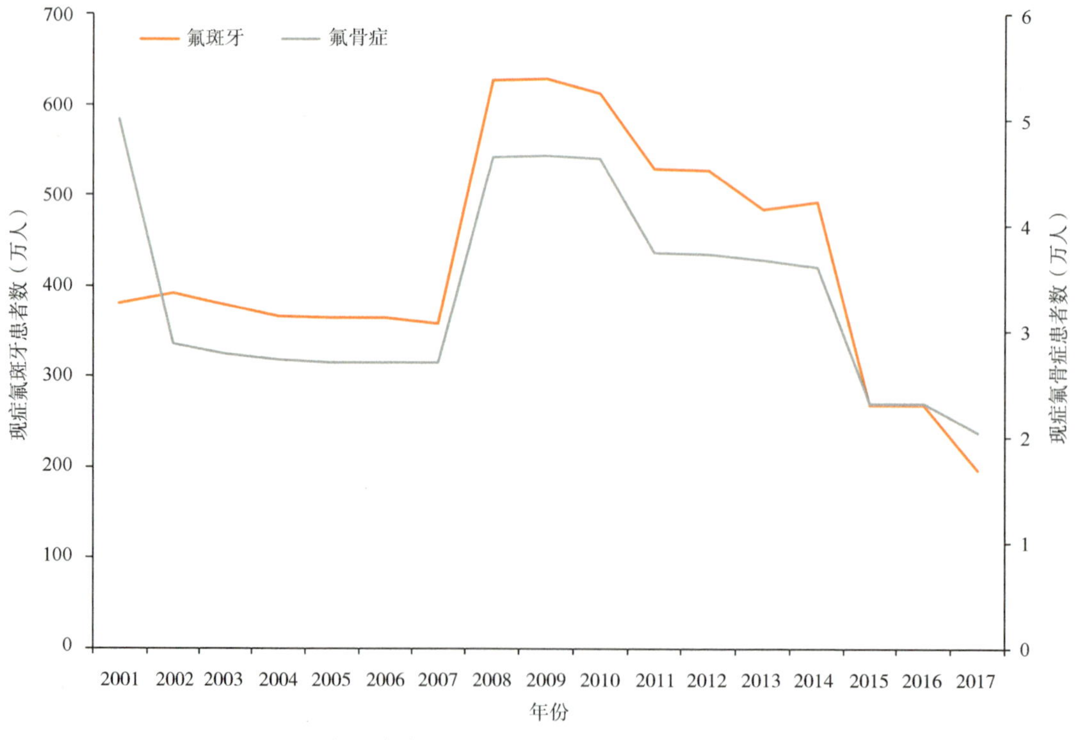

图 9-27 2001 ～ 2017 年河南水型地方性氟中毒病区历年现症氟斑牙和氟骨症患者数

第十章
卫 生 费 用

随着我国社会经济的持续发展和人民生活水平的逐渐提高，人们的保健意识不断增强。居民多样化、多层次的需求对医疗卫生资源的供给提出新的要求。国家基本公共卫生服务项目的实施及中原经济区的建设，对于河南医疗卫生事业的发展既是机遇，又是挑战。

《河南省“十三五”医疗卫生服务体系规划》提出了“优化医疗卫生资源配置，提高资源利用效率，构建与河南经济社会发展水平相适应、与居民健康需求相匹配、与基本医保制度相衔接，结构完整、分工明确、功能互补、密切协作的整合型医疗卫生服务体系，满足人民群众多层次、多样化的健康需求，为实现 2020 年基本建立覆盖城乡居民的基本医疗卫生制度奠定坚实的基础”的发展目标。

卫生费用是在一定时期内，社会卫生事业为提供卫生保健服务所耗费的经济资源。2009 年中共中央、国务院发布的《关于深化医药卫生体制改革的意见》对卫生费用良性发展提出了要求和期望。在河南目前卫生资源布局不合理、卫生资源利用不均衡、卫生资源总量不足特别是优质医疗资源供给不足的条件下，分析卫生费用的结构与水平、来源与分配、变化特点与规律，宏观把握其发展变化趋势，贯彻落实《“健康中国 2030”规划纲要》《全国医疗卫生服务体系规划纲要（2015 ～ 2020 年）》《河南省全面建成小康社会加快现代化建设战略纲要》的精神，进一步完善河南医疗卫生服务体系，优化卫生资源配置，提高医疗卫生服务质量和效率，增强卫生综合服务能力，为政府部门掌握卫生费用结构变化与趋势，合理引导卫生费用增长与发展决策提供依据。

第一节　卫生总费用

一、全国卫生总费用地域间差异

2017 年全国各省份卫生总费用呈现东部沿海地区→中部地区→西部地区递减的趋势，其中广东（4619.23 亿元）最高，西藏（139.28 亿元）最低，广东、江苏、山东等省份卫生总费用远高于其他省份（图 10-1）。

对于卫生总费用占国内生产总值（GDP）比重，西藏（10.63%）、甘肃（10.59%）、青海（10.29%）、新疆（10.01%）远高于其他省份，江苏（4.30%）最低，呈现由西北向东南递减的趋势（图 10-2）。

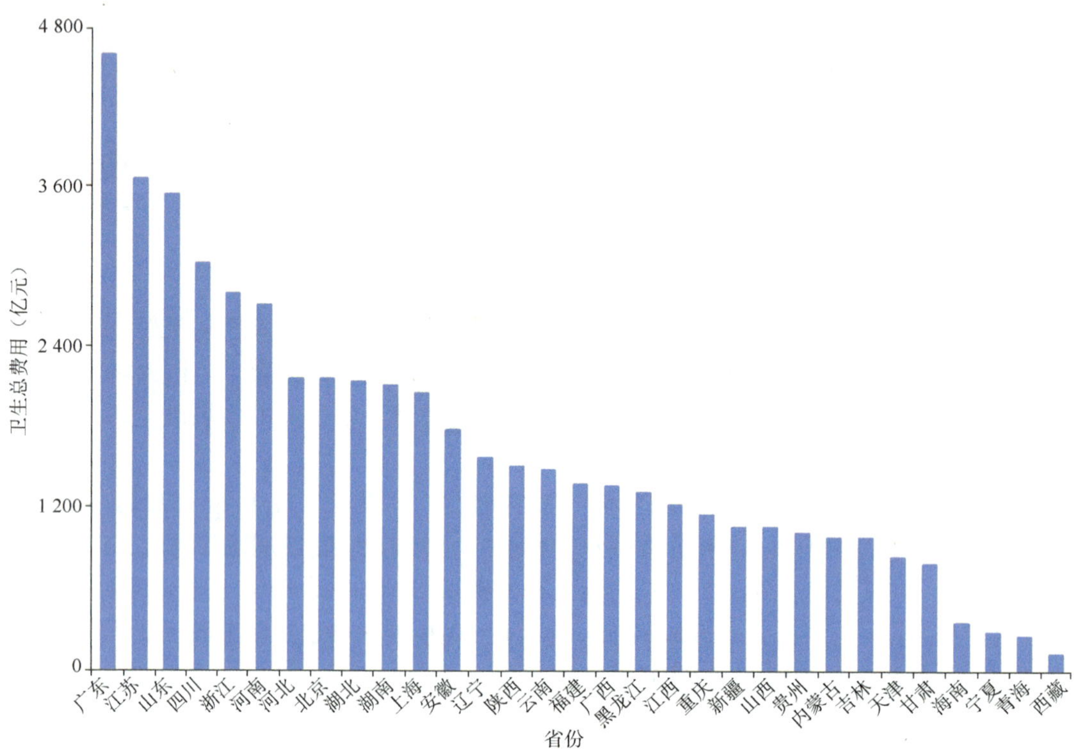

图 10-1　2017 年全国各省份卫生总费用分布

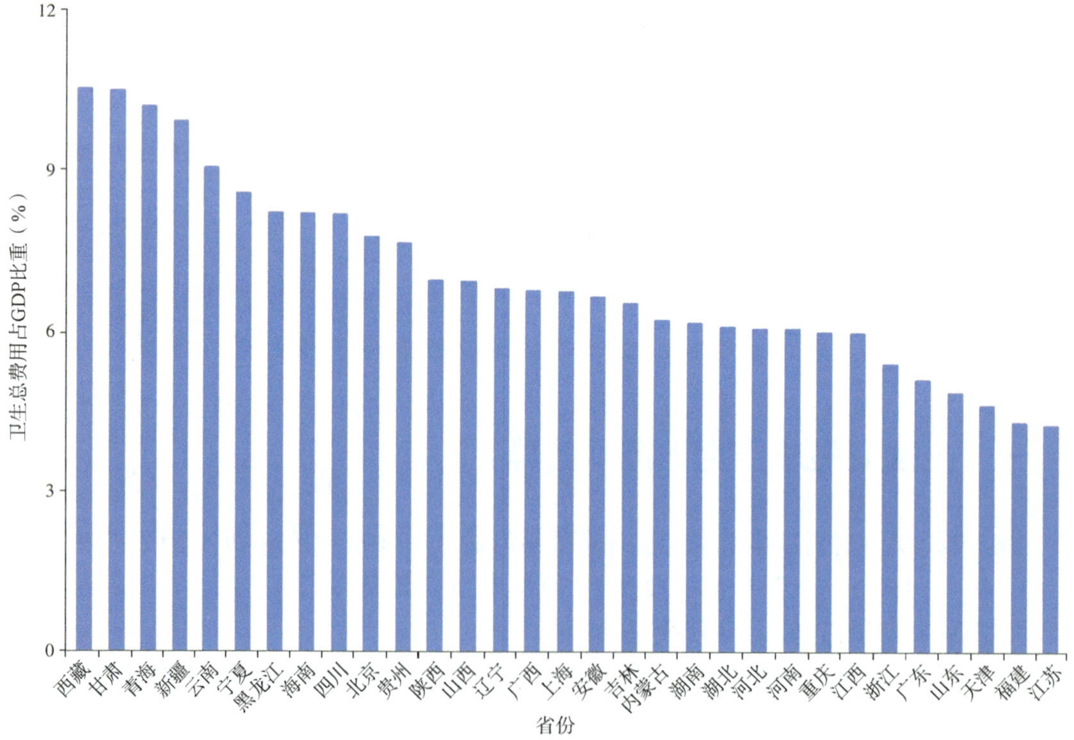

图 10-2　2017 年全国各省份卫生总费用占 GDP 比重分布

2017 年全国各省份人均卫生总费用北京（10 106.42 元）最高，江西（2717.89 元）最低，北京和上海（8630.30 元）远高于其他省份，中部和西南省份人均卫生总费用低于其他地区（图 10-3）。

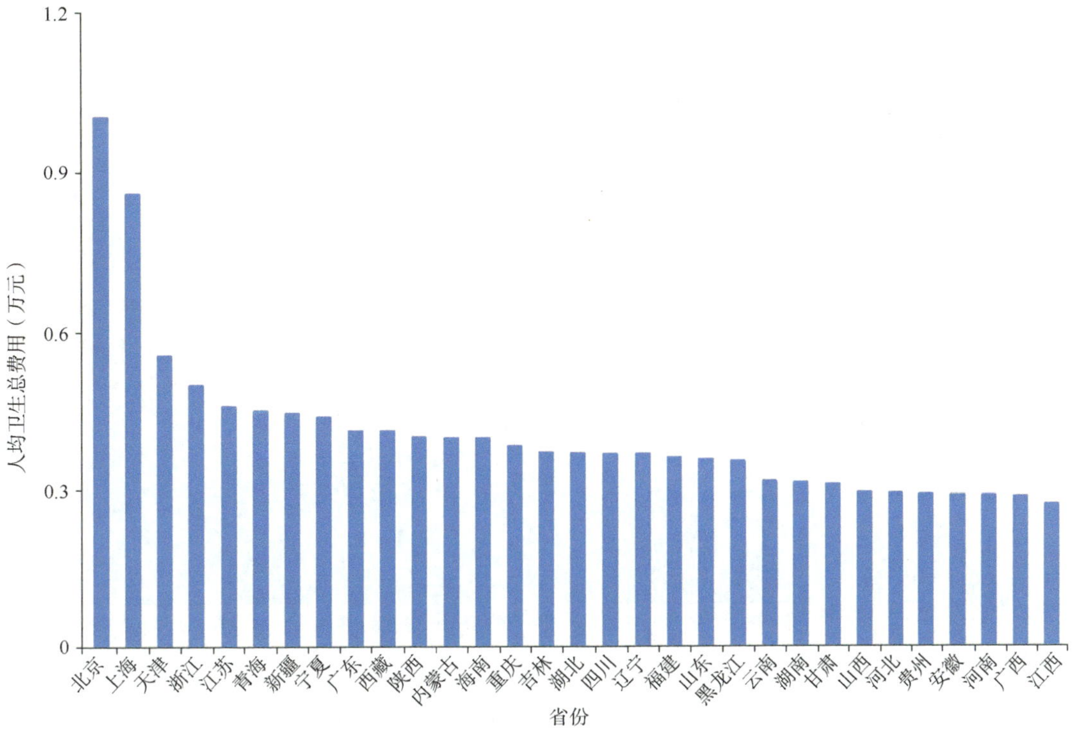

图 10-3 2017 年全国各省份人均卫生总费用分布

二、2017 年河南卫生总费用情况

2017 年河南卫生总费用达 2747.67 亿元，在全国各省份中排名第 6，在中部六省中排名第 1。2017 年河南人均卫生总费用 2874.43 元，明显低于全国平均水平（3783.83 元），在全国各省份中排名第 29；在中部六省中排名第 5，湖北（4010.09 元）最高。

2017 年河南卫生总费用占 GDP 比重为 6.11%，略低于全国平均水平（6.36%），在全国各省份中排名第 23；在中部六省中排名第 5，山西（7.01%）最高，江西（6.03%）最低。《“健康中国 2020”战略研究报告》中提出“到 2020 年，主要健康指标基本达到中等发达国家水平”，其中一个具体目标就是“履行政府职责，加大健康投入，到 2020 年，卫生总费用占国内生产总值（GDP）比重达到 6.5% ～ 7%，保障‘健康中国 2020’战略目标实现”。河南医疗卫生支出还需进一步提升，卫生总费用占 GDP 比重低于全国平均水平，总量仍显不足。

三、全国卫生总费用构成情况

2017 年全国各省份社会卫生支出占卫生总费用比重和政府卫生支出占卫生总费用

比重，其地区分布基本相反。个人卫生支出占卫生总费用比重超过 30% 的省份有 11 个（图 10-4）。

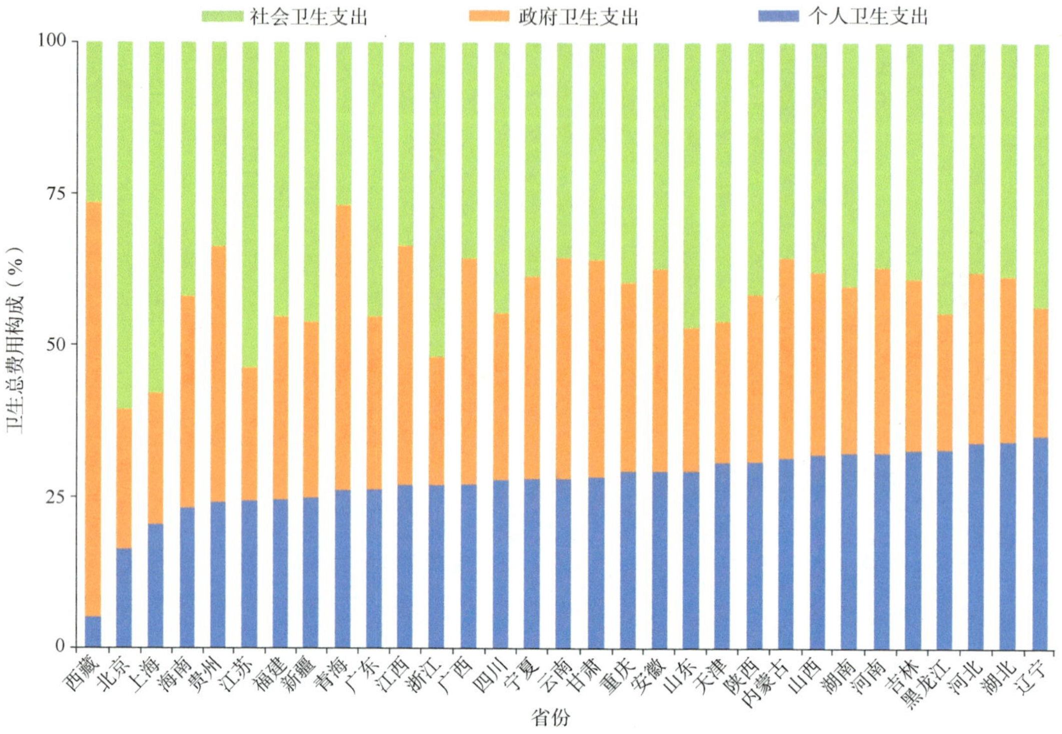

图 10-4　2017 年全国各省份卫生总费用构成

2017 年河南卫生总费用中，政府卫生支出 844.81 亿元（占 30.75%），社会卫生支出 1015.67 亿元（占 36.96%），个人卫生支出 887.19 亿元（占 32.29%）。个人卫生支出河南略高于全国平均水平（28.77%），全国各省份中排名第 26；在中部六省中排名第 5，只有江西（26.95%）和安徽（29.36%）低于 30%，其他四省均高于 30%，湖北最高（34.71%）。

卫生总费用包括政府卫生支出、社会卫生支出和个人卫生支出三个部分。卫生总费用中的政府和社会卫生支出具有较强的风险分担功能，是实现人人享有基本医疗卫生服务的重要保障。而个人卫生支出占卫生总费用比重则反映了居民医疗负担程度，世界卫生组织认为，如果个人卫生支出占卫生总费用比重超过 30%，则很难实现基本卫生服务的全民覆盖。

四、河南卫生总费用历年变化情况

2010 年国家发改委印发《促进中部地区崛起规划》之后，中部六省利用中央政策支持，加大基础设施建设规模，积极吸引投资，经济快速发展。中部六省中，河南的经济总量和财政支出规模都是最大的，河南卫生总费用由 2010 年的 1066.57 亿元连续增长至 2017 年的 2747.67 亿元，2017 年河南卫生总费用中个人卫生支出占比较上年下降 2.53%。河南卫生总费用的增长可能有以下因素造成：人口老龄化加快，疾病谱向慢性病转变，导致医疗费用增长；城乡居民可支配收入明显增加，社会医疗保障体系不断完善，居民医疗保健需求提高；药品、医疗设备和耗材价格的不断上升，导致医疗运行和服务成本增长，促进医疗费用的增长。

河南卫生总费用占 GDP 的比重也在稳步提升，从 2010 年的 4.62% 增长至 2017 年的 6.11%，略低于全国平均水平（6.34%），尚未达到《“健康中国 2020”战略研究报告》提出的“到 2020 年卫生总费用占 GDP 的比重达到 6.5% ～ 7.0%”的目标（图 10-5）。

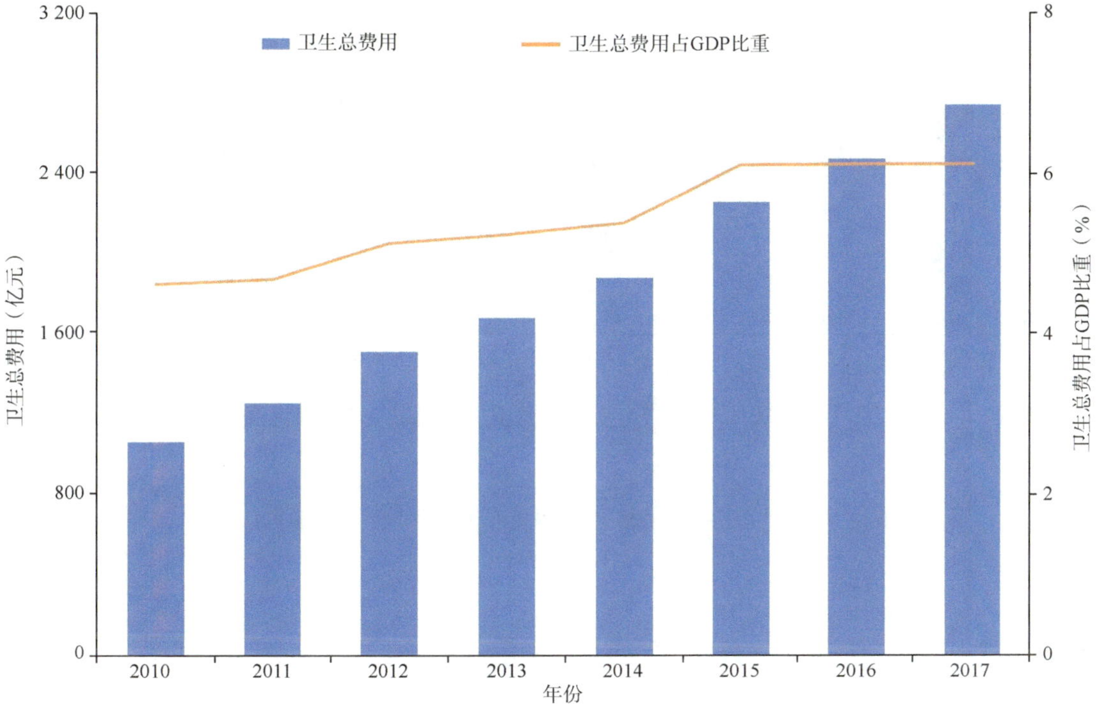

图 10-5 2010 ～ 2017 年河南卫生总费用及其占 GDP 比重变化趋势

河南人均卫生总费用近年来也始终保持在 12.3% 的平均增长速度，从 2010 年的 1134.04 元增长至 2017 年的 2874.43 元，但是环比增长率略有波动，从 2011 年的 18.29% 下降至 2017 年的 10.81%。河南人均卫生总费用逐年增长，意味着居民可以享有更为充足的卫生服务，但由于河南人口基数较大，人口总量占全国人口的比重远高于财政支出占全国地方财政支出的比重，人均卫生费用始终显著低于全国平均水平（图 10-6）。

2010 ～ 2017 年河南政府卫生支出、社会卫生支出和个人卫生支出均保持了较稳定的增长，其中社会卫生支出增长最快，增量最大。个人卫生支出占卫生总费用比重呈显著下降趋势，由 2010 年的 44.29% 下降至 2017 年的 32.29%，说明居民医疗负担有所减轻，主要是因为社会卫生支出比重持续加大，和社会医疗保障逐步完善有一定关系。自 2013 年以来，虽然政府卫生支出金额持续增长，但是由于社会卫生支出的快速增长，造成政府卫生支出比重呈现稳步下降趋势（图 10-7、图 10-8）。

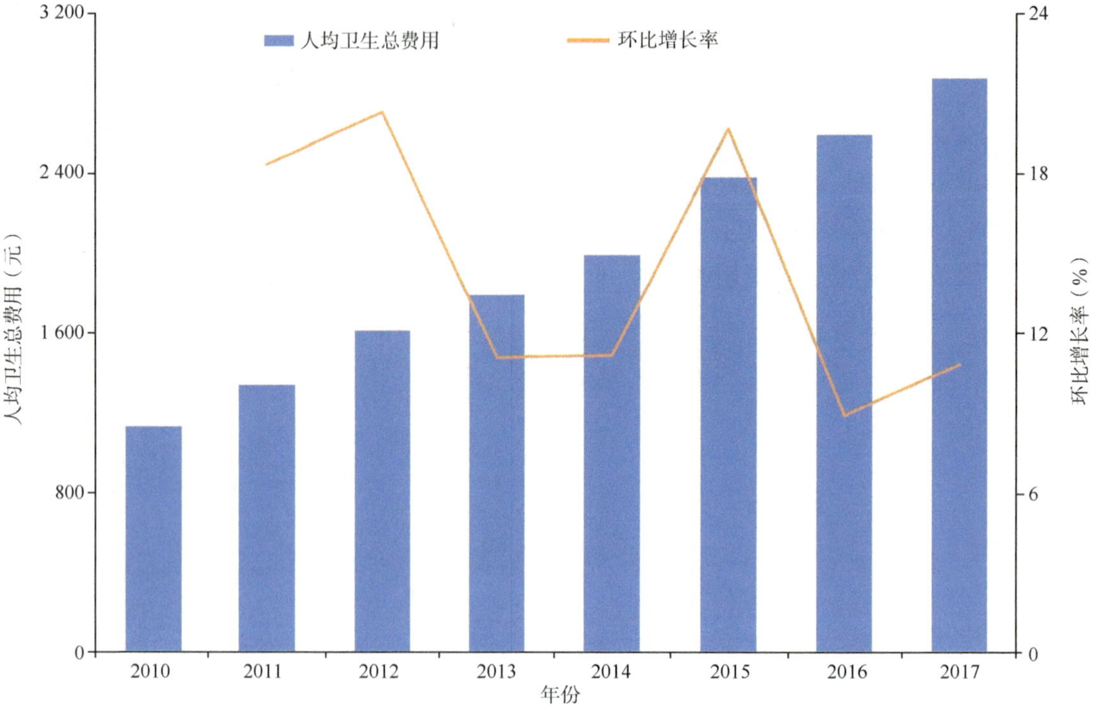

图 10-6 2010 ～ 2017 年河南人均卫生总费用及环比变化趋势

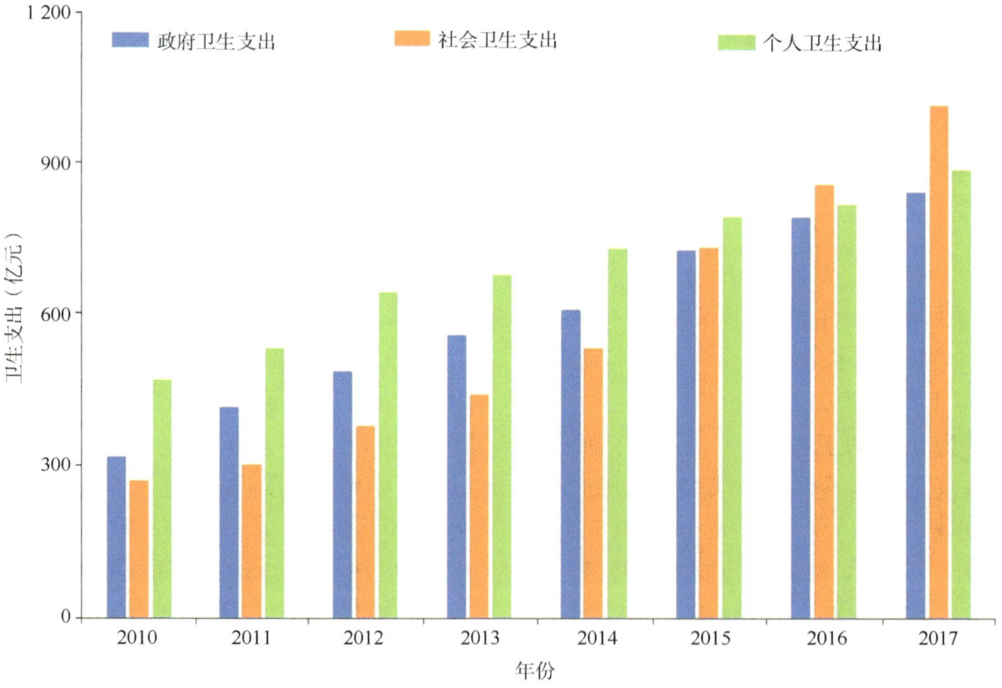

图 10-7 2010 ～ 2017 年河南卫生总费用各项支出变化趋势

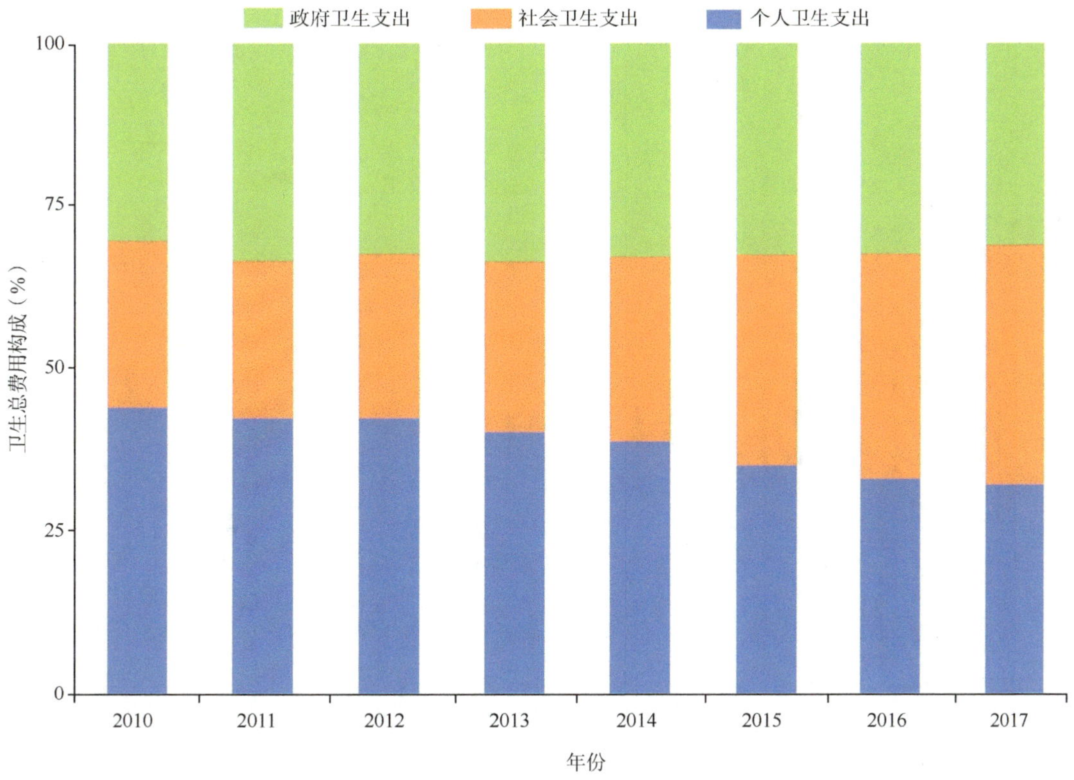

图 10-8　2010 ～ 2017 年河南卫生总费用构成变化趋势

第二节　城乡居民医疗保健支出

一、居民人均消费性支出与医疗保健支出情况

2018 年全国各省份城镇居民人均消费性支出中，上海（4.23 万元）最高，广西（1.83 万元）最低，特别是上海、北京（4.03 万元）的城镇居民人均消费性支出远高于其他省份。东北、中部和西南省份城镇居民人均消费性支出明显低于其他地区（图 10-9）。

2018 年河南城镇居民人均消费性支出为 1.94 万元，低于全国平均水平（2.61 万元），在全国各省份中排名第 27。在中部六省中河南排名第 4，湖南（2.32 万元）最高，山西（1.84 万元）最低。

2018 年全国各省份城镇居民人均医疗保健支出中，北京（3088.0 元）最高，西藏（639.7 元）最低，北部省份高于南部省份（图 10-10）。

2018 年河南城镇居民人均医疗保健支出为 1611.5 元，低于全国平均水平（2045.7 元），在全国各省份中排名第 21。在中部六省中河南排名第 4，湖北（2165.5 元）最高，江西（1044.3 元）最低。

2018 年城镇居民人均医疗保健支出占消费性支出比重中，吉林（10.8%）最高，西藏（3.0%）最低，特别是吉林、陕西（10.5%）、黑龙江（10.2%）和湖北（10.2%）明显高于其他地区。

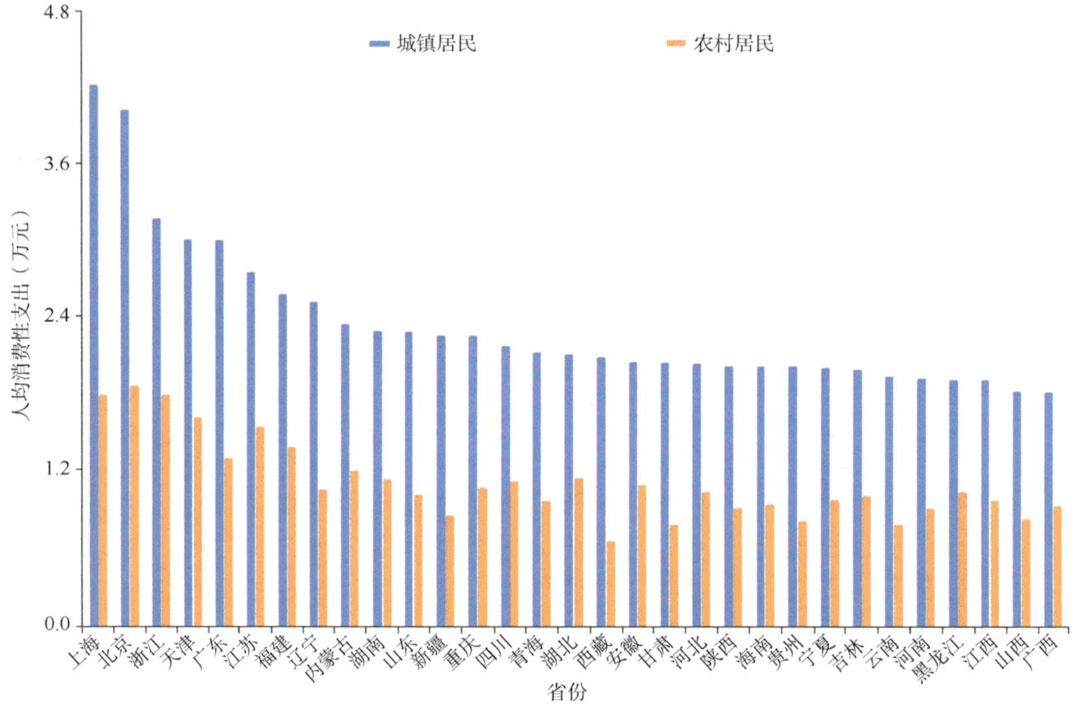

图 10-9 2018 年全国各省份城乡居民人均消费性支出分布

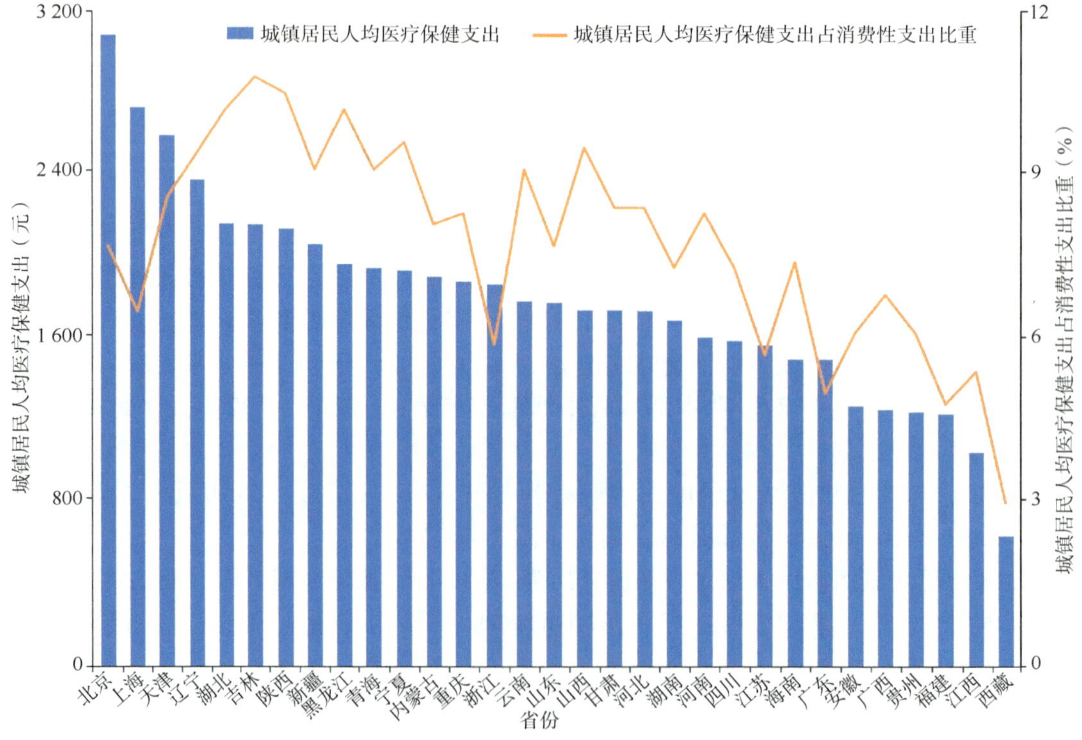

图 10-10 2018 年全国各省份城镇居民人均医疗保健支出及其占消费性支出比重分布

2018年河南城镇居民人均医疗保健支出占消费性支出比重为8.3%，高于全国平均水平（7.8%），在全国各省份中排名第14。在中部六省中河南排名第3，湖北（10.2%）最高，江西（5.4%）最低。

2018年全国各省份农村居民人均消费性支出中，北京（18810.5元）最高，西藏（6691.5元）最低，特别是北京、浙江（18093.4元）、上海（18089.8元）的农村居民人均消费性支出远高于其他省份。

2018年河南农村居民人均消费性支出为9211.5元，低于全国平均水平（12124.3元），在全国各省份中排名第25。在中部六省中河南排名第4，湖北（11632.5元）最高，山西（8424元）最低。

2018年全国各省份农村居民人均医疗保健支出中，北京（1699.3元）最高，西藏（147.5元）最低（图10-11）。

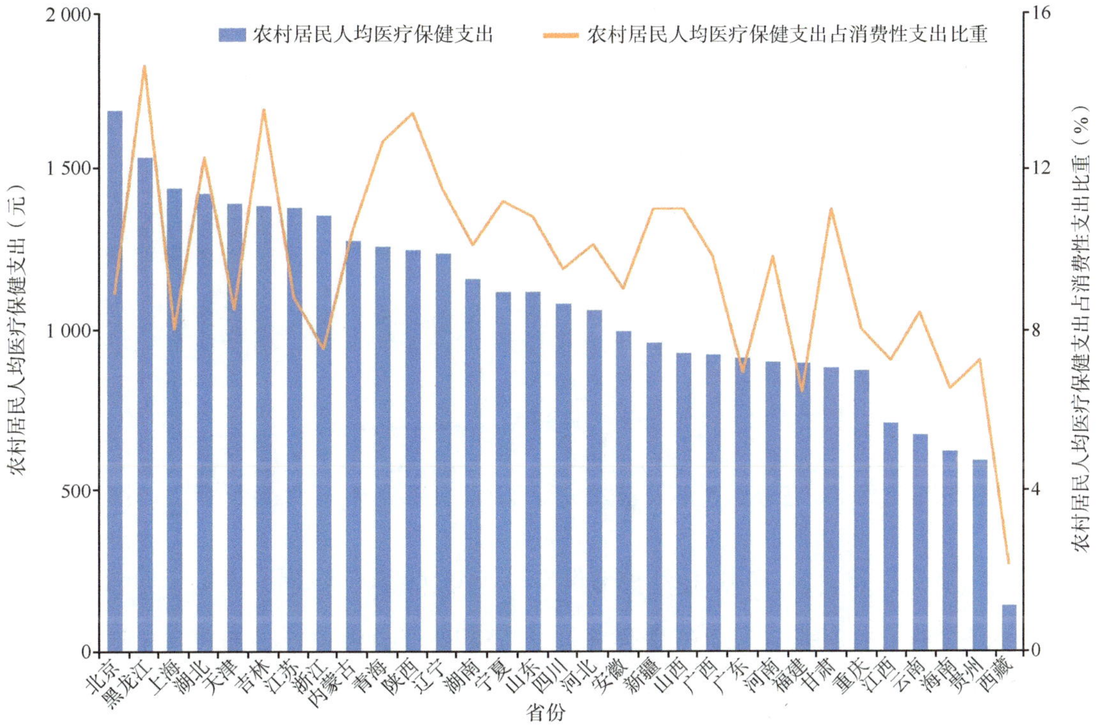

图10-11　2018年全国各省份农村居民人均医疗保健支出及其占消费性支出比重分布

2018年河南农村居民人均医疗保健支出为909.0元，低于全国平均水平（1240.1元），在全国各省份中排名第23。在中部六省中河南排名第5，湖北（1438.3元）最高，江西（718.2元）最低。

2018年全国各省份农村居民人均医疗保健支出占消费性支出比重中，黑龙江（14.7%）最高，西藏（2.2%）最低，特别是黑龙江、吉林（13.6%）和陕西（13.5%），明显高于其他地区，南部沿海省份及西藏明显低于其他地区。

2018年河南农村居民人均医疗保健支出占消费性支出比重为9.9%，低于全国平均水平（10.2%），在全国各省份中排名第 15。在中部六省中河南排名第 4，湖北（12.4%）最高，江西（7.3%）最低。

二、医疗保健支出的城乡差异

用“（城镇居民人均消费性支出 – 农村居民人均消费性支出）÷ 农村居民人均消费性支出 ×100%”反映城乡居民人均消费性支出差异程度。2018 年全国各省份城乡居民人均消费性支出差异程度：西藏（215.14 %）最高，浙江（76.44%）最低（图 10-12）。

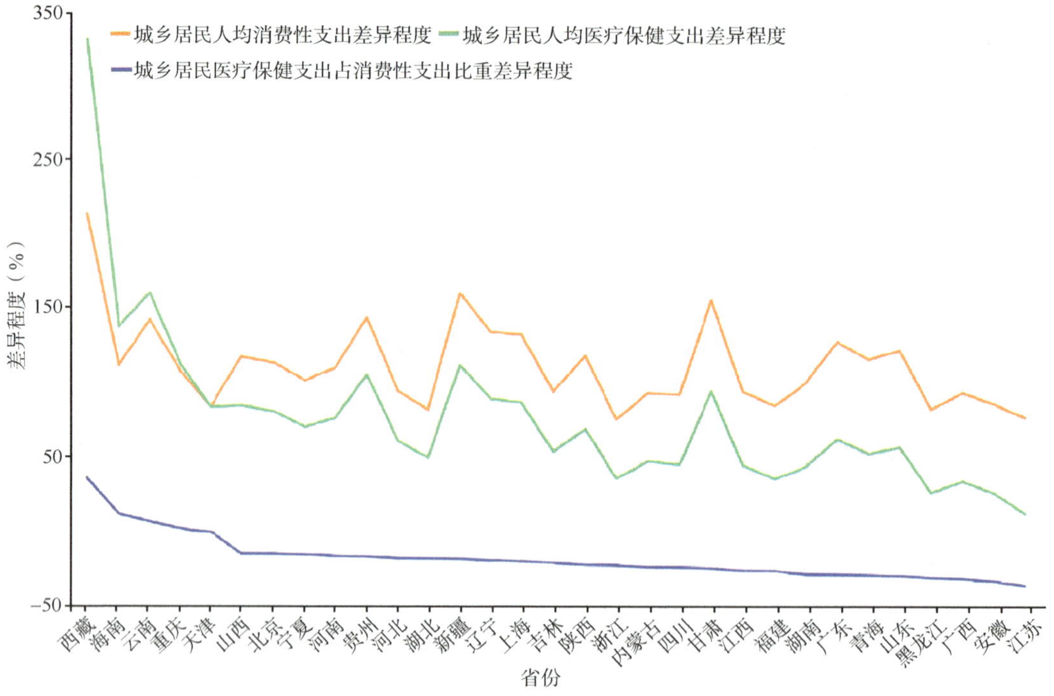

图 10-12 2018 年全国各省份城乡居民医疗保健支出差异对比

2018 年河南城乡居民人均消费性支出差异程度为 110.85 %，低于全国平均水平（115.37%），在全国各省份中排名第 15。在中部六省中河南排名第 3，山西（118.47%）最高，湖北（82.90%）最低。

用“（城镇居民人均医疗保健支出 – 农村居民人均医疗保健支出）÷ 农村居民人均医疗保健支出 ×100%”反映城乡居民人均医疗保健支出差异程度。2018 年全国各省份城乡居民人均医疗保健支出差异程度：西藏（333.69%）最高，江苏（12.81%）最低。

2018 年河南城乡居民人均医疗保健支出差异程度为 77.28 %，低于全国平均水平（115.37%），在全国各省份中排名第 13。在中部六省中河南排名第 5，山西（85.75%）最高，安徽（26.59%）最低。

用“（城镇居民人均医疗保健支出占消费性支出比重 – 农村居民人均医疗保健支出占消费性支出比重）÷ 农村居民人均医疗保健支出占消费性支出比重 ×100%”反映

城乡居民人均医疗保健支出差异程度。2018 年城镇居民人均医疗保健支出占消费性支出比重高于农村的省份有西藏（36.36%）、海南（12.12%）、云南（7.06%）和重庆（2.47%）等 4 个省份。天津（0）基本没有城乡差异。其他 26 个省份农村居民人均医疗保健支出占消费性支比重均高于城镇，江苏最高，山西最低；其中河南排名第 23。在中部六省中河南排名第 5，安徽最高，山西最低。

三、河南医疗保健支出历年变化情况

2002 ～ 2018 年河南城镇居民人均消费性支出从 2002 年的 0.41 万元增长到 2018 年的 1.94 万元，保持连续显著增长。农村居民人均消费性支出从 2002 年的 0.14 万元增长到 2018 年的 0.86 万元，保持连续显著增长。2002 ～ 2018 年河南城镇居民人均消费性支出整体高于农村居民，两者历年变化趋势基本一致（图 10-13）。

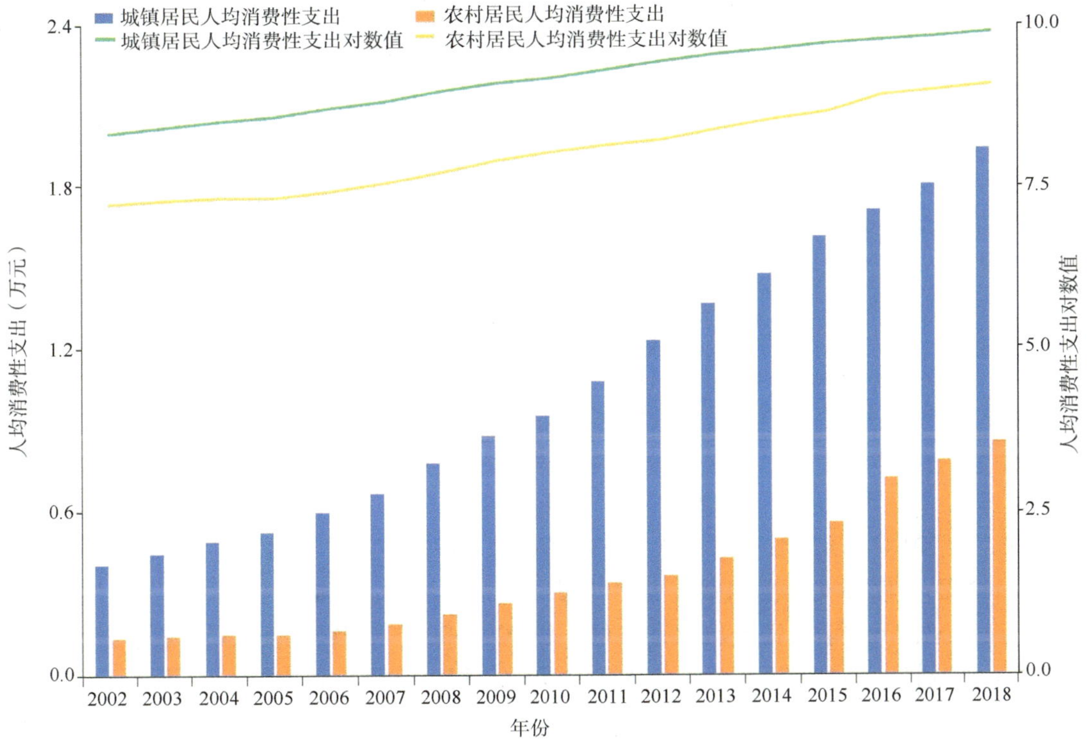

图 10-13　2002 ～ 2018 年河南城乡居民人均消费性支出趋势

河南城镇居民人均医疗保健支出从 2002 年的 298.7 元增长到 2018 年的 1611.5 元，保持连续显著增长，在全国排名始终靠后。城镇居民人均医疗保健支出占消费性支出比重从 2002 年的 7.3% 增长到 2018 年的 8.3%，在 7.1% ～ 9.2% 之间波动，整体呈增长趋势，在全国始终排在 14 名以内。

农村居民人均医疗保健支出从 2002 年的 68.1 元增长到 2018 年的 909.0 元，保持连续显著增长，在全国排名处于中下位置。农村居民人均医疗保健支出占消费性支出比重从

2002 年的 5% 增长到 2018 年的 9.9%，保持连续显著增长，在全国排名始终处于中等位置（图 10-14）。

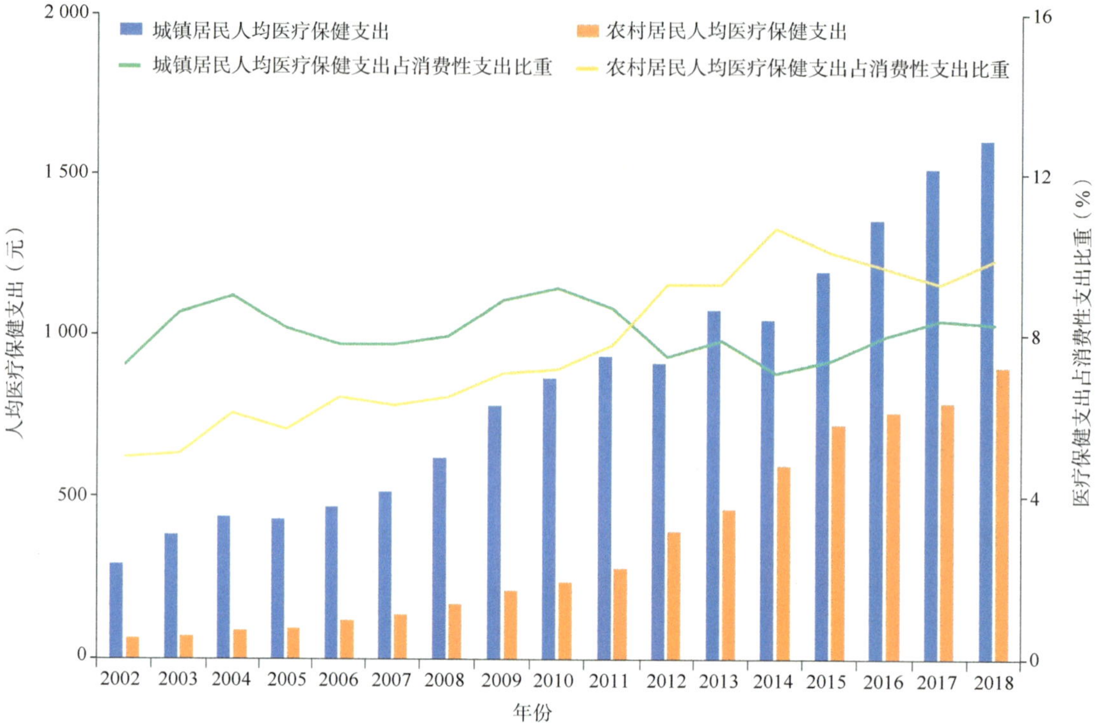

图 10-14 2002 ～ 2018 年河南城乡居民人均医疗保健支出及其占消费性支出比重趋势

2002 ～ 2018 年河南城乡居民人均医疗保健支出均保持持续增长，城镇居民人均医疗保健支出水平整体高于农村居民，但农村居民人均医疗保健支出水平增长速度显著高于城镇居民。

2002 ～ 2018 年河南城镇居民人均医疗保健支出占消费性支出比重整体趋势平稳；农村居民人均医疗保健支出占消费性支出比重保持持续增长。2011 ～ 2018 年河南城镇居民人均医疗保健支出占消费性支出比重略低于 2002 ～ 2010 年水平。总体呈现出城镇居民医疗负担逐渐减轻、农村居民医疗负担逐渐加重的趋势，这可能和农村人口老龄化、农村居民收入水平、医疗服务价格水平、医疗成本增加等因素有关。可以通过增加农村居民收入、加大农村医疗保障力度、加大政府投入、提高对经济困难人群的医疗补助等措施，减轻农村居民的医疗负担（图 10-15、图 10-16）。

人均医疗保健支出占消费性支出比重没有具体标准评价其高低优劣。居民人均医疗保健支出比重过高，必然影响居民消费能力，并带来家庭经济压力。更重要的是，居民人均医疗保健支出快速增长往往伴有不合理成分，可能降低家庭经济资源利用的效率。但是，这也并不意味着居民人均医疗保健支出占消费性支出比重越低越好。为了保证健康和卫生服务利用，医疗保健支出比重应与经济水平相适应。

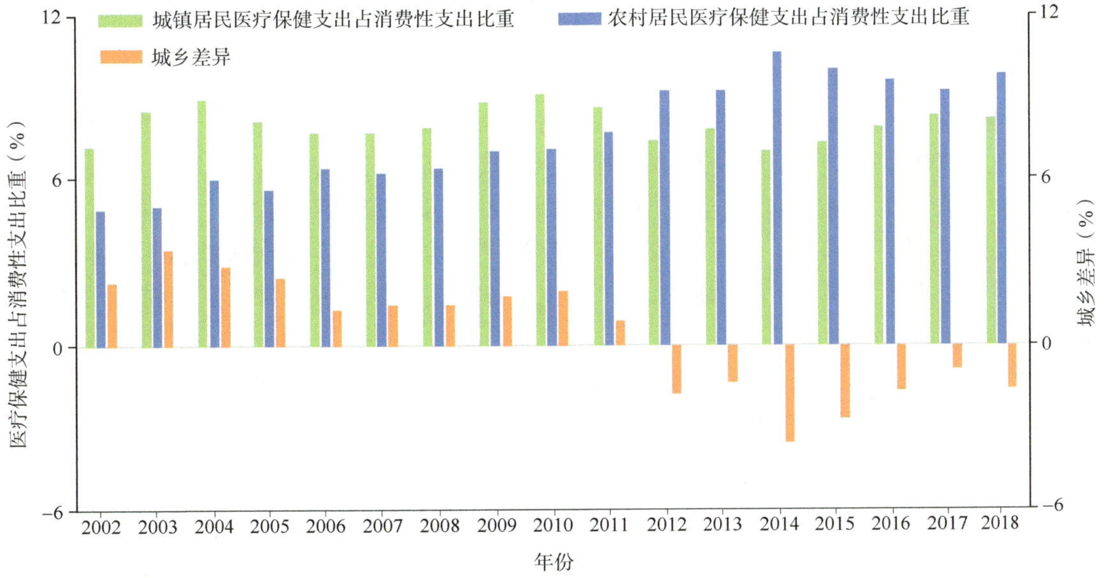

图 10-15 2002 ～ 2018 年河南城乡居民人均医疗保健支出占消费性支出比重及城乡差异趋势

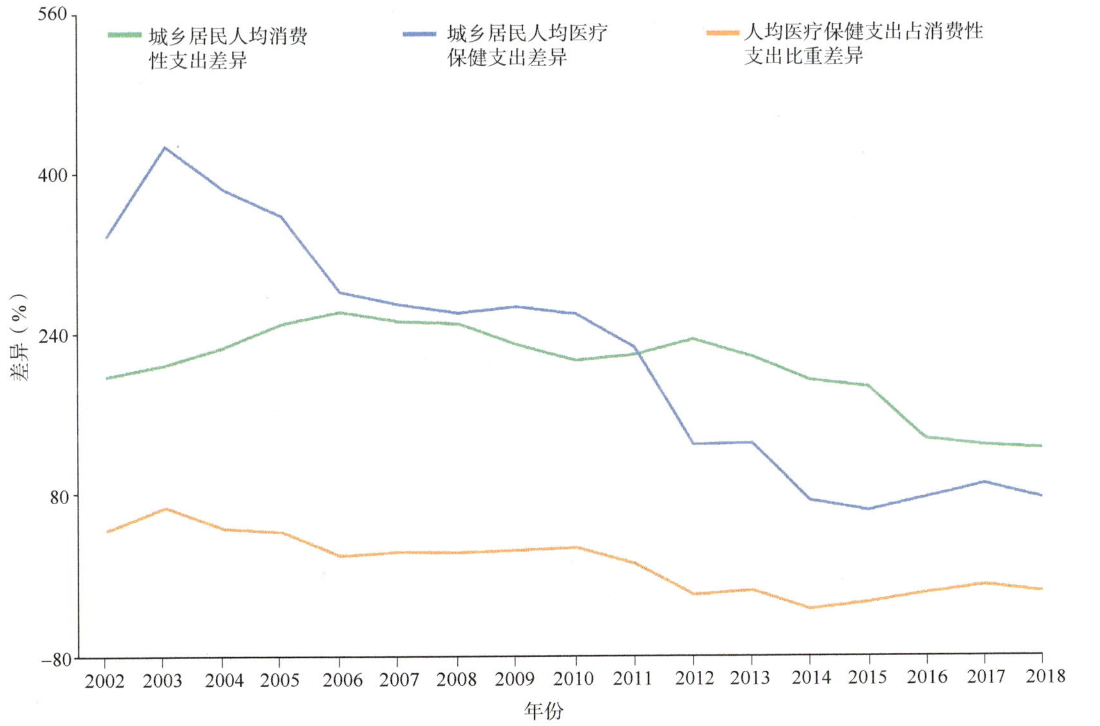

图 10-16 2002 ～ 2018 年河南城乡居民人均消费性支出差异、医疗保健支出差异及人均医疗保健支出占消费性支出比重差异对比

2002～2018年河南城乡居民人均消费性支出和人均医疗保健支出的差异明显减小，城镇居民始终高于农村居民。其中人均医疗保健支出的差异降幅最大，由2003年的427.91%下降到2018年的77.28%，下降幅度达到350.63%；城乡居民人均消费性支出差异下降也较明显，但整体下降速度偏缓，截至2018年，城乡差异仍然达到126.19%，和城乡居民人均收入有一定关系。城乡居民人均医疗保健支出占消费性支出比重差异则出现双向变化：2002～2011年城乡差异逐渐减小，城市高于农村；2012～2018年城乡差异逐渐增大，农村高于城市。双向变化可能是因为我国于2009年作出深化医药卫生体制改革的重要战略部署，确立了新型农村合作医疗制度作为农村基本医疗保障制度的地位，降低了农村居民对卫生服务价格的敏感度，卫生服务利用得到释放，推动了农村居民医疗总费用的增长。

近年来随着河南经济不断提速，城乡居民可支配收入持续增加，公众的健康意识也在不断增强，医疗服务消费能力和消费需求得到了有效提升。另一方面，城镇职工医疗保险制度、城镇居民医疗保险制度和新型农村合作医疗保险制度相继建立并不断完善，也显著提升了对医疗费用的支付能力。因此，随着老龄化加快、医疗服务需求持续增长、医疗服务市场规模不断扩大，河南城乡居民医疗保健支出仍将保持较快的持续增长。

居民医疗消费支出的增长速度应保持在一定的合理范围内，否则不仅会加重社会和家庭的负担，还会阻碍城乡居民对基本卫生服务的正常需求。

第三节　医疗卫生机构收入与支出

一、医疗卫生机构总收入

2018年全国各省份医疗卫生机构总收入中，广东（402.6亿元）最高，西藏（7.2亿元）最低，广东和江苏（300.6亿元）的医疗卫生机构总收入远高于其他省份。整体呈现沿海地区→中部地区→西部地区递减的趋势，与2017年全国各省份卫生总费用分布基本一致（图10-17）。

2018年河南医疗卫生机构总收入达214.7亿元，在全国各省份中排名第6，在中部六省中排名第1。

2018年全国各省份医疗卫生机构总收入中，医疗卫生机构医疗收入/事业收入广东（319.65亿元）最高，西藏（39.84亿元）最低，特别是广东、江苏（249.38亿元）、山东（226.45亿元）和浙江（226.39亿元）的医疗卫生机构医疗收入/事业收入远高于其他省份（图10-18）。

2018年河南医疗卫生机构医疗收入/事业收入达188.43亿元，在全国各省份中排名第6，在中部六省中排名第1。

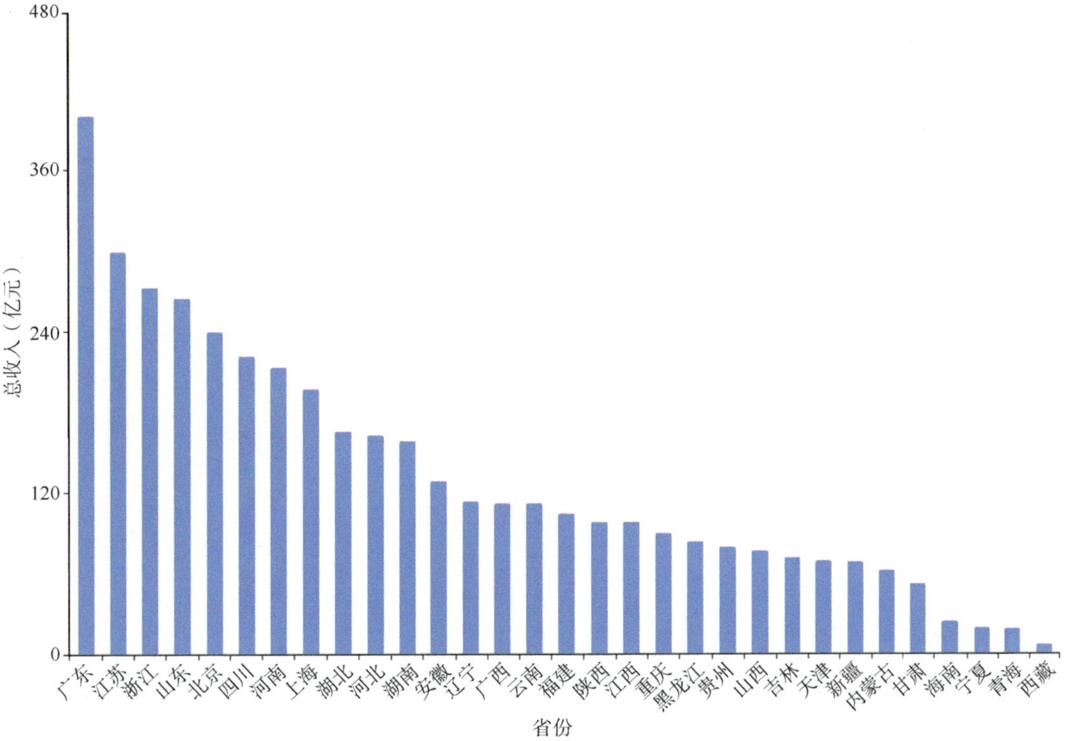

图 10-17　2018 年全国各省份医疗卫生机构总收入分布

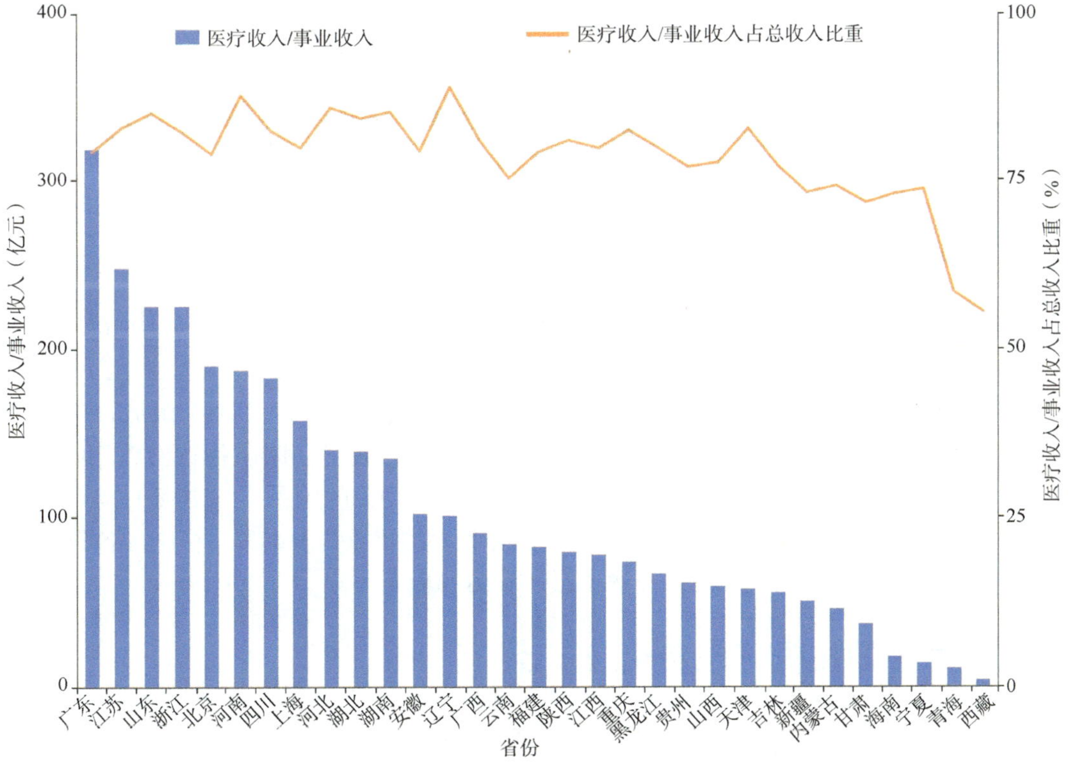

图 10-18　2018 年全国各省份医疗卫生机构医疗收入 / 事业收入及其占总收入比重分布

医疗收入 / 事业收入占总收入比重：辽宁（88.97%）最高，西藏（55.57%）最低，东部沿海省份及中部省份明显高于其他地区。

2018 年河南医疗卫生机构医疗收入 / 事业收入占总收入比重为 87.7%，在全国各省份中排名第 2，在中南六省中排名第 1。

2018 年全国各省份医疗卫生机构总收入中，医疗卫生机构财政补助收入广东（67.80 亿元）最高，西藏（2.85 亿元）最低。广东医疗卫生机构财政补助收入是排名第 2 的北京（39.63 亿元）的 1.71 倍（图 10-19）。

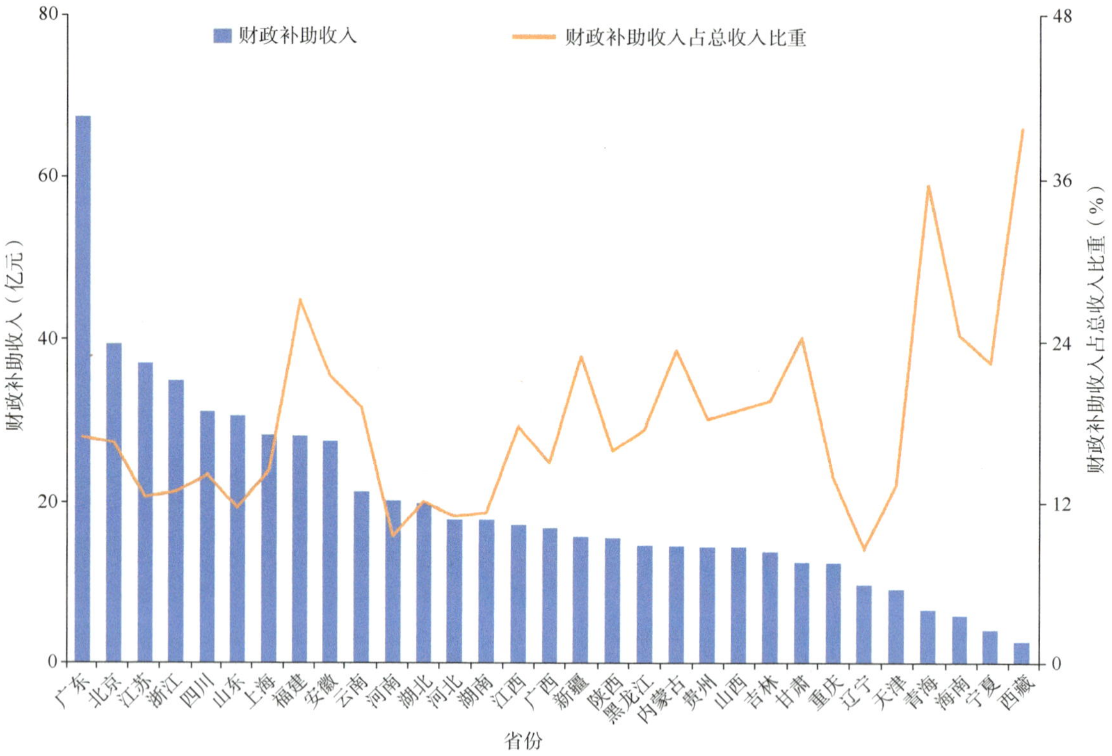

图 10-19　2018 年全国各省份医疗卫生机构财政补助收入及其占总收入比重分布

2018 年河南医疗卫生机构财政补助收入达 20.28 亿元，在全国各省份中排名第 11，在中部六省中排名第 2，安徽（27.70 亿元）最高，山西（14.48 亿元）最低。

财政补助收入占总收入比重：西藏（39.74 %）最高，辽宁（8.52%）最低，东部沿海省份及中部省份明显低于其他地区。结合图 10-19，可以看出，国内各省份医疗收入 / 事业收入占总收入比重和财政补助收入占总收入比重呈负相关的关系（图 10-20）。

2018 年河南医疗卫生机构财政补助收入占总收入的比重为 9.44%，在全国各省份中排名第 30；在中部六省中排名第 6，安徽（21.4%）最高。

二、医疗卫生机构总费用总支出

2018 年全国各省份医疗卫生机构总费用总支出中，广东（390.71 亿元）最高，西藏（6.30 亿元）最低，广东和江苏（298.21 亿元）远高于其他省份，整体呈现沿海地区 →

中部地区 → 西部地区递减的趋势（图 10-21）。

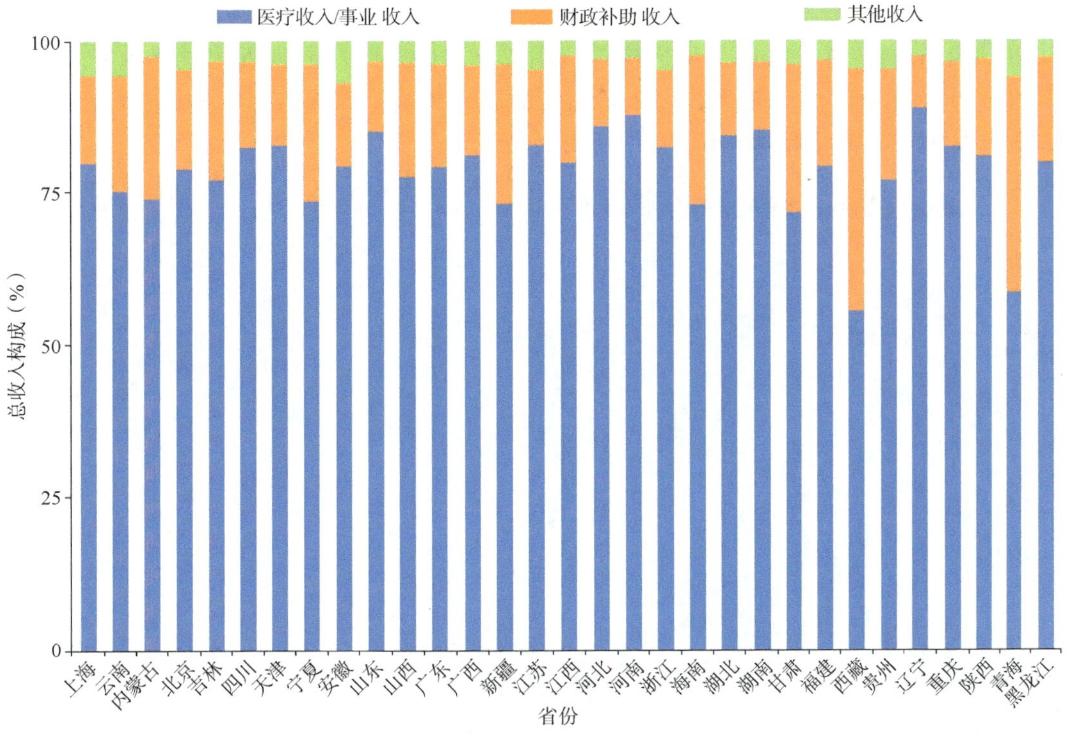

图 10-20 2018 年全国各省份医疗卫生机构总收入构成

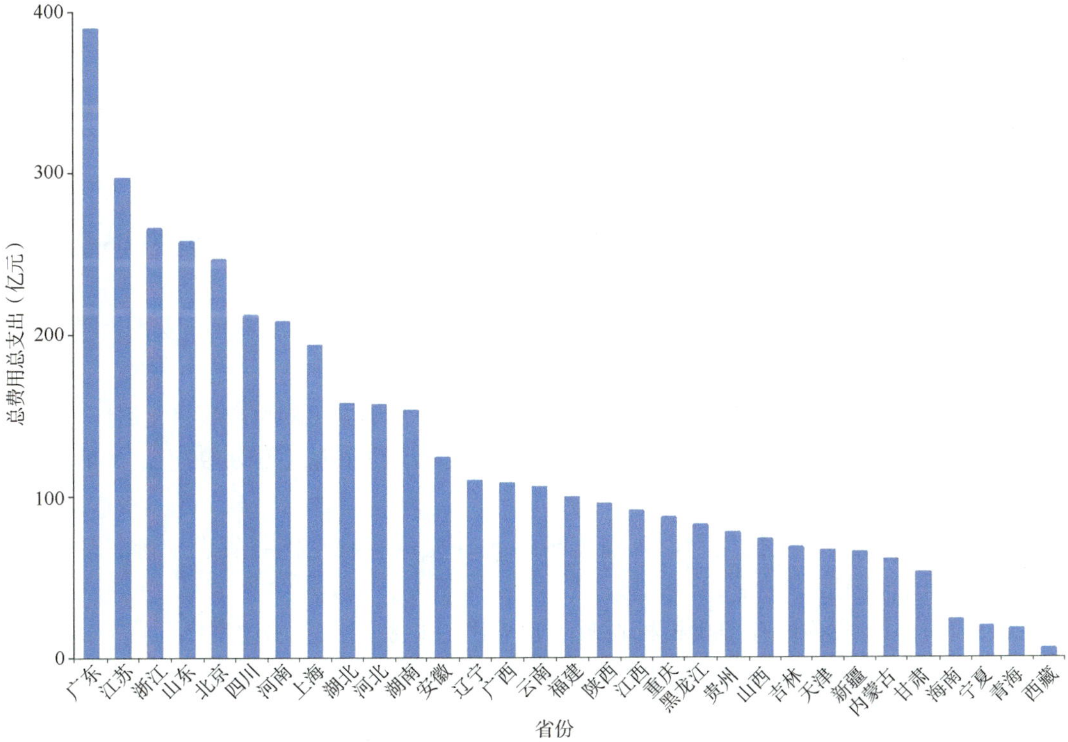

图 10-21 2018 年全国各省份医疗卫生机构总费用总支出分布

2018 年河南医疗卫生机构总费用总支出为 209.28 亿元，在全国各省份中排名第 7，在中部六省中排名第 1。

2018 年全国各省份医疗卫生机构总费用总支出中，医疗卫生机构医疗业务成本 / 医疗卫生支出 / 事业支出广东（298.22 亿元）最高，西藏（3.59 亿元）最低，广东和江苏（240.80 亿元）远高于其他省份（图 10-22）。

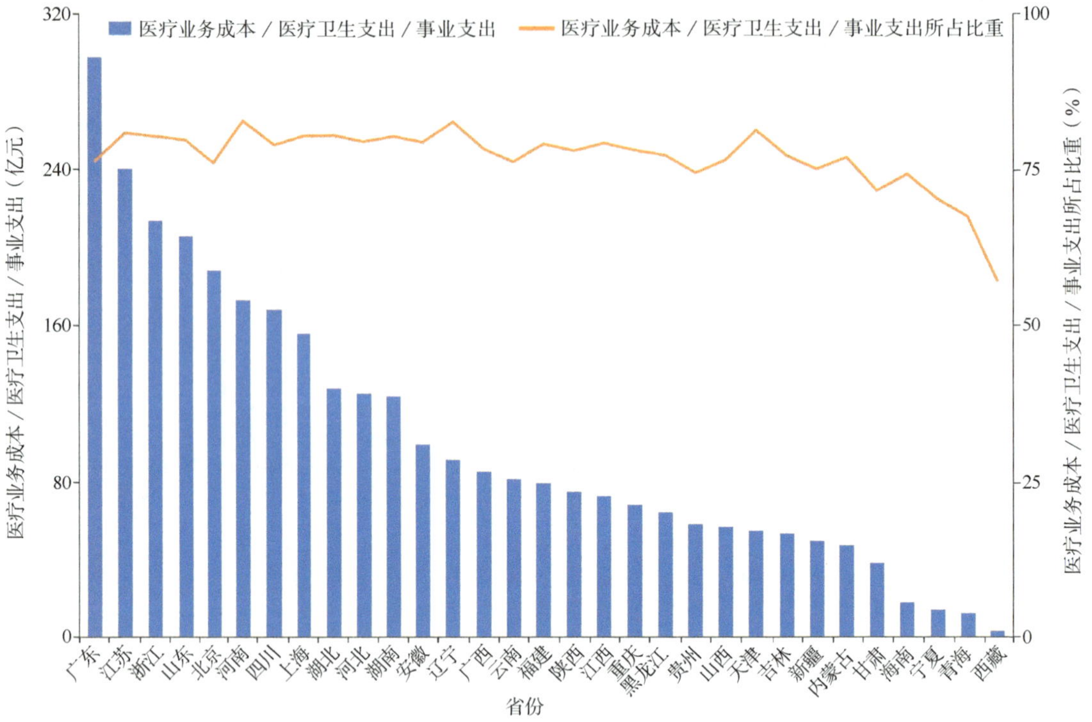

图 10-22 2018 年全国各省份医疗卫生机构医疗业务成本 / 医疗卫生支出 / 事业支出及其占总费用总支出比重分布

2018 年河南医疗卫生机构医疗业务成本 / 医疗卫生支出 / 事业支出为 173.06 亿元，在全国各省份中排名第 6，在中部六省中排名第 1。

2018 年全国各省份医疗卫生机构医疗业务成本 / 医疗卫生支出 / 事业支出占总费用总支出比重：河南（82.69%）最高，西藏（57.05%）最低。

2018 年全国各省份医疗卫生机构总费用总支出中，医疗卫生机构财政项目支出广东（30.71 亿元）最高，西藏（0.98 亿元）最低，广东是排名第 2 的北京（18.79 亿元）的 1.63 倍（图 10-23）。

2018 年河南医疗卫生机构财政项目支出达 8.21 亿元，在全国各省份中排名第 11，在中部六省中排名第 1。

2018 年全国各省份医疗卫生机构财政项目支出占总费用总支出比重：西藏（15.59%）最高，湖南（3.81%）最低（图 10-23、图 10-24）。

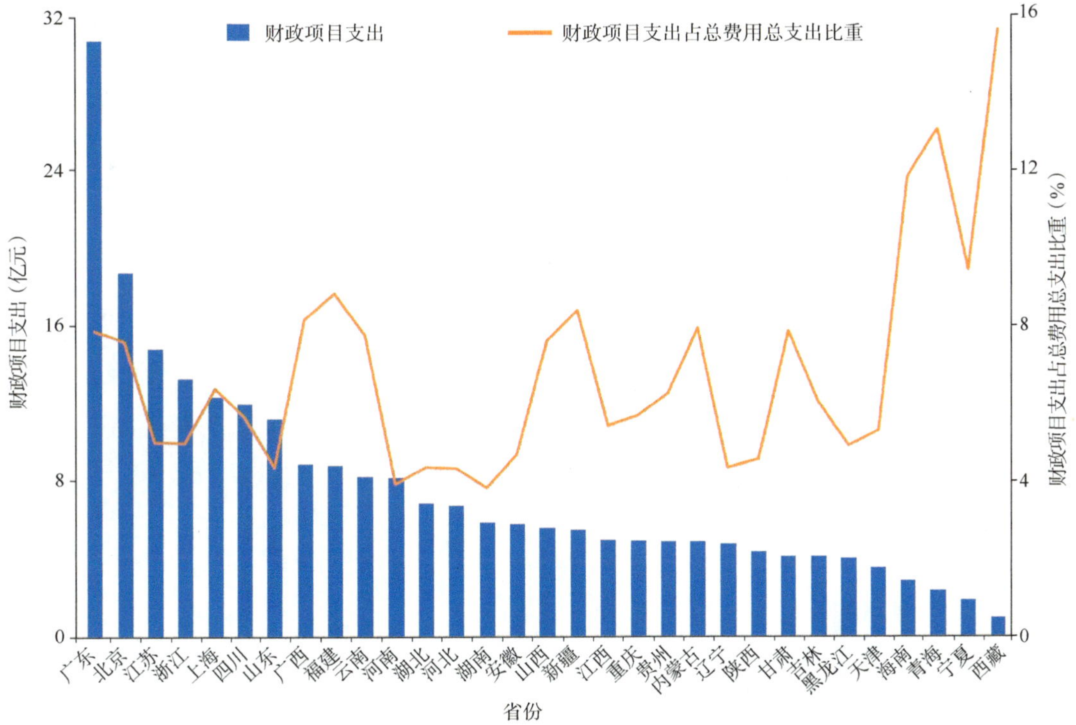

图 10-23 2018 年全国各省份医疗卫生机构财政项目支出及其占总费用总支出比重分布

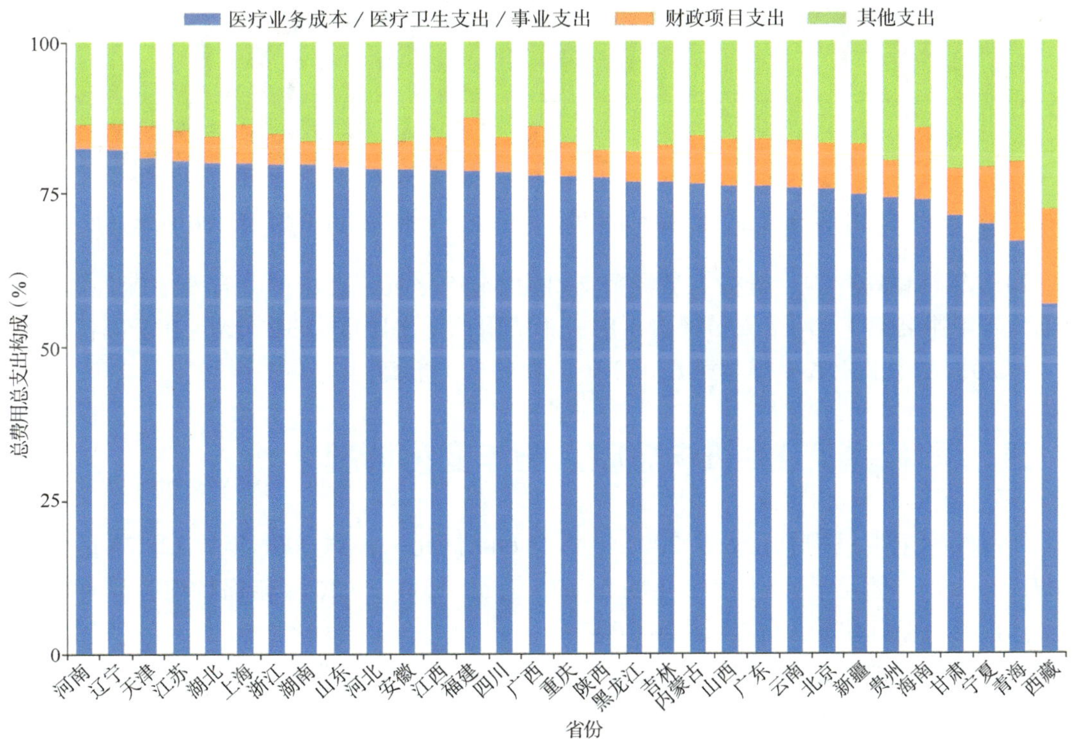

图 10-24 2018 年全国各省份医疗卫生机构总费用总支出构成

2018 年河南医疗卫生机构财政项目支出占总费用总支出比重为 3.9%，在全国各省份中排名第 30，在中部六省中排名第 6，山西（7.60%）最高。

2018 年全国各省份医疗卫生机构总费用总支出中，人员经费支出广东（148.64 亿元）最高，西藏（2.75 亿元）最低，与 2018 年各省份医疗卫生机构总费用总支出比重分布基本一致。人员经费支出占总费用总支出比重西藏（43.67%）最高，河北（30.76%）最低（图 10-25）。

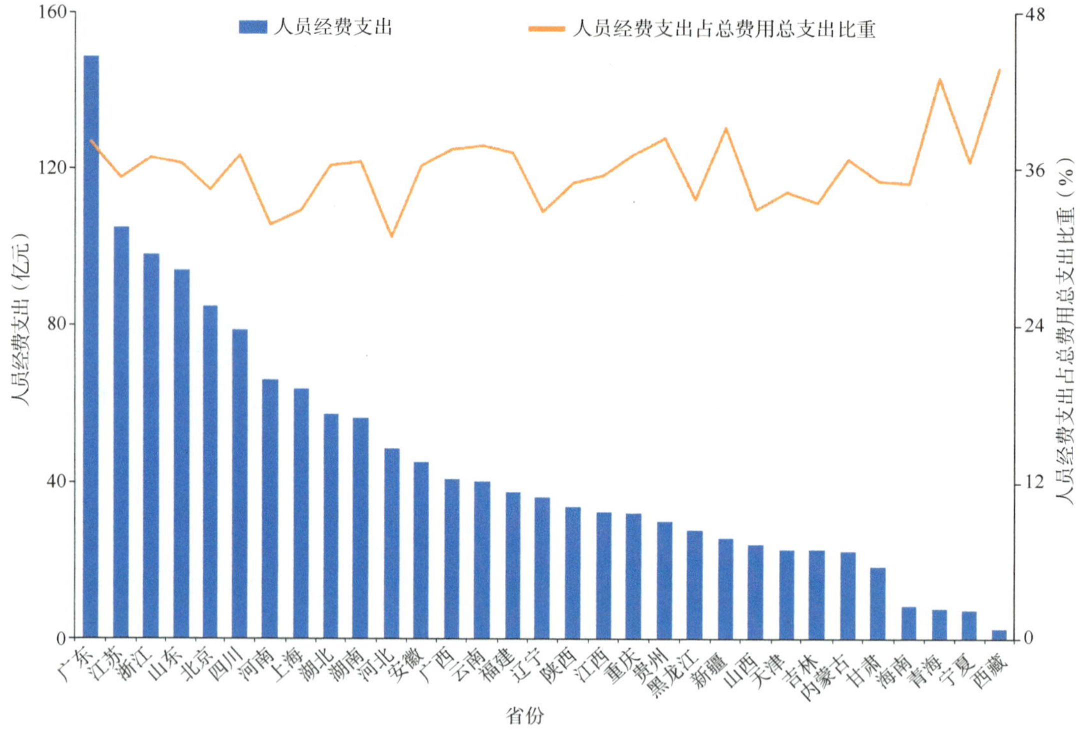

图 10-25　2018 年全国各省份医疗卫生机构人员经费支出及其占总费用总支出比重分布

2018 年河南医疗卫生机构人员经费支出为 66.35 亿元，在全国各省份中排名第 7；在中部六省中排名第 1。河南人员经费支出占总费用总支出比重为 31.70%，在全国各省份中排名第 30；在中部六省中排名第 6，湖南（36.52 %）最高。

三、河南医疗卫生机构总收入历年变化情况

河南医疗卫生机构总收入从 2002 年的 134.44 亿元增长到 2006 年的 228.23 亿元，从 2007 年的 29.53 亿元增长到 2018 年的 214.75 亿元，2007 ～ 2018 年保持连续显著增长，在全国排名中保持在前 10 位（图 10-26）。

为控制快速增长的医疗费用，2000 年国家计委、卫生部发布《关于改革医疗服务价格管理的意见》。2005 年 12 月河南卫生厅、发改委发布《河南省新增医疗服务价格项目审批管理暂行办法》，以确保各级医疗机构严格执行项目规范。医疗服务价格体系的调整影响了河南医疗卫生机构收入。

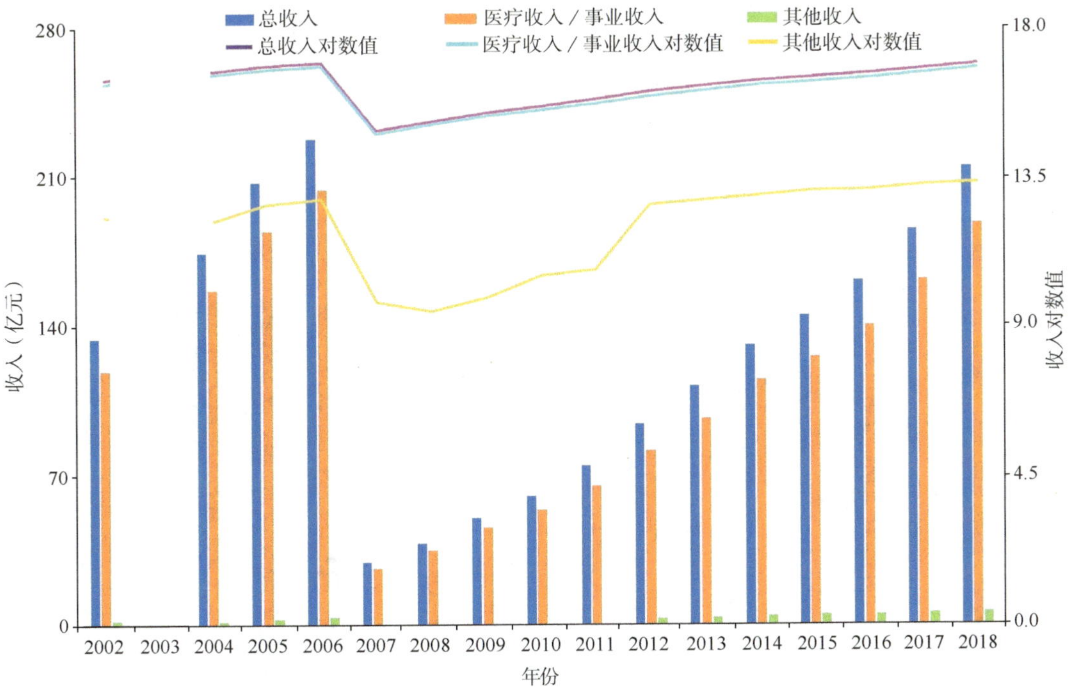

图 10-26　2002～2018 年河南医疗卫生机构总收入变化趋势

注：2003 年数据缺失

2007 年美国次贷危机迅速演变成全球性的金融危机。国际金融危机使对外依赖程度较高的出口市场遭遇挫折，我国经济发展面临的外部压力空前加大。与此同时，经过几年的高速发展，我国经济面临通货膨胀、产能过剩、结构失衡等问题。在这双重压力下，我国经济面临着 21 世纪以来最为困难的局面，如金融业受到冲击、进出口大幅下降、就业形势严峻等，造成我国所有省份的医疗卫生机构收支在 2007 年出现低值。

河南医疗卫生机构总收入中，医疗收入 / 事业收入从 2002 年的 119.35 亿元增长到 2006 年的 204.22 亿元，从 2007 年的 26.72 亿元增长到 2018 年的 188.43 亿元，2007～2018 年保持连续显著增长，在全国及中部六省中保持在中上位置。财政补助收入从 2002 年的 11.06 亿元增长到 2006 年的 17.19 亿元，从 2007 年的 2.35 亿元增长到 2018 年的 188.43 亿元，2007～2018 年保持连续显著增长，在全国及中部六省中保持在中等位置。

医疗收入 / 事业收入占总收入比重整体平稳，略有波动。虽然财政补助收入绝对数增长较快，但随着医疗收入 / 事业收入的不断增长，财政补助收入所占比重只是略有增长，变化不大。其他收入从 2012 年起有明显增加，保持在 3% 左右（图 10-27）。

四、河南医疗卫生机构收支历年变化情况

河南医疗卫生机构总费用总支出从 2002 年的 131.56 亿元增长到 2006 年的 226.09 亿元，从 2007 年的 28.89 亿元增长到 2018 年的 209.28 亿元，2007～2018 年保持连续显著增长，在全国保持在前 10 位，在中部六省中保持在首位（图 10-28）。

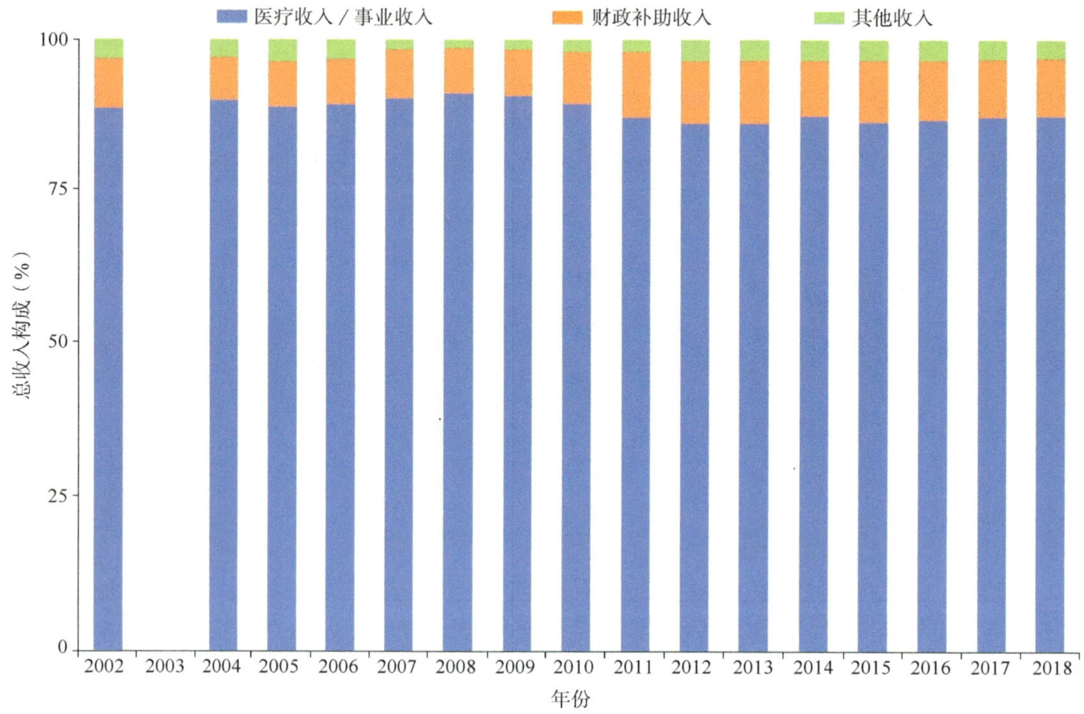

图 10-27 2002 ～ 2018 年河南医疗卫生机构总收入构成变化趋势

注：2003 年数据缺失

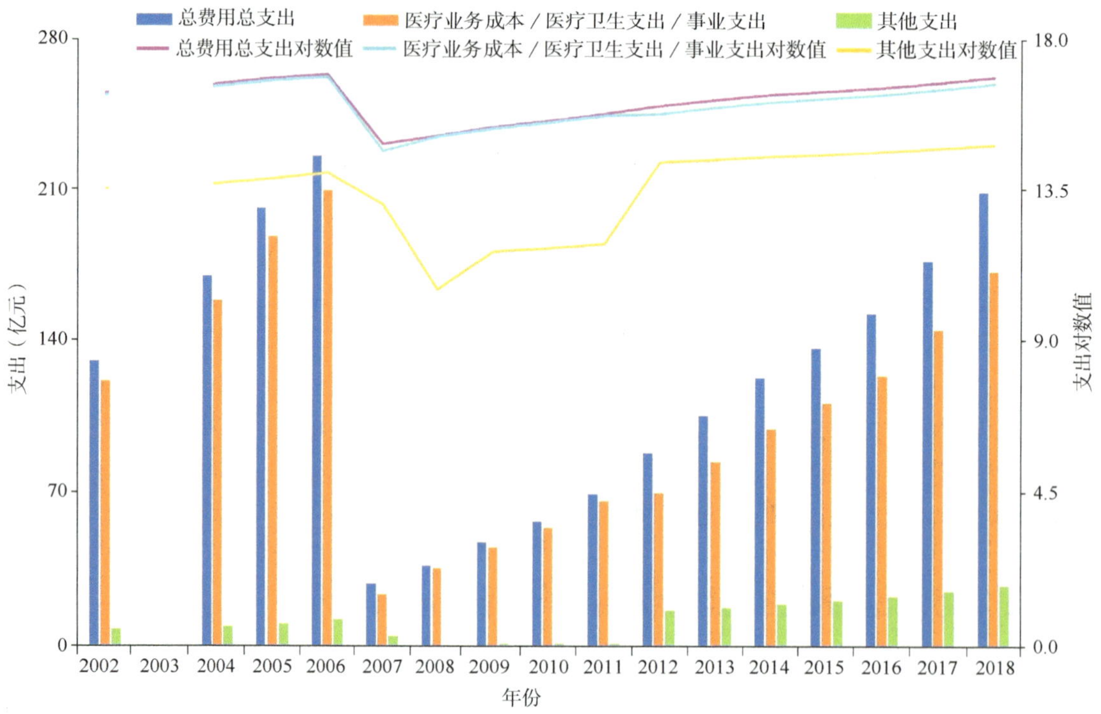

图 10-28 2002 ～ 2018 年河南医疗卫生机构各项支出变化趋势

注：2003 年数据缺失

河南医疗卫生机构总费用总支出中，医疗业务成本 / 医疗卫生支出 / 事业支出从 2002 年的 122.17 亿元增长到 2006 年的 210.16 亿元，从 2007 年的 23.65 亿元增长到 2018 年的 173.06 亿元，2007 ～ 2018 年保持连续显著增长，在全国及中部六省中保持在中上位置。财政项目支出从 2002 年的 1.87 亿元增长到 2006 年的 3.80 亿元，从 2007 年的 0.48 亿元增长到 2018 年的 8.21 亿元，2007 ～ 2018 年保持连续显著增长，在全国及中部六省中保持在中等位置。总费用总支出和医疗业务成本 / 医疗卫生支出 / 事业支出的变化趋势几乎一致。

2002 ～ 2018 年河南医疗业务成本 / 医疗卫生支出 / 事业支出占总费用总支出比重有所波动，整体有所下降（图 10-29）。

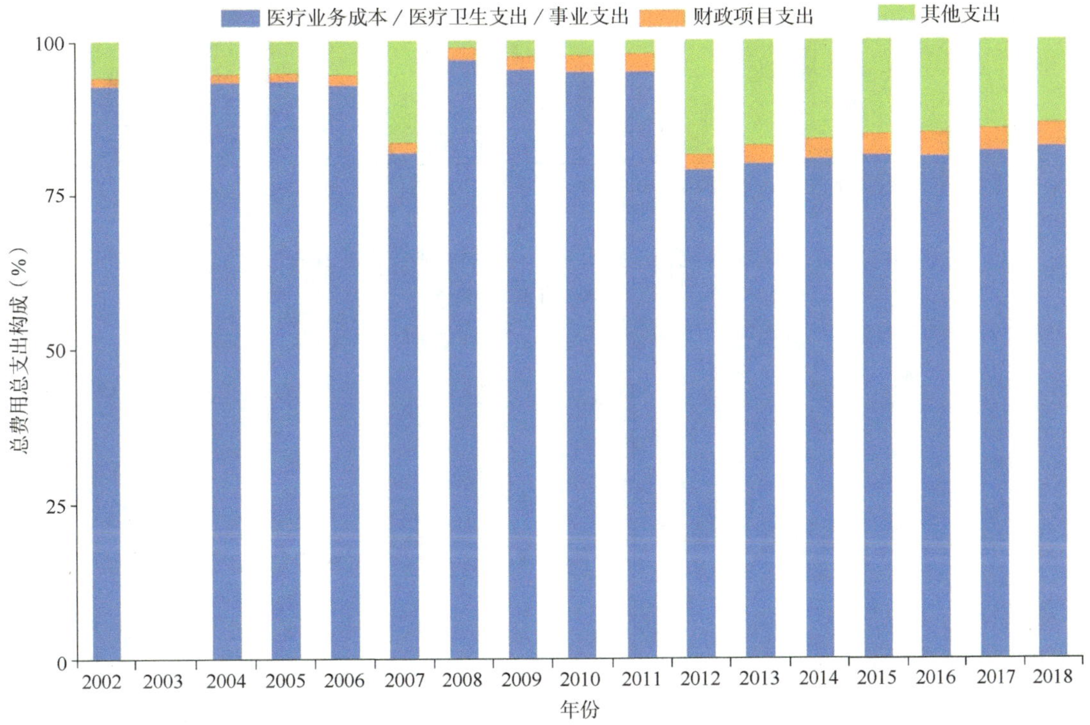

图 10-29 2002 ～ 2018 年河南医疗卫生机构总费用总支出构成变化趋势

注：2003 年数据缺失

河南医疗卫生机构总费用总支出中人员经费支出从 2002 年的 35.64 亿元增长到 2006 年的 58.44 亿元，从 2007 年的 7.32 亿元增长到 2018 年的 66.35 亿元，2007 ～ 2018 年保持连续显著增长，在全国保持在前 10 位，在中部六省中保持在首位。人员经费支出占总费用总支出比重从 2002 年的 27.1% 下降到 2006 年的 25.8%，从 2007 年的 25.3% 增长到 2018 年的 31.7%，整体平稳，略有增长。2002 ～ 2011 年财政补助收入占人员经费支出比重增长明显，从 27.02% 增长到 47.17%；2012 年开始迅速下降，至 2018 年下降到 30.57%，财政补助总量的增长不能弥补人力成本的增加（图 10-30、图 10-31）。

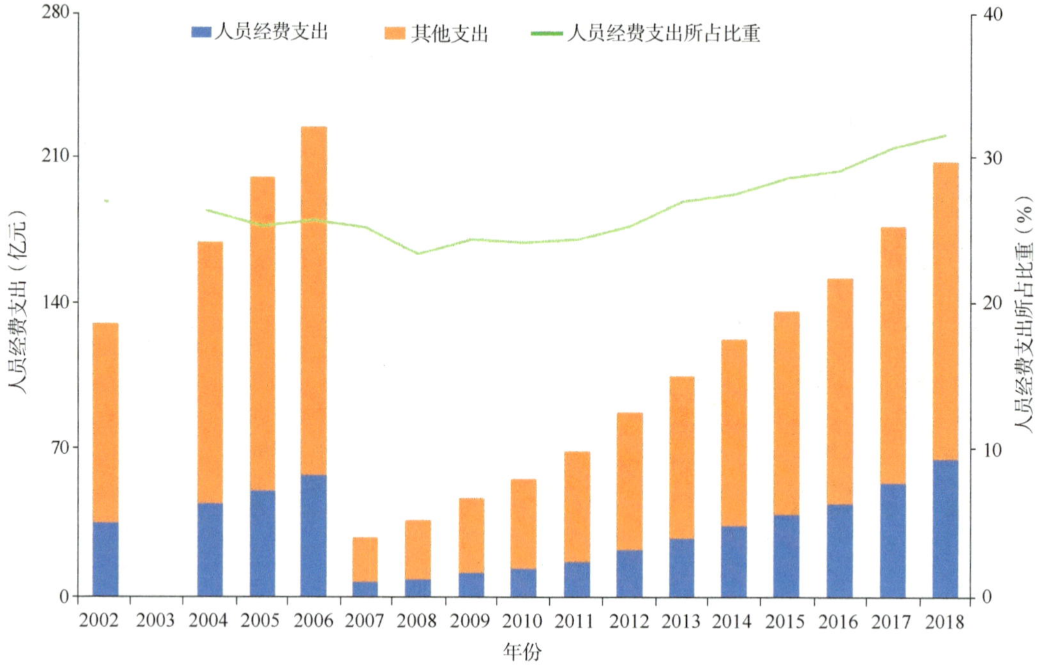

图 10-30 2002 ～ 2018 年河南医疗卫生机构人员经费支出及其所占比重变化趋势

注：2003 年数据缺失

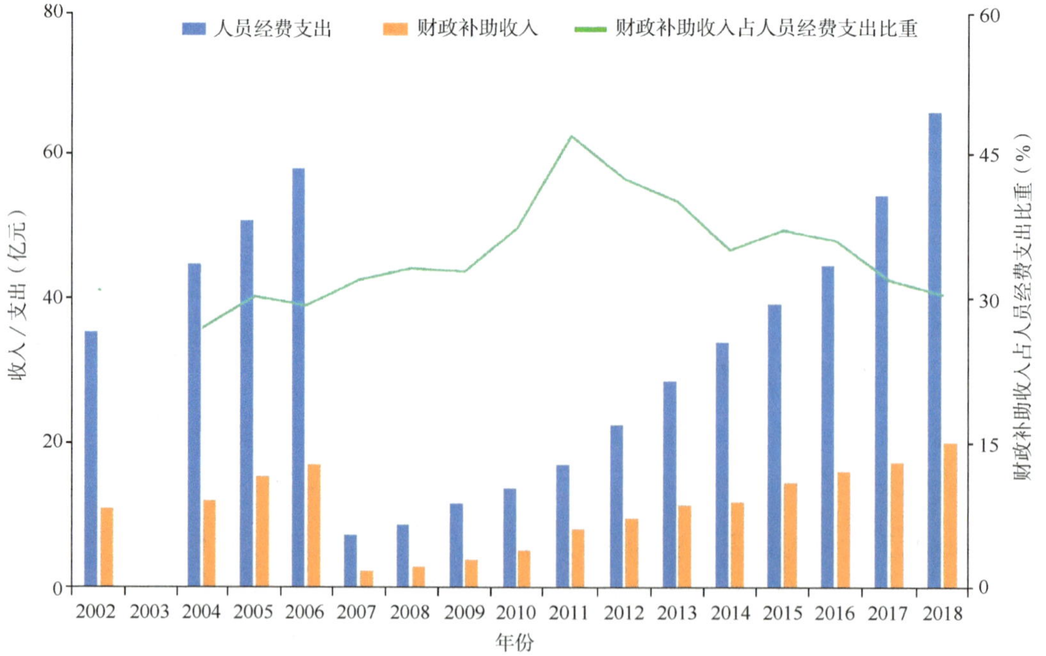

图 10-31 2002 ～ 2018 年河南医疗卫生机构人员经费支出、财政补助收入及财政补助收入占人员经费支出比重变化趋势

注：2003 年数据缺失

2002 ～ 2018 年河南医疗卫生机构人员总收入始终大于总费用总支出，未出现亏损情况。总费用总支出占总收入比重 2002 ～ 2006 年有所上升，从 97.9% 上升到 99.1%。在国际金融危机影响下，2007 年起开始缓慢下降，一度稳定在 94.5% 水平，2016 年又开始缓

慢回升，2018 年达到 97.5%（图 10-32）。

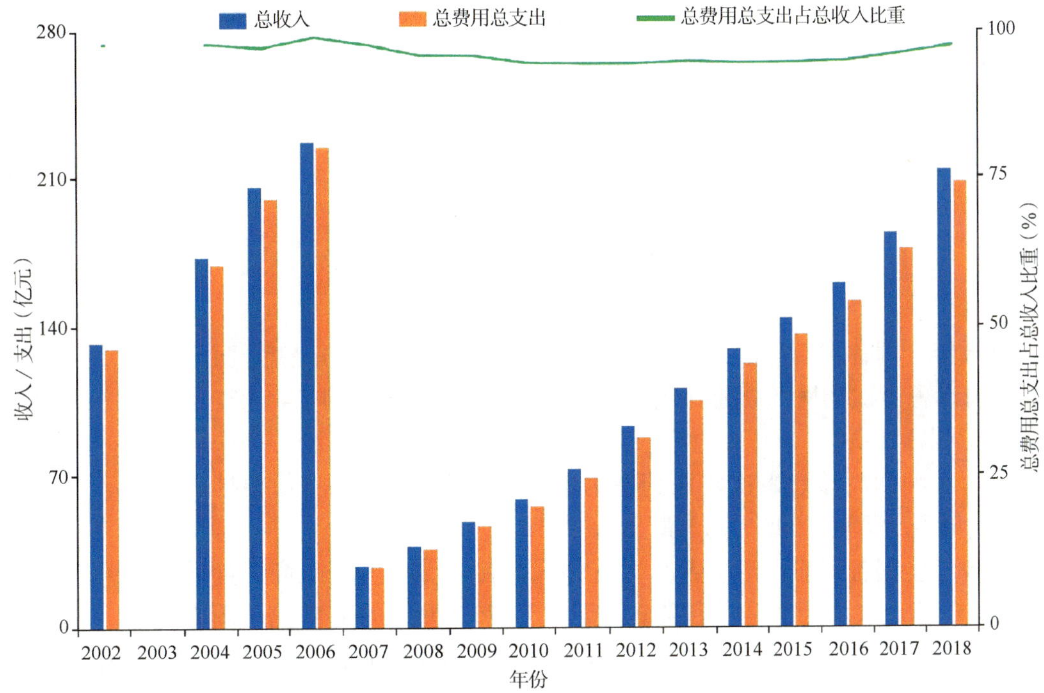

图 10-32　2002～2018 年河南医疗卫生机构人员总收入、总费用总支出及总费用总支出占总收入比重变化趋势

注：2003 年数据缺失

河南医疗卫生机构收支情况和卫生总费用的指标有很大的关联性，将两者的指标进行对比发现：2011～2018 年财政项目支出占总费用总支出比重变化趋势和 2010～2017 年卫生总费用占 GDP 比重变化趋势几乎一致，差距始终保持在 2% 左右，前者正好比后者滞后一年，和国家宏观调控有很大关系（图 10-33）。

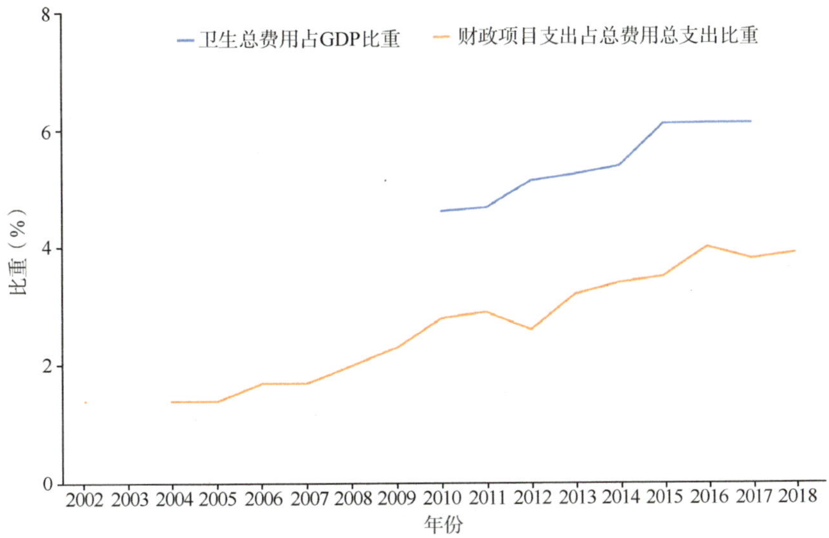

图 10-33　2002～2018 年河南医疗卫生机构人员收支综合对比

注：2003 年数据缺失

2002～2018年医疗收入/事业收入占总收入比重缓慢下降，财政补助收入占总收入比重略有下降，意味着其他收入比重增加，和深化医药卫生体制改革、完善政府卫生投入机制、资源配置结构不断优化有一定关系。

第四节 门诊住院医疗费用

一、全国门诊患者次均医药费

2018年全国各省份门诊患者次均医药费：北京（544.8元）最高，西藏（183.1元）最低，北京的门诊患者次均医药费是排名第2的上海（378.8元）的1.44倍。西部省份明显低于其他地区（图10-34）。

2018年河南门诊患者次均医药费为193.8元，在全国各省份中排名第29；在中部六省中排名第6，湖南（290.7元）最高。

2018年全国各省份门诊患者次均药费：北京（258.9元）最高，贵州（73.9元）最低，北京的门诊患者次均药费是排名第2的天津（175.2元）的1.48倍（图10-35）。

2018年河南门诊患者次均药费为80.8元，在全国各省份中排名第25；在中部六省中排名第6，江西（112.0元）最高。

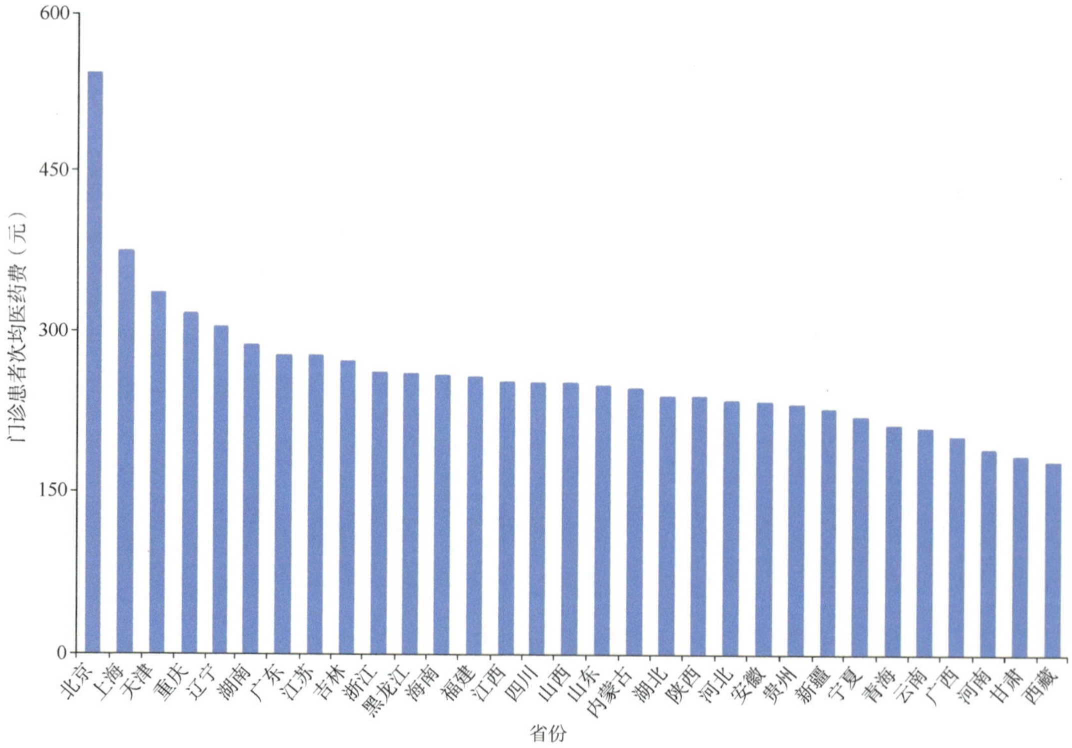

图10-34 2018年全国各省份门诊患者次均医药费分布

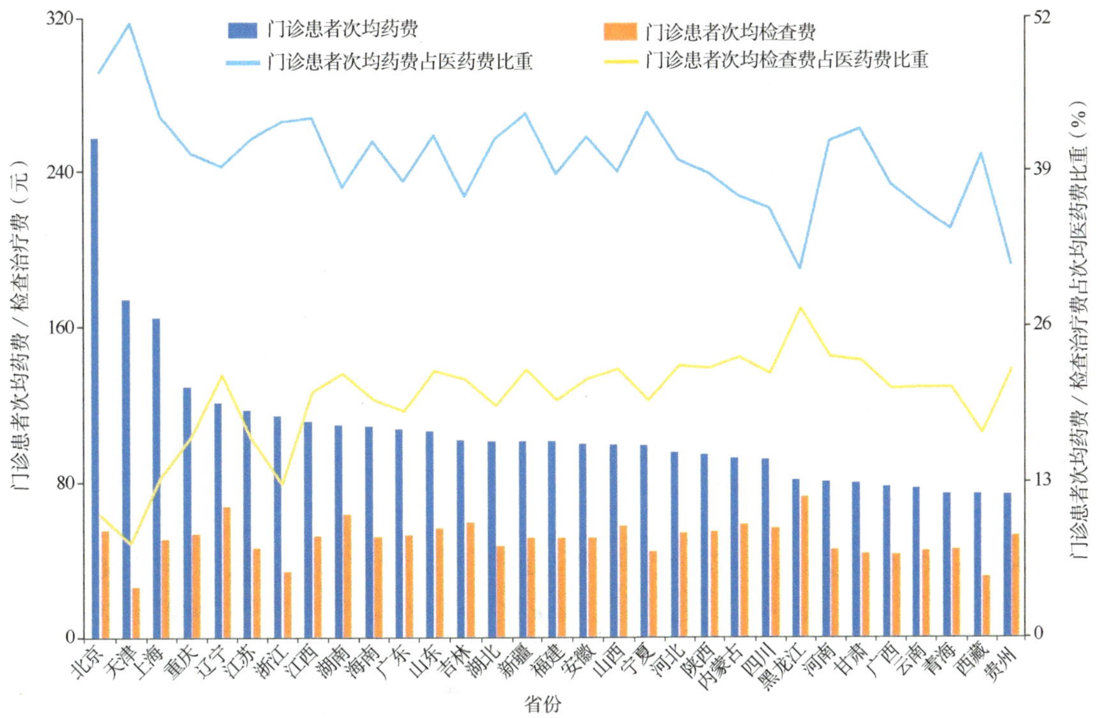

图 10-35　2018 年全国各省份门诊患者次均医药费具体费用及其占比对比

2018 年各省份门诊患者次均药费占次均医药费的比重：天津（51.64%）最高，黑龙江（30.92%）最低（图 10-36）。

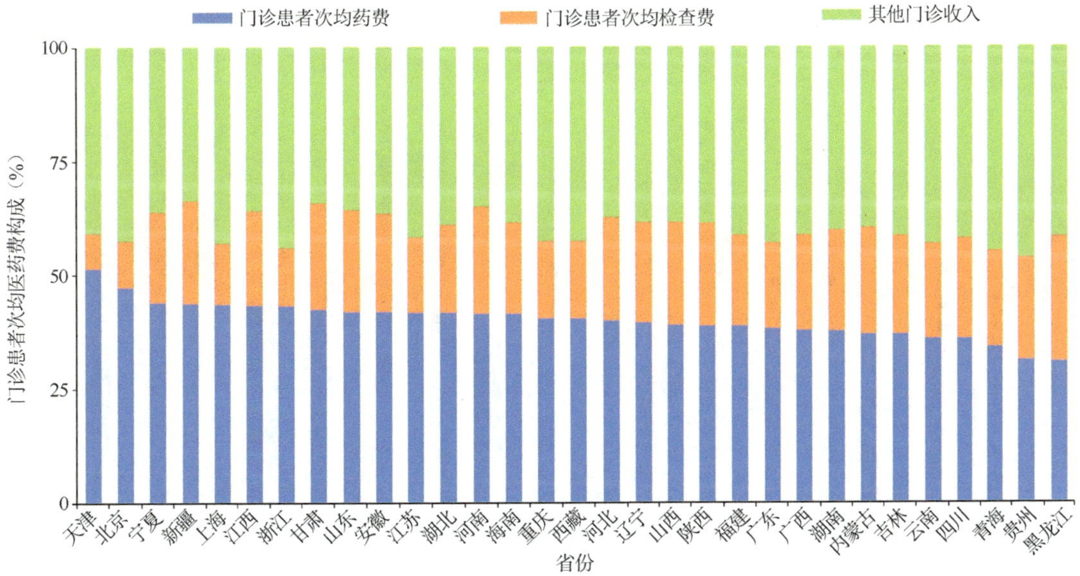

图 10-36　2018 年全国各省份门诊患者次均医药费构成

2018 年河南门诊患者次均药费占次均医药费的比重为 41.7%，在全国各省份中排名第

13；在中部六省中排名第 4，江西（43.7%）最高，湖南（37.8%）最低。

2018 年全国各省份门诊患者次均检查费：黑龙江（73.0 元）最高，天津（26.6 元）最低。

2018 年河南门诊患者次均检查费为 45.6 元，在全国各省份中排名第 23；在中部六省中排名第 6，湖南（64.3 元）最高。

2018 年各省份门诊患者次均检查费占次均医药费的比重：黑龙江（27.6 %）最高，天津（7.8%）最低。

2018 年河南门诊患者次均检查费占次均医药费的比重为 23.5%，在全国各省份中排名第 2；在中部六省中排名第 1，湖北（19.4%）最低。

二、河南门诊患者次均医药费变化情况

2002 ～ 2018 年河南门诊患者次均医药费从 2002 年的 62.1 元增长到 2018 年的 193.8 元，保持连续显著增长（图 10-37）。

2002 ～ 2018 年河南门诊患者次均药费从 2002 年的 29.7 元增长到 2018 年的 80.8 元，保持连续显著增长。次均药费占次均医药费比重从 2002 年的 47.9% 下降到 2018 年的 41.7%。尽管“以药养医”的现象有所控制，但是药费比重仍然偏高，需加大力度控制药品费用。

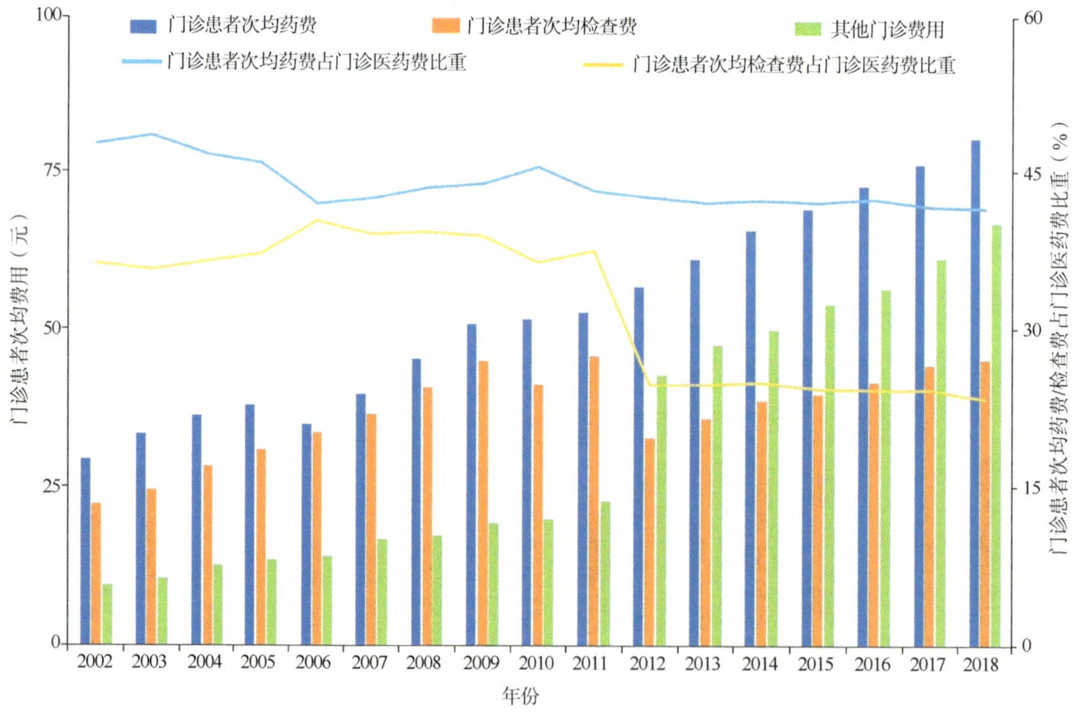

图 10-37 2002 ～ 2018 年河南门诊患者次均医药费变化趋势

2002 ～ 2018 年河南门诊患者次均检查费从 2002 年的 22.7 元增长到 2018 年的 40.2 元，保持连续显著增长。次均检查费占次均医药费比重从 2002 年的 36.5% 下降到 2018 年的

23.5%，这与国家调整医疗服务价格、提高体现医务人员技术劳务价值的项目价格、降低大型设备检查项目价格的政策导向有很大关系。

新医改以来，取消药品加成是深化医改、破解“以药养医”难题的关键。次均药费占次均门诊医药费比重逐年降低，次均检查费占次均门诊医药费比重逐年下降更为明显，从2011年的37.7%下降到2012年的24.9%并保持稳定。2012年起次均药费和次均检查费两者累计占次均门诊医药费比重保持在66%左右，是造成门诊医疗费用构成较大变动的主要原因。

三、全国住院患者人均医药费

2018年全国各省份住院患者人均医药费中，北京（22 618.9元）最高，贵州（5730.7元）最低，北京、上海（18 390.4元）、天津（17 147.6元）的住院患者人均医药费明显高于其他地区，沿海省份明显要高（图10-38）。

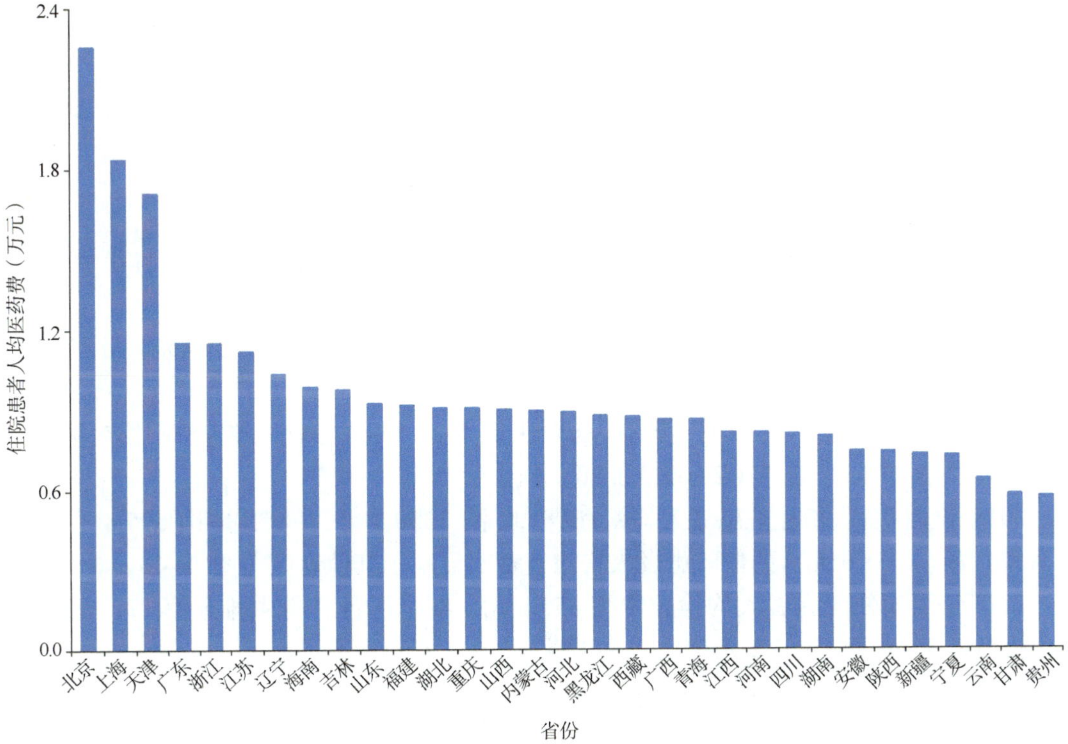

图10-38 2018年全国各省份住院患者人均医药费分布

2018年河南住院患者人均医药费为8156.5元，在全国各省份中排名第22；在中部六省中排名第4，湖北（9088.8元）最高，安徽（7451.1元）最低。

2018年全国各省份住院患者人均药费中，北京（5558.4元）最高，贵州（1487.4元）最低，北京、上海（4498.8元）、天津（4307.9元）的住院患者人均药费明显高于其他地区，东部省份高于西部省份（图10-39）。

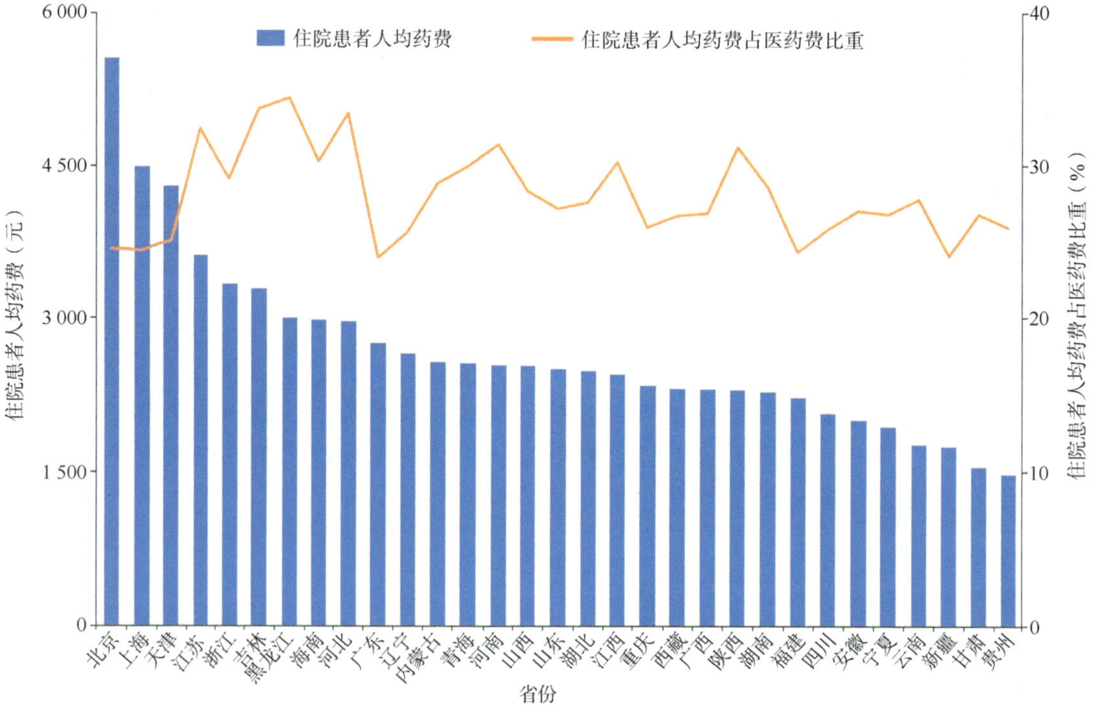

图 10-39 2018 年全国各省份住院患者人均药费及其占医药费比重分布

2018 年河南住院患者人均医药费中人均药费为 2558.1 元，在全国各省份中排名第 14；在中部六省中排名第 1，安徽（2013.9 元）最低。

2018 年全国各省份住院患者人均药费占医药费比重：黑龙江（34.4%）最高，广东（24.0%）最低。

2018 年河南住院患者人均药费占医药费比重为 31.4%，在全国各省份中排名第 5；在中部六省中排名第 1，安徽（27.0%）最低。

2018 年全国各省份住院患者人均检查费：北京（1350.3 元）最高，贵州（595.8 元）最低，北京和上海（1338.6 元）的住院患者人均检查费明显高于其他地区（图 10-40）。

2018 年河南住院患者人均检查费为 855.1 元，在全国各省份中排名第 17；在中部六省中排名第 3，山西（967.2 元）最高，江西（700.4 元）最低。

2018 年全国各省份住院患者人均检查费占医药费比重：新疆（11.9 %）最高，天津（5.6%）最低。

2018 年河南住院患者人均检查费占医药费比重为 10.5%，在全国各省份中排名第 9；在中部六省中排名第 2，山西（10.7%）最高，江西（8.6%）最低。

2018 年全国各省份住院患者人均手术费：上海（1740.1 元）最高，黑龙江（401.1 元）最低，上海人均手术费是排名第 2 的天津（1276.0 元）的 1.36 倍，住院患者人均手术费明显高于其他地区，沿海省份明显高于其他地区（图 10-41）。

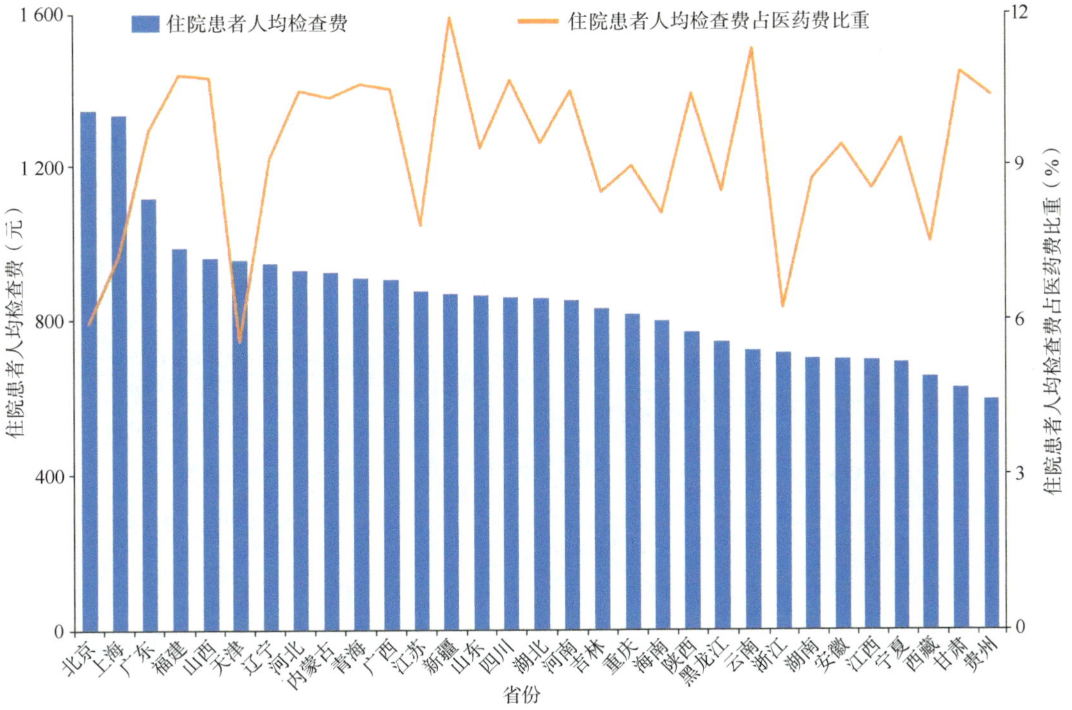

图 10-40 2018 年全国各省份住院患者人均检查费及其占医药费比重分布

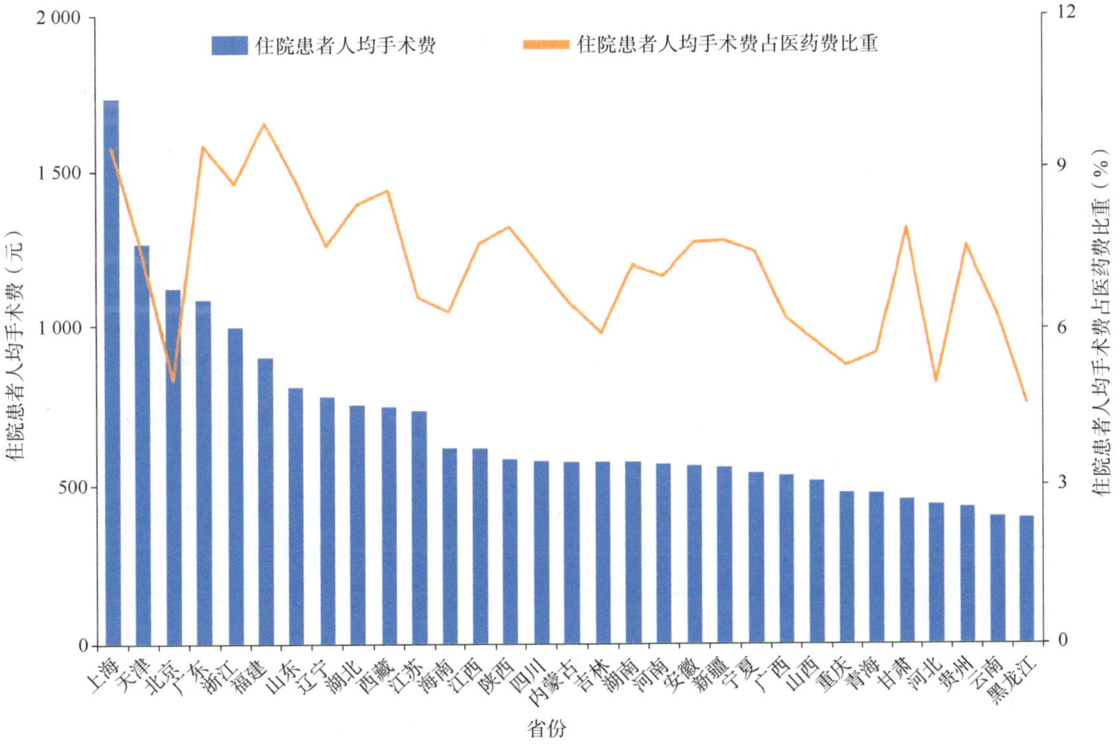

图 10-41 2018 年全国各省份住院患者人均手术费及其占医药费比重分布

2018 年河南住院患者人均手术费为 571.0 元，在全国各省份中排名第 19；在中部六省中排名第 4 位，湖北（760.7 元）最高，山西（517.0 元）最低。

2018 年全国各省份住院患者人均手术费占人均医药费比重：福建（9.9 %）最高，黑龙江（4.6%）最低。

2018 年河南住院患者人均手术费占人均医药费比重为 7.0%，在全国各省份中排名第 19；在中部六省中排名第 5，湖北（8.4%）最高，山西（5.7%）最低。

四、河南住院患者人均医药费变化情况

2002 ～ 2018 年河南住院患者人均医药费从 2002 年的 2222.5 元增长到 2018 年的 8156.5 元，保持连续显著增长（图 10-42）。

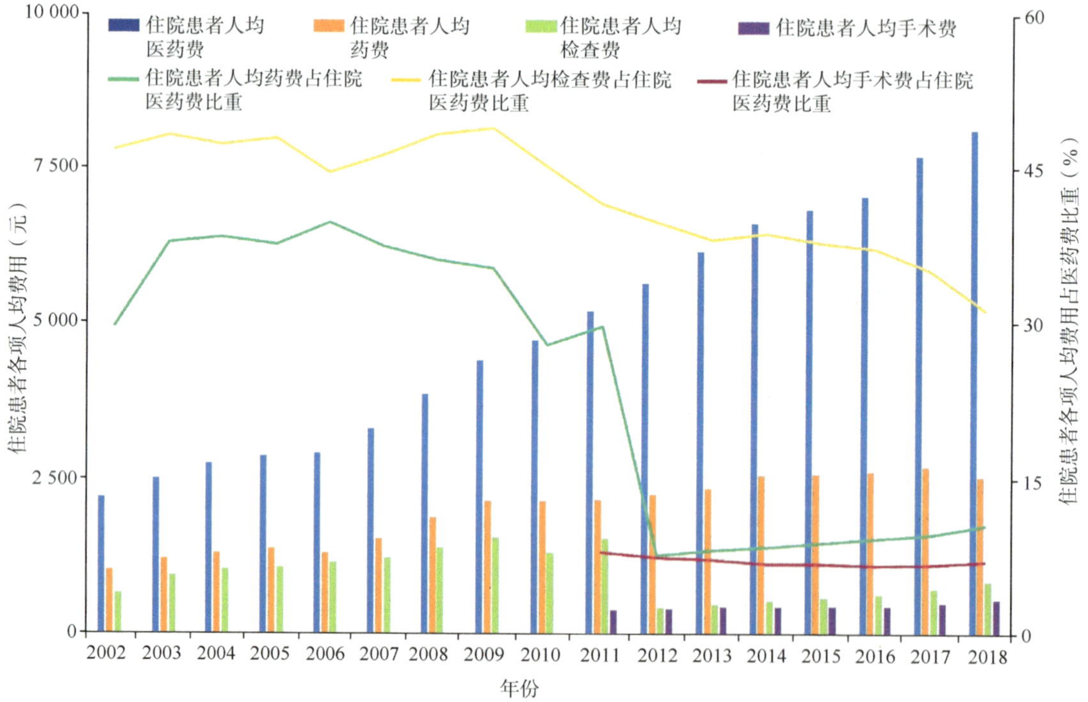

图 10-42　2002 ～ 2018 年河南住院患者各项人均费用及其占医药费比重变化趋势

河南住院患者人均药费从 2002 年的 1042.3 元增长到 2018 年的 2558.1 元，保持连续显著增长，在全国排位中等。

河南住院患者人均检查费从 2002 年的 662.2 元持续增长到 2009 年的 1565.2 元，从 2010 年的 1330.8 元持续下降到 2018 年的 855.1 元，在全国排位中等。

河南住院患者人均手术费从 2011 年的 414.0 元持续增长到 2018 年的 571.0 元，在全国排位中等。

河南住院患者人均药费占医药费比重从 2002 年的 46.9% 元下降到 2018 年的 31.4%。人均检查费占医药费比重从 2002 年的 29.8% 下降到 2018 年 10.5%。人均手术费占医药费比重 2011 ～ 2018 年波动在 6.6% ～ 7.9%，整体平稳，略有下降。手术费在一定程度上可

以体现出劳动力价值，尽管逐年增长，但在住院费用中的比重很低，反映出医务人员的劳动力价值没有得到充分体现。如果持续时间过长而没有改善，就可能影响医务人员工作的积极性，甚至出现优秀人才流失；另一方面会促使医务人员寻找其他利益的补偿，无形中会使得居民的住院费用继续增长（图 10-43）。

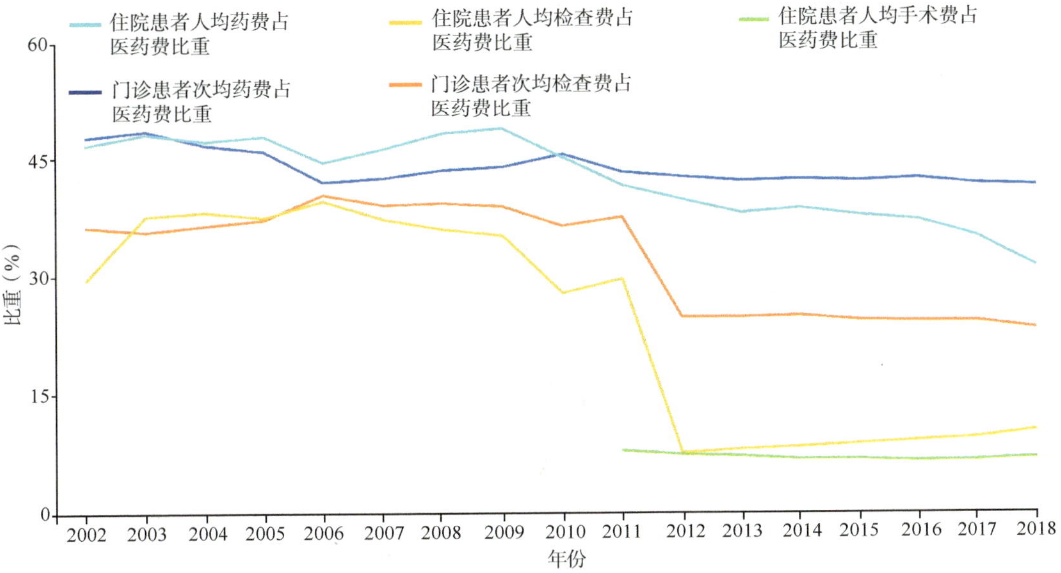

图 10-43　2002 ～ 2018 年河南门诊患者和住院患者医药费比重变化趋势

第十一章 医疗保障

十九大报告指出，要全面建立中国特色医疗保障制度。医疗保障制度是指国家和社会团体对劳动者或公民因疾病或其他自然事件（如生育、伤残等）造成的收入损失和发生的医疗费用给予经济补偿而实施的各种制度的统称。医疗保障制度可以有几种基本的实现方式，如医疗救助、医疗保险或免费医疗等。我国的医疗保障制度根据享受对象可以分为城市医疗保障制度和农村合作医疗保障制度。本章节重点分析全国、中部地区和河南2006～2017年推行基本医疗保险、生育保险、政府医疗救助的情况。

第一节　城乡居民与职工基本医疗保险

一、参保人数

医疗保险参保人数可以反映出医疗保险的覆盖率情况。全国城乡居民和职工基本医疗参保人数从2007年到2017年逐年上升，前几年上升比例比较平稳，2016～2017年上升幅度显著增大，从2016年的74 392万人上升到2017年的117 681万人，中部地区上升趋势和全国的趋势一致。河南2007～2017年城乡居民和职工基本医疗参保人数逐年上升，增幅最大的是2016～2017年，从2361万人上升到10 411万人，2017年参保人数占到中部地区的27.91%（图11-1）。

二、收入与支出情况

基金收入是指由纳入基本医疗保险范围的缴费单位和个人，按国家规定的缴费基数和缴费比例缴纳，以及通过其他方式取得的形成基金来源的款项，包括单位缴纳的社会统筹基金收入、个人缴纳的个人账户基金收入、财政补贴收入、利息收入等。从表11-1可以看出，全国与中部地区从2007年到2017年逐年上升，趋势比较平稳。河南从2007年的63.9亿元上升到2017年的360.8亿元，尤其是近几年上升明显。

基金支出是指按照国家政策规定的开支范围和开支标准，从社会统筹基金中支付给参加基本医疗保险的职工和退休人员的医疗保险待遇支出、从个人账户基金中支付给参加基本医疗保险的职工和退休人员的医疗费用支出，以及其他支出。基金支出包括住院医疗费用支出、门急诊医疗费支出、个人账户基金支出和其他支出。从表11-1可以看出，全国与中部地区基金支出从2007年到2017年逐年上升，趋势比较平稳。河南的基金支出也呈现出平稳上升趋势。

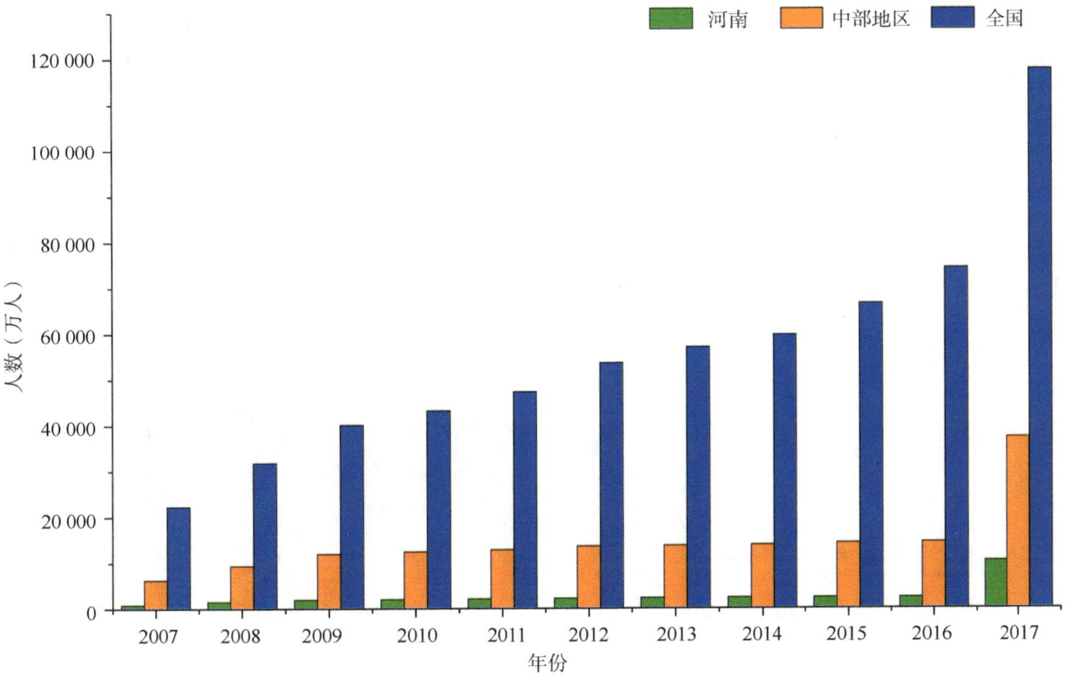

图 11-1 2007～2017 年城乡居民和职工基本医疗参保人数情况

表 11-1 河南、中部地区及全国职工基本医保收支情况 （单位：亿元）

年份	基金收入			基金支出			累计结存		
	河南	中部地区	全国	河南	中部地区	全国	河南	中部地区	全国
2007	63.9	415.9	2 214.2	44.8	286.5	1 551.7	77.9	472.9	2 440.8
2008	85.0	558.6	2 885.5	57.8	380.0	2 019.7	105.1	656.4	3 303.6
2009	111.1	780.0	3 671.9	81.1	536.1	2 797.4	142.2	953.0	4 275.9
2010	119.0	708.6	3 955.4	97.7	607.0	3 271.6	153.0	971.7	4 741.2
2011	165.7	1 070.4	5 539.2	132.3	849.7	4 431.4	201.2	1 311.2	6 180.0
2012	175.0	1 086.1	6 061.9	143.5	918.7	4 868.5	214.9	1 307.1	6 884.2
2013	211.7	1 278.4	7 061.6	167.7	1 091.0	5 829.9	265.8	1 501.5	8 129.3
2014	235.5	1 436.0	8 037.9	201.1	1 265.6	6 696.0	297.3	1 672.5	9 449.8
2015	268.0	1 628.7	9 083.5	227.5	1 404.5	7 531.5	337.8	1 892.9	10 997.1
2016	296.1	1 847.5	10 273.7	239.6	1 541.6	8 286.7	397.9	2 203.8	12 971.7
2017	360.8	2 145.0	12 278.3	265.2	1 751.0	9 466.9	494.7	2 624.0	15 851.0

累计结存是指报告期末基本医疗保险的社会统筹和个人账户基金累计结存金额。累计结存包括银行存款、财政专户、债券投资和其他。从表 11-1 可以看出，全国与中部地区从 2007 年到 2017 年结存的金额逐年上升，趋势比较平稳。河南的累计结存也呈上升趋势（图 11-2）。

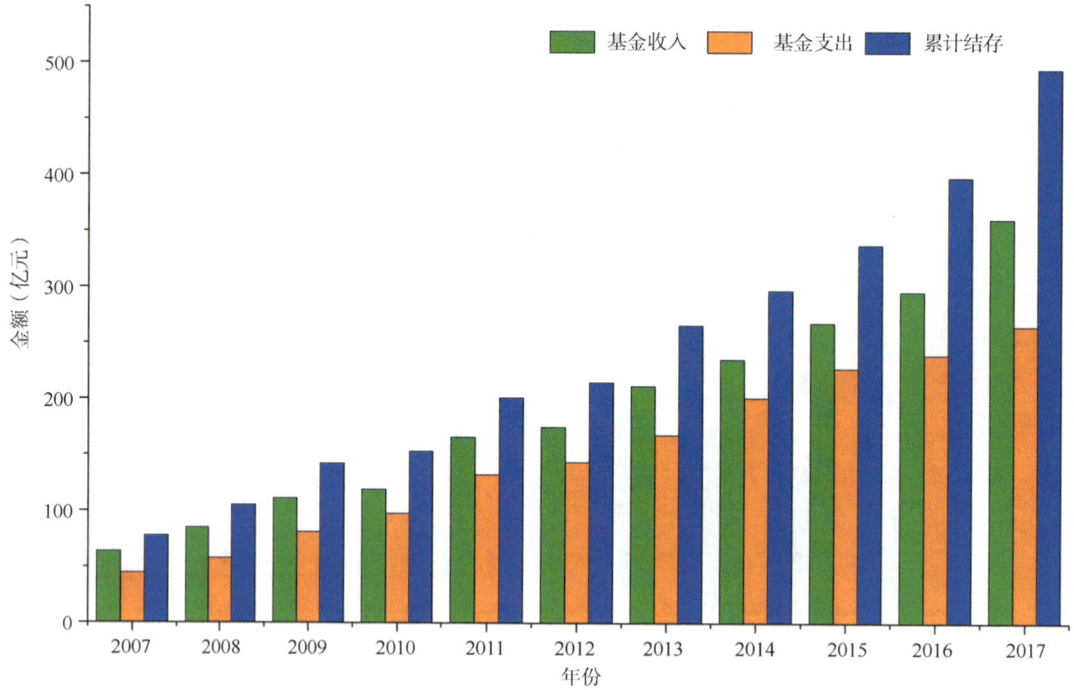

图 11-2　2007 ～ 2017 年河南职工基本医保收支情况

第二节　生育保险

一、参保人数

2006 ～ 2017 年全国、中部地区及河南参加生育保险的人数均呈上升趋势。2006 年河南参加生育保险的人数为 238.4 万人，占中部六省的 17.90%，占全国的 3.69%。2017 年河南参加生育保险的人数为 692.7 万人，占中部六省的 18.23%，占全国的 3.59%（图 11-3）。

二、收入与支出情况

生育保险基金收入是指根据国家有关规定，由参加生育保险的单位按照国家规定的缴费基数和缴费比例缴纳的生育保险基金，以及通过其他方式取得的形成基金来源的款项，包括单位缴纳的基金收入、利息收入和其他收入。从表 11-2 中可以看出，全国与中部地区基金收入从 2006 年到 2017 年是逐年上升的，图 11-4 显示河南整体趋势也是上升的，但是在 2016 年有波动，2015 年的基金收入为 15.6 亿元，2016 年为 14.8 亿元，2017 年上升到 19.8 亿元。

生育保险基金支出是指按照国家政策规定的开支范围和开支标准，从生育保险基金中支付给参加生育保险的职工，因妊娠、分娩和计划生育手术而享受的待遇及其他支出。生育保险基金支出包括生育津贴、医疗费用支出及其他支出。从表 11-2 可以看出，全国与中部地区基金支出从 2006 年到 2017 年是逐年上升的，河南整体趋势也是上升的，2017 年上升的幅度有所增加。

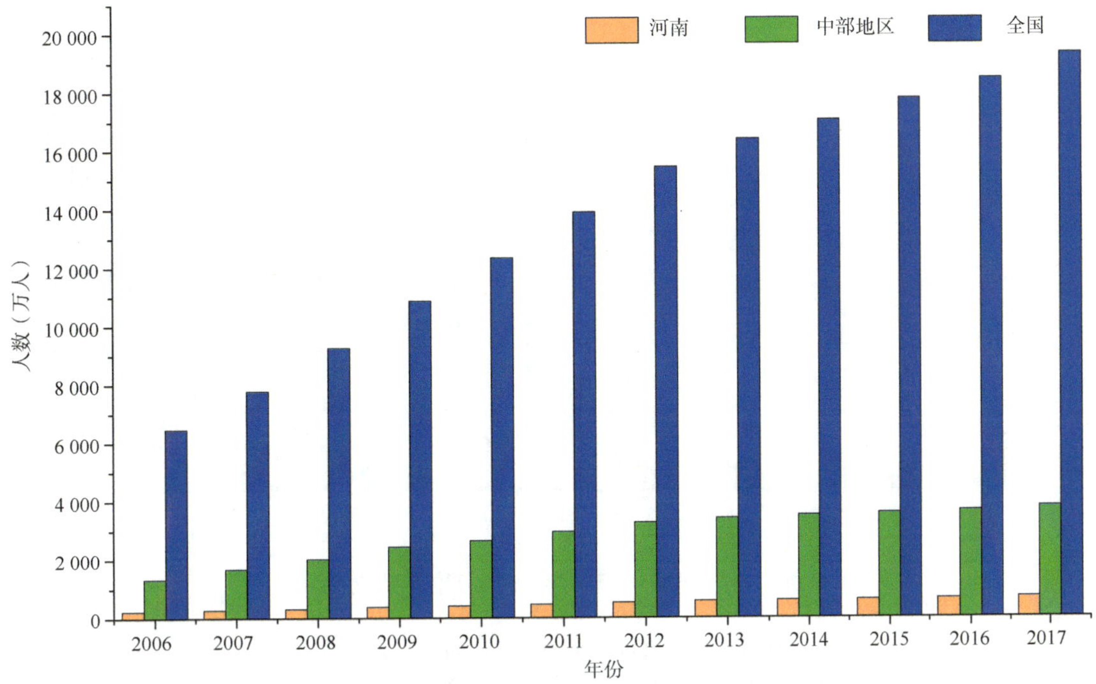

图 11-3　2006 ～ 2017 年全国、中部地区及河南参加生育保险人数情况

表 11-2　河南、中部地区及全国生育保险收支情况　（单位：亿元）

年份	基金收入			基金支出			累计结存		
	河南	中部地区	全国	河南	中部地区	全国	河南	中部地区	全国
2006	1.0	7.2	62.1	0.5	3.5	37.5	1.9	12.3	96.9
2007	1.4	11.2	83.6	0.7	4.8	55.6	2.7	18.5	126.7
2008	2.1	16.3	113.7	0.8	7.4	71.5	3.9	27.5	168.2
2009	3.5	20.0	132.0	1.4	10.49	88.0	6.0	37.0	212.0
2010	4.5	24.2	159.6	2.4	14.0	109.9	8.1	47.2	261.4
2011	6.3	34.1	219.8	3.3	18.1	139.2	11.1	63.2	342.5
2012	8.6	45.0	304.2	4.5	26.0	219.3	15.2	82.5	427.6
2013	11.5	57.0	368.4	6.3	34.3	282.8	21.8	106.6	514.7
2014	14.0	68.1	446.1	9.9	47.2	368.1	25.9	127.7	592.7
2015	15.6	77.1	501.7	12.2	56.0	411.5	29.3	149.4	684.4
2016	14.8	77.0	521.9	14.6	70.3	530.6	30.5	157.2	675.9
2017	19.8	88.6	642.0	23.1	102.0	744.0	27.3	143.1	564.0

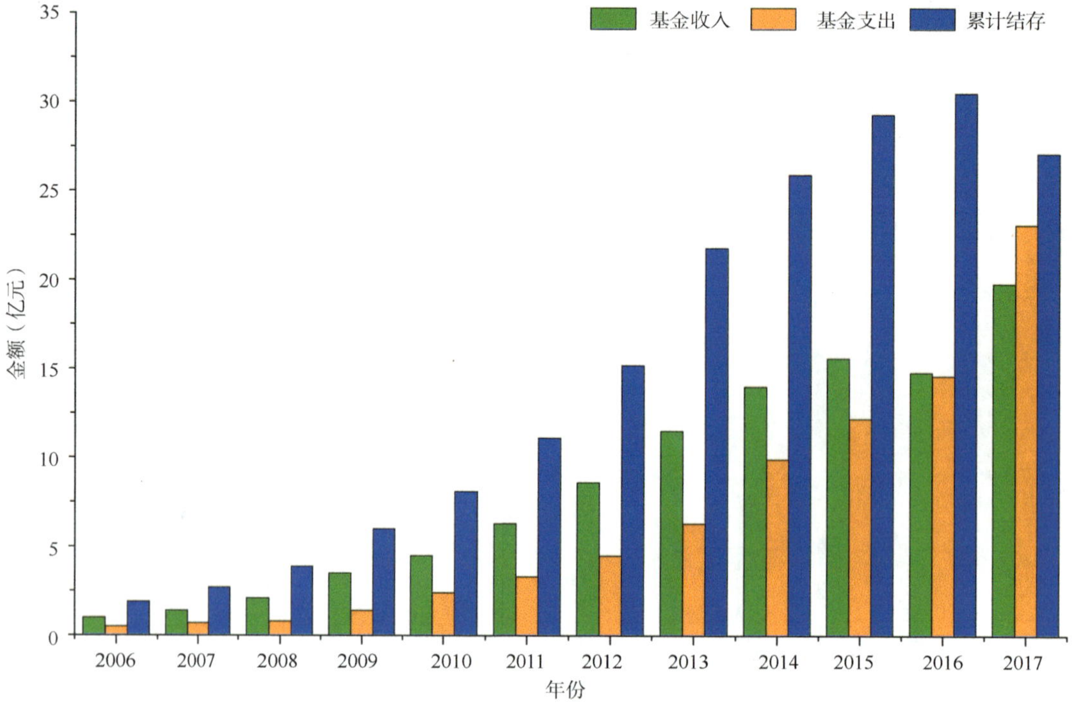

图 11-4　2006 ～ 2017 年河南生育保险收支情况

生育保险基金累计结存是指截至报告期末生育保险基金累计结存金额，包括银行存款、财政专户、债券投资和其他。从表 11-2 中可以看出，全国与中部地区基金累计结存从 2006 年到 2017 年是逐年上升的，河南整体趋势也是上升的，但是 2017 年全国、中部地区与河南均较 2016 年有所下降。

第三节　医疗救助

医疗救助是指国家和社会针对那些因为贫困而没有经济能力治病的公民实施的专门的帮助和支持。医疗救助通常是在政府有关部门的主导下，社会广泛参与，通过医疗机构针对贫困患者实施的恢复其健康、维持其基本生存能力的救治行为。医疗救助是保障困难群众基本医疗权益的基本性制度，在助力脱贫攻坚、防止因病致贫、因病返贫等方面发挥重要作用。我国城乡医疗救助于 2003 年和 2005 年分别在农村和城市开始试点，2008 年制度全面建立。从表 11-3 中可以看出，对于全国来说，资助参加医疗保险人次数从 2013 年到 2017 年变化不是太大，2014 年最多，达到 6723.7 万人次，2016 年最少，为 5560.4 万人次。对于中部地区来说，2014 年资助参加医疗保险人次数最少，2015 年最多；河南资助参加医疗保险人次数变化平稳。全国直接医疗救助人次数从 2013 年到 2017 年是逐步上升的，中部地区与河南直接医疗救助人次数变化不稳定。全国与中部地区资助参加医疗保险支出从 2013 年到 2017 年大体上在增加，中部地区 2014 年略有下降；河南从 2013 年到 2016 年也在缓慢增加，2017 年稍有下降。直接医疗救助支出的情况，不论是全国、中部地区还是河南，都是在增加的。

表 11-3 河南、中部地区及全国医疗救助情况

年份	资助参加医疗保险人次数（万人次）			直接医疗救助人次数（万人次）			资助参加医疗保险支出（万元）			直接医疗救助支出（万元）		
	河南	中部地区	全国	河南	中部地区	全国	河南	中部地区	全国	河南	中部地区	全国
2013	424.4	2 139.4	6 358.8	104.6	630.5	2 126.4	24 559	148 218	444 488	75 891	620 899	1 804 597
2014	389.0	1 758.6	6 723.7	85.7	903.3	2 395.3	27 052	135 760	484 468	78 595	650 134	2 041 295
2015	376.9	2 160.1	6 213.0	79.6	725.9	2 515.9	29 216	189 172	544 835	79 036	754 937	2 145 715
2016	353.9	1 955.4	5 560.4	65.7	692.9	2 696.1	30 252	224 245	633 541	83 778	766 582	2 327 458
2017	347.1	1 887.8	5 621.0	71.8	840.6	3 517.1	30 121	253 447	739 969	91 482	833 041	2 660 890

第十二章
健康中原医药卫生体制改革情况

随着工业化、城镇化和人口老龄化进程加快，居民疾病谱、生态环境、生活方式不断变化，给维护和促进健康带来了新挑战。人民群众更加重视生命质量和健康安全，对健康服务供给、升级提出了更高要求。河南省委省政府历来重视人民群众健康问题，认真贯彻党中央、国务院有关卫生与健康工作的重大战略部署，关心支持卫生与健康事业发展。近年来，河南加大深化医药卫生体制改革（简称医改）力度，重点突破、积极探索、全面深化改革，降低患者医疗负担，提高医疗服务质量。

第一节　河南医药卫生体制改革历史回顾

我国医改的序幕伴随着改革开放的主旋律而开启，1984 年 10 月党的十二届三中全会通过的《中共中央关于经济体制改革的决定》标志着我国医改全面开始。截至 2009 年，国家层面的医改已经推行了二十多年，解决了很多医疗卫生行业积弊，也遇到了许多新的困难和问题。为了满足我国居民日益增长的卫生服务需求，2009 年 1 月国务院常务会议通过了《关于深化医药卫生体制改革的意见》和《2009 ～ 2011 年深化医药卫生体制改革实施方案》，在此基础上，开展了新一轮的医改。

在全国深化医改的浪潮中，河南新一轮医改于 2009 年在公众期待中“破冰起航”。河南立足实际，创造了闻名全国的“河南模式”，中央和河南地方财政相继投入专项资金，积极推行按病种付费制度、“先住院、后付费”支付制度、“家庭医生签约制度”等措施，在一定程度上缓解了“看病难、看病贵”的就医顽疾。河南省委省政府在坚持“保基本、强基层、建机制”的理念指导下，实施“五年百亿工程”项目和医疗单位“新农合跨区域直补协议”，制定并出台了“村级卫生室基本药物制度”“居民健康卡制度”等一系列制度，完善基层医疗卫生服务体系，促进群众就医简便，减轻群众医疗负担。在这些强有力的政策支持和推动下，河南初步建立覆盖城乡的医疗保障体系，城镇居民医保实现全覆盖，12 类基本公共卫生服务免费向城乡居民提供，着力提高了人民群众健康水平，重大疾病防控救治成效明显。

在新医改规划中，“推进公立医院改革”是五项重点工作之一，同时也是整个医改各项工作的重要载体。2015 年国务院办公厅印发《关于城市公立医院综合试点改革的指导意见》，进一步为公立医院的改革制定了细则，提出了“充分发挥公立医院公益性质和主体作用，切实落实政府办医责任，着力推进管理体制、补偿机制、价格机制、人事编制、收入分配、医疗监管等体制机制改革。统筹优化医疗资源布局、构建合理就医秩序、推动社会办医、加强人才培养等各项工作，为持续深化公立医院改革形成可复制、可推广的实践经验”的指导思想。在此基础上，河南省委省政府采取了一系列措施，全力推进公立医院管理体制改革、运行机制改革、医疗支付方式改革等工作，力争为人民群众创造更好的就医环境。

第二节　河南医药卫生体制改革现状

河南的医改，成绩与挑战并存，发展与忧患同在。在医改过程中，衡量医疗卫生事业发展的可量化指标均取得了重大突破，卫生机构数、床位数、卫生技术人员数、每千口人医生数等数据阐释了河南医改的成绩（表 12-1）。

表 12-1　河南医疗卫生事业发展情况

指标	年份						
	2012	2013	2014	2015	2016	2017	2018
卫生机构数（家）	69 222	71 464	71 157	71 397	71 273	71 089	71 352
卫生机构床位数（万张）	39.40	42.98	45.93	48.96	52.15	55.90	60.85
每千人口卫生机构床位数（张）	10.58	11.30	11.93	12.56	13.36	13.99	14.84
卫生技术人员数（万人）	42.88	46.91	49.45	51.96	54.67	58.05	62.13
执业（助理）医师（人）	12 428	15 504	16 094	16 303	16 046	15 810	15 960
护士（人）	9 935	11 925	13 116	13 861	14 917	15 771	17 138
每千人口卫生技术人员数（人）	4.6	4.2	5.2	5.5	5.7	6.1	6.5

但纵向的数据对比不能反映百姓体验，河南尤为突出的城乡二元经济格局使得卫生资源配置明显失衡，医疗卫生服务和利用等方面存在不容忽视的挑战与问题。

第三节　河南医药卫生体制改革过程中的亮点

医改的进行，既减轻居民就医费用负担，切实缓解“看病难、看病贵”的难题，也建立健全了全部覆盖城乡居民的基本医疗卫生制度，为广大群众提供安全、有效、方便、价廉的医疗卫生服务。

一、县级公立医院改革初见成效

2010 年河南洛阳市被国务院确立为全国公立医院改革试点城市以后，积极推动区内公立医院改革。2012 年底河南召开全省县级公立医院综合改革推进会，鼓励 40 个试点县全面推行公立医院改革。县级公立医院综合改革是“十二五”医改规划的重点，是破解群众“看病难、看病贵”的重要突破口。根据县级公立医院改革的要求，试点县（市）的县级医院全面取消药品加成，实施药品“零差价销售”，同时合理调整诊查费、护理费、手术费等医疗服务费用，并按规定纳入医保支付范围，不增加群众就医负担。调价补偿不足部分，由各级财政按比例负担。通过改革，医疗卫生资源稳步增加，医疗卫生服务的质量与效率适度提高，药品价格适度下降，提高了群众的满意度。

二、医疗保障体系更加完善

健全基本医疗保障制度是医改的关键环节。河南从居民就医的实际需要出发，不断提高新农合、城镇居民和职工医保补助标准；不断提高基本公共卫生服务经费标准；做到基本医保和大病救助的有效衔接；加快改革医保支付方式；扩大覆盖人群，提高服务质量。经过不断调整，河南省直医保的住院报销比例，在职和退休职工分别调高到 85% 和 90%；城镇职工医保政策范围内住院费用支付比例提高到 80% 以上，城镇居民医保、新农合政策范围内住院费用支付比例均达到 75% 以上，明显缩小了参保（合）人员政策范围内住院费用支付比例与实际费用支付比例之间的差距；提高重大疾病保障水平，实行患者限额付费；推行“先诊疗、后结算”模式，方便了患者就医，减轻了患者的经济负担，为更多的患者提供及时、有效的救治，增进了医患和谐。

三、优质医疗资源持续下沉

医疗卫生资源配置不均一直是困扰我国医改的难题。河南在城乡之间、地区之间的医疗卫生资源配置上也存在严重问题，优质医疗卫生资源过度集中在郑州、洛阳等经济相对发达的城市。农村医疗卫生资源比例虽有所提高，但仍然比较落后，阻碍了群众就医的可及性和便宜性。基于此，河南采取措施扩大优质医疗资源供给，整合现有医疗卫生资源。采取免费培养、薪级上浮等激励措施，面向农村医疗卫生机构，选拔高等医学院校毕业生到农村基层医疗卫生机构工作，加大对基层医疗卫生工作者的补贴力度，鼓励基层医务人员扎根农村，加强以全科医生为重点的基层医疗队伍建设，尽快实现基层医疗机构都有合格的全科医生；加强公共卫生服务机构和中医医疗机构基础能力建设，改造列入国家规划的 18 所市级以上重点中医院，加快建设一批省辖市综合医院和专科医院，鼓励高水平医院在市、区、县设立分支机构，促进优质医疗资源服务重心下移；继续推进跨省、跨地区的医保结算合作，并加大统筹地区医保报销的比例，使人民群众尽可能享受到优质、高效、便捷的医疗服务。

第十三章
健康中原发展瓶颈与建设策略

21 世纪以来，伴随着我国经济社会的全面快速发展，中国特色医药卫生体制在改革中不断完善，卫生资源日益丰富，卫生服务水平持续提升，居民健康水平和生活方式明显改善。作为地处中原腹地的人口大省，河南的卫生健康事业发展整体上与全国保持同步的向好态势。然而，同东部发达省份相比，同“健康中原 2030”的建设任务相比，同中原地区居民对健康生活的需求相比，河南卫生健康事业的发展还存在持续的改善空间，健康中原建设任重而道远。本章进一步归纳总结当前阶段健康中原建设发展所面临的突出和关键问题，提出下一步推动健康中原建设进程的主要策略，为健康中原建设与发展提供借鉴和参考。

第一节　健康中原建设的主要挑战与瓶颈

一、人口老龄化与慢性病防控

河南是中国的缩影，农业和人口大省长期以来是河南的底色。截至 2018 年底，河南户籍总人口为 10 906 万人，常住人口 9605 万人，居全国第 3，流动人口众多，是全国的劳务输出大省。同时，河南交通枢纽地位突出，进一步增强了人口流动性，这不仅会加大居民健康管理的工作难度，同时也成为流行病扩散蔓延的高危因素。与此同时，河南 65 岁以上的老年人口比重（10.8%）与全国平均水平（10.9%）基本相当，但人均年可支配收入（21 963.5 元）和消费支出（15 168.5 元）却明显低于全国平均水平（28 228 元和 19 853.1 元），全省城镇人口比重（51.7%）也明显低于全国 58.5% 的平均水平，有限经济发展水平下的人口老龄化问题更为突出。因此，如何更有效应对当前发展阶段人口老龄化带来的健康服务需求增加和疾病负担加重等问题，将是健康中原建设下一步面临的一个重要挑战。

梳理河南居民的主要健康问题发现，全国居民的预期寿命从 2000 年的 71.40 岁提高至 2010 年的 74.83 岁，而同期河南居民预期寿命从 71.54 岁仅提高至 74.57 岁，预期寿命增长幅度不及全国平均水平，提示河南在改善居民整体健康水平方面要进一步加大力度。第五次国家卫生服务调查显示，河南城乡居民两周患病率为 22.2%，高于第四次国家卫生服务调查的 21.3%，两周患病疾病构成从高到低前几位依次为高血压（44.0%）、糖尿病（12.4%）、上呼吸道感染（11.8%）、椎间盘疾病（2.9%）、脑血管病（2.8%）和急慢性胃肠炎（2.8%）。同时有研究显示，河南 1990 ～ 2017 年的食管癌、胃癌、肝癌、缺血性心脏病、脑卒中及阿尔茨海默病的疾病负担均高于全国水平，高血压、糖尿病、恶性肿瘤等慢性疾病在河南居民的疾病谱中占据主要位置。考虑到河南人口老龄化的发展态势，河南的慢性病防控形势更为严峻和复杂。

二、卫生资源区域配置公平性

卫生资源是卫生服务机构生产、提供卫生服务的前提和基础，作为人口大省，河南卫生资源投入的绝对总量较大，机构、人员及床位总数均位居全国前列，但由于人口基数较大，河南在人均卫生资源占有量方面普遍落后于全国水平。同时，对于有限卫生资源的配置还存在城乡及区域间的不均衡，宏观配置效率不高，一定程度上影响了弱势区域和人群的卫生服务可及度和公平性，不利于分级诊疗理想秩序的形成和全省居民健康水平的整体持续改善。

以最为核心和关键的卫生人力资源为例，河南卫生技术人员总量庞大，2018 年达到 621 488 人，居全国第 3（仅次于广东和山东），与人口规模的排序同步；但在每千人口卫生技术人员数方面，河南 2018 年的水平仅为 6.5 人，低于 6.8 人的全国平均水平，全国排名靠后。同时值得关注的是，河南每千人口卫生技术人员数的城乡差距明显，2018 年河南城市每千人口卫生技术人员数为 12.3 人（高于 10.9 人的全国平均水平和 11.5 人的东部地区水平），而同期河南农村每千人口卫生技术人员数却仅为 3.8 人（明显低于 4.6 人的全国平均水平，也低于 4.1 人的中部地区水平），城市是农村的 3.24 倍，资源配置的城乡不均衡现象突出。

三、社会卫生投入与农村居民就医负担

作为国家或地区卫生资源投入的货币表现，卫生总费用反映一定经济条件下，政府、社会和居民个人对卫生保健的重视程度和费用负担水平，以及卫生筹资模式的主要特征和卫生筹资的公平合理性。从数据来看，2017 年河南人均卫生总费用仅为 2874.43 元，明显低于 3783.83 元的全国平均水平；卫生总费用占 GDP 的比重为 6.11%，同样低于 6.36% 的全国平均水平，提示河南全社会对于卫生健康事业的资源投入需进一步加强。在卫生总费用的筹资结构方面，2017 年河南卫生总费用中政府、社会和个人卫生支出的占比分别为 30.75%、36.96% 和 32.29%，政府和个人卫生支出的占比均明显高于全国平均水平（分别为 28.91% 和 28.77%），政府和个人的疾病经济负担相对较重，这将在相当程度上影响和制约河南卫生健康事业的长期可持续发展，卫生筹资结构亟待优化。

在居民个人疾病经济负担方面，虽然河南城乡居民的人均医疗保健支出长期低于全国和中部地区平均水平，但其占居民人均年消费支出的比重却基本与全国水平相当，说明河南居民个人的总体疾病经济负担相对并不算轻。值得注意的是，河南居民人均医疗保健支出的城乡差异在逐年缩小，河南农村居民人均医疗保健支出占消费性支出的比重已在 2012 年超过城市居民。2018 年，河南城乡居民人均医疗保健支出占人均年消费性支出的

比重分别为 8.3% 和 9.9%，说明河南农村居民的疾病经济负担比城市居民更重。然而在目前的医疗保障制度安排中，城市居民的医疗保障总体水平明显高于农村居民，因此医疗保障可能存在一定的逆向补偿风险，提示在下一步的医保筹资及保障水平等医保制度设计中，应给予农村居民更多关注。

四、大健康理念共识与建设环境

近年来，随着党和国家将卫生健康事业提升到前所未有的战略高度，“将健康融入所有政策”的大健康观逐渐成为各级政府推进健康社会建设的重要指导。不论是《“健康中国 2030”规划纲要》还是《“健康中原 2030”规划纲要》，围绕着“以人民健康为中心”的核心价值取向，健康社会建设已不再局限于传统的卫生体制改革和服务体系构建，而是“关口前移”“重心下沉”，将健康社会的建设主体从政府扩展到了社会和个人，强调预防为主，推动全民养成健康生活方式，提升健康素养；促进健康产业蓬勃快速发展，丰富健康服务和产品供给；强调开放合作、共建共享，强化各部门的健康责任。

大健康理念共识的达成仍是一个逐步深化的过程，特别是对于健康素养水平参差不齐的公众而言，健康观念的增强和健康生活方式的养成仍需各方共同努力。在目前阶段，仍有相当一部分居民的健康意识不强，预防保健观念薄弱。比如，河南 2018 年的孕产妇系统管理率和产前检查率分别为 85.3% 和 94.2%，低于全国 89.9% 和 96.6% 的平均水平；2018 年河南新生儿访视率和 3 岁以下儿童系统管理率分别为 88.7% 和 87.2%，低于全国 93.7% 和 91.2% 的平均水平。

同时，健康中原建设的顺利推进还需要良好适宜的政策和社会环境支撑，而这些环境的塑造同样也是一个循序渐进的过程，目前来看，健康中原建设的有利环境正在形成，但仍需进一步加强营造。比如，近年来河南医药卫生体制改革已取得明显成效，但医保、医疗、医药三者间的联动改革仍有待进一步深化，以形成更加有效和良性的互动。分级诊疗与医联体建设已积累了一定的先进经验，但整体上看公立医院改革仍需加快推进，优质资源仍要进一步引导下沉，基层卫生服务能力有待进一步增强。此外，社会办医与健康产业发展的规模与质量还较为有限，尚未形成蓬勃发展的繁荣局面，需继续加大改革和创新力度，以进一步增强市场活力。

第二节　健康中原建设的推进策略与建议

健康中原建设是一项系统工程。它涉及公共卫生、医疗服务、医疗保障、生态环境、安全生产、食品药品安全、科技创新、全民健身、国民教育等多个领域、部门和行业，从而必须从宏观层面把握和统筹，并做到多部门协同综合治理。在当前具体的推进过程中，必须抓住带动全局的关键点，主要包括扎实推进健康中原行动、激发健康产业发展活力、深化重点领域体制机制改革及推进健康治理现代化等。

一、扎实高效推进健康中原行动

面向 2030 年的规划目标，健康中原建设是一项建设周期长、牵涉主体多、建设内容庞杂的系统工程，必须通过制订和实施具体可操作的行动计划，对各阶段存在的突出问题和关键环节进行干预，才能逐步实现健康中原的建设目标。为此，2019 年 12 月，河南省政府及省政府办公厅分别印发《河南省人民政府关于推进健康中原行动的实施意见》和《健康中原行动组织实施和考核方案》，强调省政府层面成立健康中原行动推进委员会，并下设各专项行动工作组和专家咨询委员会，统筹推进健康中原行动组织实施、监测和考核相关工作；明确了健康中原中国行动的指导思想和总体目标，从干预健康影响因素、维护全生命周期健康和防控重大疾病等三方面提出实施 15 个专项行动，并明确了监测评估及考核工作方案和指标框架，以切实推动各项行动计划落地生根。相对于 2017 年初发布的纲领性规划纲要，上述行动计划及考核方案的出台是健康中原建设由设想转向现实行动的重要标志，意味着健康中原建设有了“施工图”和“路线图”，是健康中原建设进程中的关键一步。

以此为指导，各地市要结合实际，研究制定各项行动的具体实施和监测评估方案，逐项抓好任务落实，而这无疑是对各地方综合社会治理能力的一次考验。因为 15 个专项行动不仅涉及传统的疾病防控等内容，更多的是涉及个人、家庭、学校、社会等多元主体共同治理的居民健康素养提升及健康生活方式养成的内容。每项行动的组织实施在政府层面需要多个业务部门紧密协作，同时也需要充足的社会动员能力和资源投放水平作为支撑。

健康中原行动实施的工作重心在于地方政府的统筹指挥协调和有效监测评估。在指挥协调方面，应着力打破部门藩篱，在注重细化分工责任的同时抓小抓细，每项行动都应成立由各相关部门班子成员参与的工作协调组，并通过定期会商来共同制定完善专项行动的具体实施方案。在监测评估方面，考核内容除了关键性的定量结果指标，应注重对过程和定性指标（如相关制度体系的完善、组织结构的设立、工作文件和记录的规范管理、服务对象满意度等）的考察；考核方式除了听汇报、收数据，还应更多走现场、查记录、听反馈，注重实效；考核对象除了牵头主管部门，还应包含所有相关配合部门；除了考核单位部门，还应进一步落实到岗到人。同时，应鼓励或要求各专项行动在制定实施和监测评估方案及具体工作中邀请业界专家参与，以增强有关方案的科学性和实施过程的独立性，保障各项行动扎实高效推进。

二、激发大健康产业发展活力

伴随着人们生活水平的提高和保健意识的增强，健康产业的市场潜力巨大。开放合作、共建共享是健康中原建设的重要原则。作为健康中原建设的重要组成部分，河南大健康产业的蓬勃健康发展，不仅能够极大丰富健康服务和产品的有效供给，形成多元主体参与卫生健康事业的良性局面，在满足居民不同类型、不同层次健康服务需求的同时，发挥其在居民健康素养提升和健康生活方式养成中的重要推动作用；同时也有助于显著增加社会卫生支出，进一步优化河南卫生筹资结构，减轻政府的财政投入压力和居民个人的疾病经济负担，并通过带动第三产业发展，助推地方经济的结构转型和良性可持续发展。因此，必须着力于激发市场主体投入发展大健康产业的热情和活力，持续释放大健康产业的巨大市场潜力。

对此，首先应努力构建支持和激励健康产业发展的政策体系，通过对市场主体的广泛调研，全面检视当前政策体系中是否存在影响和制约健康产业投资活力的制度条款，并及时予以修订；通过在健康产业领域逐步实施市场准入负面清单制度，建立起“非禁止即可入”的市场制度环境，释放市场潜力。同时，持续推进政府“放管服”改革，转变政府部门角色，在强化行业监管的同时打造服务型政府，促进健康产业的快速规范发展。此外，应在全社会大力弘扬健康产业文化，营造浓厚的“健康产业发展利国利民”社会舆论氛围，激发市场主体参与健康事业的社会责任感，通过调动市场力量，努力挖掘培育和充分发挥中原自然资源和人文资源优势，大力推进健康养生、健康养老、健康旅游等产业生态的融合发展，打造具有中原地方特色的健康产业品牌，提升综合健康服务能力建设。

三、营造健康中原建设的良好适宜环境

健康中原建设是在我国新一轮医药卫生体制改革进入“深水区”的关键时期展开的战略布局，必然面临诸多困难和挑战。虽然近年来国家和河南的医药卫生体制改革取得了不小的成绩，但是很多深层次的体制机制问题尚未得到根本解决。当前，医药卫生体制改革已到了“啃硬骨头”的攻坚期，要着力推进基本医药卫生制度建设，努力在分级诊疗制度、现代医院管理制度、全民医保制度、药品供应保障制度、综合监管制度等关键核心制度建设上持续发力，并进一步健全和完善卫生投入、人才、科技、文化和国际合作等支撑配套制度体系，为健康中原建设营造良好适宜的制度环境。

优化全民医疗保障制度是推进健康中原建设的基础。当前，国内已基本实现缴费型医疗保险模式下的全民医保目标，且筹资规模和保障待遇在稳步提高。医保在“三医联动”改革中具有基础和杠杆性的作用，可以通过其支付范围、价格和方式，约束和撬动医药流通体制和医疗机构改革，以及医疗卫生资源的配置。在优化医保体系建设过程中，应着力加快职工基本医保、城乡居民基本医保制度的整合步伐，用统一的国民基本医疗保险制度覆盖全民，改进医保制度的公平性；尽快废止法定医疗保险中的显性或隐性个人账户，提高医保资金的统筹使用效率；倡导实行以家庭为单位参保和退休者缴费，降低医保资金征缴管理成本，减轻医保基金运行压力。

2019 年底以来的新型冠状病毒肺炎疫情防控工作，在取得阶段性胜利的同时，也暴露了我们在新发传染病疫情防控立法、卫生应急管理体系、公共卫生资源配置等方面存在的突出问题。对此必须痛定思痛、高度重视，引导卫生资源配置逐步向基层社区和公共卫生服务领域倾斜，尽快弥补公共卫生及卫生应急管理体系的漏洞。此外，面向健康中原建设的宏伟愿景，要进一步建立健全健康评价体系，充分体现“以人民健康为中心”的需方导向，既要反映工作情况，更要反映群众健康素质的变化。

四、以高新技术推进健康治理现代化

在健康中原建设过程中，现代高新技术的重要推动作用不能被低估，健康中原建设必须有技术支撑。以大数据为例，其一，利用大数据可以了解影响健康的相关因素、重要性的相对排序及其变化，包括环境、生活生产方式等。这些情况不能仅靠经验判断，需要大数据支撑，使得相关决策更具针对性和科学性。其二，大数据有助于掌握居民的健康状况和主要健康问题。通过大数据精确掌握疾病谱的发展变化，从而采取相应的预防和医疗干预措施；掌握地区间、城乡间疾病的不同分布，则可针对当地居民主要健康问题因地施策，而不是采取简单粗放的“一刀切”政策。其三，大数据有助于完善医疗服务体系和医疗保险治理体系。例如，大数据可运用于医保智能审核，优化医保管理和支付方式，还可提供关于患者选择偏好、医疗服务消费心理的信息，进而有助于合理引导就医行为，促进形成分级诊疗、有序就医的格局。因此，设立专项公共资金并引导社会资本投入，加快健康信息化建设与信息共享，应成为支撑健康中原建设的基础性工程。

参考文献

程晓明，罗五金，刘国祥 . 2012. 卫生经济学 [M]. 第 3 版 . 北京：人民卫生出版社 .

戴智敏 . 2012. 某三甲医院“十一五”期间出院人均费用增长影响因素分析 [J]. 中国卫生经济，31（2）：59-61.

杜进林，曾军杰，黄志刚，等 . 2011. 河南医疗服务价格调整对医疗费用影响及分析 [J]. 中国卫生经济，（7）：74，75.

付恒钰 . 2020. 中原经济发展中区域经济协调发展的有效策略 [J]. 中国产经，（11）：45，46.

胡瑞荣，马旭东 . 2011. “十一五”期间我国卫生总费用变化趋势及其影响因素分析 [J]. 中国医疗保险，（2）：40-42.

吉媛，蒋崧韬 . 2017. 城镇居民医疗消费支出影响因素分析 [J]. 生产力研究，（5）：10-16.

吉媛，蒋崧韬 . 2017. 农村居民医疗消费支出影响因素分析 [J]. 生产力研究，（4）：37-42.

健康中国 2020 战略研究报告编委会 . 2012. “健康中国 2020”战略研究报告 [M]. 北京：人民卫生出版社 .

李克 . 2012. 河南省：重点突破 积极探索 全面深化医药卫生体制改革 [J]. 医院领导决策参考，（16）：1.

李雯 . 2019. 河南省水资源特征及承载力的研究 [J]. 吉林农业，（22）：40.

李笑莹，张学雷，任圆圆 . 2019. 河南省土壤及地形与耕地多样性格局的特征 [J]. 土壤，51（4）：775-785.

李洋，吴静，熊光练 . 2013. 1998 ～ 2010 年我国城乡居民医疗负担及影响因素分析 [J]. 中国卫生经济，（8）：20-22.

梁万年，饶克勤，王亚东 . 2012. 卫生事业管理学 [M]. 第 3 版 . 北京：人民卫生出版社 .

吕焱，柯曼綦 . 2008. 关于影响我国农村居民医疗保健支出因素的探讨 [J]. 北方经济·综合版，（12）：18，19.

马莉宁，薛春萍 . 2018. 城镇居民医疗消费支出影响因素分析 [J]. 祖国，（2）：98.

孟庆跃 . 2012. 我国农村居民 2001 ～ 2010 年医疗费用增长动因分析 [J]. 卫生经济研究，（5）：22-24.

任艳蕾，李颖，宋斯伟 . 2016. 校园公共卫生、预防保健服务需求及影响因素分析 [J]. 保健文汇（理论），（2）：98.

王红闯，蒋达 . 2017. 河南地理国情“家底”首次摸清 [J]. 资源导刊，（10）：38.

魏娜娜，鲍俊哲，宇传华，等 . 2016. 中国卫生总费用空间分布特征与趋势分析 [J]. 中国卫生资源，（1）：47-51.

余国忠，杨先武，张迁，等 . 2015. 河南省生态环境建设的问题与对策研究 [J]. 信阳师范学院学报·自然科学版，28（3）：372-376.

余敏，杨帆，王佩玉 . 2018. 某三甲综合医院门诊费用结构变动度分析 [J]. 中国卫生产业，（30）：12-14.

曾新颖，齐金蕾，殷鹏，等 . 2018. 1990 ～ 2016 年中国及省级行政区疾病负担报告 [J]. 中国循环杂志，33（12）：1147-1158.

曾焱鑫 . 2012. “十二五”规划下我国财政政策与货币政策的选择 [J]. 管理观察，（19）：8，9.

张汉翘 . 2018. 环境因素影响人体健康的表观遗传机制 [J]. 中国保健营养，（2）：329.

张雷，张书芳，胡东生，等 . 2010. 河南省居民营养与健康状况调查 [J]. 郑州大学学报，45（1）：124-129.

郑合明，李小烽，余波，等 . 2018. 河南省重点地方病防治现况及展望 [J]. 中国地方病防治杂志，33（3）：267-271.

Zhou M，Wang H，Zeng X，et al. 2019. Mortality，morbidity，and risk factors in China and its provinces，1990-2017：a systematic analysis for the Global Burden of Disease Study 2017[J]. The Lancet，394（10204）：1145-1158.